Schmerz – eine Herausforderung

Hans-Günter Nobis
Roman Rolke
Toni Graf-Baumann
(Hrsg.)

Schmerz – eine Herausforderung

Ein Ratgeber für Betroffene und Angehörige

3., vollständig aktualisierte und erweiterte Auflage

Offizielle Informationsschrift der

- Deutschen Schmerzgesellschaft e. V.
- Deutsche Migräne- und Kopfschmerzgesellschaft e. V.
- Deutsche Gesellschaft für psychologische Schmerztherapie
  und -forschung e. V.

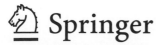

Hrsg.
Hans-Günter Nobis
Abteilung für Psychosomatik
MEDIAN-Klinik am Burggraben
Bad Salzuflen, Deutschland

Roman Rolke
Klinik für Palliativmedizin
Uniklinik RWTH Aachen
Aachen, Deutschland

Toni Graf-Baumann
ISBA-University-ANGELL Akademie
Freiburg, Deutschland

ISBN 978-3-662-60400-7   ISBN 978-3-662-60401-4   (eBook)
https://doi.org/10.1007/978-3-662-60401-4

Die Deutsche Nationalbibliothek verzeichnet diese Publikation in der Deutschen Nationalbibliografie;
detaillierte bibliografische Daten sind im Internet über ▶ http://dnb.d-nb.de abrufbar.

Springer Medizin © Urban & Vogel GmbH, München 2012
© Springer-Verlag Berlin Heidelberg 2012, 2016, 2020.

© stock.adobe.com/Flamingo Images/ID 228931381(Symbolbild mit Fotomodellen)

Planung/Lektorat: Ulrike Hartmann
Springer ist ein Imprint der eingetragenen Gesellschaft Springer-Verlag GmbH, DE und ist ein Teil von
Springer Nature.
Die Anschrift der Gesellschaft ist: Heidelberger Platz 3, 14197 Berlin, Germany

Geleitwort

Liebe Schmerzpatientin, lieber Schmerzpatient, liebe Angehörige,

die Behandlung von Schmerzen kann schwierig und langwierig sein. Wenn die Behandlung beim Hausarzt nicht den gewünschten Erfolg bringt, sind gerade bei chronischen Schmerzen oft Spezialisten erforderlich. Vielen Patienten ist gar nicht bewusst, dass sie dabei selbst wesentlich zum Erfolg der Behandlung beitragen können. Denn nur wenn Behandelnde und Patienten gut zusammenarbeiten, ist der Erfolg der Therapie in der Regel besonders gut.

Schmerzen bestimmen bei vielen Betroffenen alle Bereiche des täglichen Lebens. Chronische und anhaltende Schmerzen führen häufig dazu, dass man seine Aktivitäten immer weiter einschränkt, sich zunehmend aus dem Freundes- und Bekanntenkreis zurückzieht, beruflich überfordert ist und im Zuge dieser Entwicklung Ängste und Depressionen entwickelt. Diesen Teufelskreis gilt es zu erkennen und zu durchbrechen.

Ihre Ärzte und Therapeuten auch aus den Disziplinen Psychologie und Physiotherapie werden die Behandlungskonzepte an Ihre persönliche Situation anpassen und Ihnen auch erklären wie die verschiedenen Instrumente der Schmerzbehandlung in einander greifen. Als Patient ist es in Ihrer Verantwortung sich an den Therapien aktiv zu beteiligen. Wichtig dabei ist, dass Sie alle geplanten Therapiestrategien nicht nur kennen, sondern auch deren Hintergründe verstehen. Die Behandlung wird sich dabei meist nicht nur auf Medikamente stützen, sondern auch psychologische, verhaltenstherapeutische und physiotherapeutische Behandlungen umfassen. Alles mit dem Ziel, dass Sie wieder aktiv werden und sich dem Schmerz nicht länger ausgeliefert fühlen.

Alle an dieser Broschüre beteiligten Schmerzgesellschaften setzen sich dafür ein, Patienten und Angehörige wissenschaftlich fundiert, aktuell, neutral und unabhängig über die Möglichkeiten einer modernen Schmerztherapie zu informieren. Das Buch kann und soll das Gespräch mit dem behandelnden Arzt, Psychologen und Physiotherapeuten nicht ersetzen. Es soll vielmehr dabei helfen, dass Sie sich besser mit den Behandlern auszutauschen können.

So soll das vorliegende Buch Sie zum Experten für Ihre Therapie machen – für eine fruchtbare Zusammenarbeit im therapeutischen Miteinander.

Herzlichst,

Prof. Dr. med. Claudia Sommer
Deutsche Schmerzgesellschaft e. V.

Prof. Dr. phil. Dipl.-Psych. Michael Hüppe
Deutsche Gesellschaft für Psychologische Schmerztherapie und -forschung e. V.

PD Dr. med. Stefanie Förderreuther
Deutsche Migräne- und Kopfschmerzgesellschaft e. V.

Vorwort der Herausgeber (3. überarbeitete und ergänzte Auflage)

Liebe Schmerzpatientin, lieber Schmerzpatient, liebe Angehörige,

in einer aktuellen repräsentativen Umfrage wurde festgestellt, dass rund 50 % der Bundesbürger Schwierigkeiten hatten, gesundheitsrelevante Informationen nachzuvollziehen und den Erklärungen ihrer Fach- und Hausärzte zu folgen. Nicht selten fehlt auch den Behandlern die Zeit, ihrer Aufklärungspflicht ausreichend nachzukommen. Es wundert dann nicht, dass Betroffene sich über andere Quellen zu informieren versuchen. Hier sehen wir eine Gefahr, denn nicht jede Informationsquelle ist aktuell, neutral und wissenschaftlich auf dem neuesten Stand.

Deshalb haben wir für Sie dieses Buch geschrieben und es in einer 3. Auflage erweitert und aktualisiert.

Mittlerweile haben wir von über 50 namhaften Schmerzexperten Beiträge zu über 70 Schmerz-Themen zusammenstellen können. Diese Besonderheit zeigt sich auch in der Anerkennung des Ratgebers als „offizielle Informationsschrift" der Deutschen Schmerzgesellschaft e. V., der Deutschen Gesellschaft für psychologische Schmerztherapie und -forschung e. V. und der Deutschen Migräne- und Kopfschmerzgesellschaft e. V., deren aktuelle Präsidenten uns erneut mit einem Geleitwort unterstützen.

Sie erhalten Informationen über zahlreiche Themen: Wie funktioniert das Schmerzsystem in meinem Körper? Wie hängen Schmerz und Psyche zusammen? Was passiert bei einem Migräneanfall? Was ist eine Schmerzkonferenz? Wo finde ich einen auf Schmerz spezialisierten Arzt oder Psychotherapeuten?

Einige wichtige Aspekte zum Thema Schmerz kommen zur Sprache, die Sie so in den meisten Schmerzratgebern nicht finden: beispielsweise die Zusammenhänge von Schmerz und Schlaf oder Schmerz bei Frau und Mann, die Wirkung einer Schmerzerkrankung auf die Partnerschaft oder Hinweise zu nützlichen Netzwerken der Versorgung. Auch Betroffene selbst kommen in dieser 3. Auflage zu Wort.

Erst das Verständnis über Krankheit und Therapie ermöglicht dem Betroffenen seine Therapie motiviert und eigenverantwortlich mitzugestalten. Auch der informierte Angehörige, der die körperlichen, psychischen oder sozialen Zusammenhänge von Schmerz nun besser versteht, kann den Betroffenen verständnisvoller unterstützen.

Dieses Buch richtet sich aber nicht nur an Betroffene und Angehörige, sondern bietet auch dem medizinisch Interessierten und beruflich mit Schmerzpatienten Beschäftigten patientengerechte Erklärungen zu wichtigen Aspekten von Schmerz.

Dipl.-Psych. Hans-Günter Nobis
Univ.-Prof. Dr. med. Roman Rolke
Prof. Dr. med. Toni Graf-Baumann

Inhaltsverzeichnis

Herausgeber- und Autorenverzeichnis

Über die Herausgeber

Dipl. Psych. Hans-Günter Nobis

Schmerzpsychotherapeut, psychologischer Psychotherapeut, ehem. ltd. Psychologe der Abteilung Orthopädische Psychosomatik der MEDIAN-Klinik am Burggraben Bad Salzuflen, Gründungsmitglied und langjähriger Sprecher des Arbeitskreises „Patienteninformation" der Deutschen Schmerzgesellschaft e. V.

Univ.-Prof. Dr. Roman Rolke

Lehrstuhlinhaber und Direktor der Klinik für Palliativmedizin, Universitätsklinikum der RWTH Aachen, Arzt für Neurologie und Palliativmedizin, langjähriger Sprecher der Ad-hoc-Kommission „Patienteninformation" der Deutschen Schmerzgesellschaft e. V.

Prof. Dr. Toni Graf-Baumann

Lehrbeauftragter an der Universität Innsbruck, ehem. Geschäftsführer der Deutschen Schmerzgesellschaft e. V. (DGSS), ehem. Präsident der früheren Deutschen Interdisziplinären Vereinigung für Schmerztherapie (DIVS), Dozent an der ISBA University-Angell Akademie Freiburg im Studiengang Physiotherapie, Mitglied des Arbeitskreises „Patienteninformation" der Deutschen Schmerzgesellschaft e. V.

Autorenverzeichnis

Prof. Dr. Dr. Heinz-Dieter Basler
Ehem. Direktor Institut für Medizinische Psychologie
Universität Marburg
Marburg, Deutschland

Univ.-Prof. Dr. med. Frank Birklein
Facharzt für Neurologie
Oberarzt
Klinik und Poliklinik für Neurologie
Universitätsmedizin Mainz
Mainz, Deutschland

Claudia Borrmann
Physiotherapeutin
Praxis für Feldenkrais
Bremen, Deutschland

Dipl. oec. troph. Sigrid Bosmann
Ernährungsberaterin
Klinik für Naturheilkunde und Integrative Medizin
KEM|Kliniken Essen-Mitte
Essen, Deutschland

Dr. Dipl.-Psych. Anke Diezemann
Psychologische Psychotherapeutin, Spezielle Schmerztherapie, Supervisorin
Leitende Psychotherapeutin (VT)
Spezielle Schmerzpsychotherapie
Tagesklinik für interdisziplinäre Schmerztherapie
DRK Schmerz Zentrum Mainz
Mainz, Deutschland

Dr. rer. medic. Dipl.-Psych. Michael Dobe
Kinder- und Jugendlichenpsychotherapeut
Leitender Psychologe Deutsches
Kinderschmerzzentrum
Vestische Kinder- und Jugendklinik Datteln
Datteln, Deutschland

Univ.-Prof. Dr. Dr. h.c. Herta Flor
Wissenschaftliche Direktorin
Neuropsychologie und Klinische Psychologie
Zentralinstitut für Seelische Gesundheit
Mannheim, Deutschland

Dipl.-Psych. Gideon Franck
Schmerzpsychotherapeut
Praxis für Psychotherapie
Petersberg, Deutschland

Dipl.-Psych Carmen Franz
(verstorben)

Dr. Dipl.-Psych. Jule Frettlöh
Psychologische Psychotherapeutin,
Schmerzpsychotherapeutin
Neurologische Klinik und Poliklinik
BG-Universitätsklinikum Bergmannsheil
Bochum, Deutschland

Prof. Dr. med. Rainer Freynhagen, DEAA
Arzt für Anästhesiologie, Intensivmedizin,
Schmerztherapie, Palliativmedizin und
Sportmedizin
Chefarzt des Zentrums für Anästhesiologie,
Intensivmedizin, Schmerzmedizin und
Palliativmedizin
Benedictus Krankenhaus Tutzing
Schmerzzentrum am Starnberger See
Akademisches Lehrkrankenhaus der TU-
München
Tutzing, Deutschland

Priv.-Doz. Dr. med. Charly Gaul
Arzt für Neurologie, Spezielle Schmerztherapie
Chefarzt
Migräne- und Kopfschmerzklinik Königstein
Königstein im Taunus, Deutschland

Priv.-Doz. Dr. med. Christian Geber
Arzt für Neurologie, Spezielle Schmerztherapie,
Palliativmedizin
Oberarzt
DRK Schmerz-Zentrum Mainz
Mainz, Deutschland

Dipl. Psych. Kornelia Gees
Schmerzpsychotherapeutin, Psychologische
Psychotherapeutin
Praxis für Psychotherapie
Greven, Deutschland

**Prof. Dr. med. Lic. jur. (CH) Toni
Graf-Baumann**
Arzt für Anästhesie, Intensiv- und
Notfallmedizin, Spezielle Schmerztherapie,
Sportmedizin, Manuelle Medizin
Osteopathische Medizin
Dozent an der ISBA-University-Angell
Akademie Freiburg
Lehrbeauftragter Universität Innsbruck
Teningen, Deutschland

Prof. Dr. Monika Hasenbring
Psychologische Schmerztherapeutin
Leiterin der Abteilung für medizinische
Psychologie und medizinische Soziologie
Ruhr-Universität Bochum
Bochum, Deutschland

Dr. med. Myriam Herrnberger
Wissenschaftliche Mitarbeiterin
Klinik und Poliklinik für Neurologie
Universitätsmedizin Mainz
Mainz, Deutschland

Dr. med. Sonja Hiddemann
Ärztin für Innere Medizin, Palliativmedizin
Funktionsoberärztin
Klinik für Palliativmedizin
Universitätsklinikum RWTH Aachen
Aachen, Deutschland

Raimond Hoche
Algesiologische Fachassistenz
Universitätsmedizin Göttingen
Schmerzklinik
Göttingen, Deutschland

Dr. med. Hans-Joachim Hoff
Facharzt für Neurochirurgie
Leitender Oberarzt Neurochirurgie/Spezielle
Schmerztherapie
Neurochirurgische Klinik
Evangelisches Klinikum Bethel gGmbH
Bielefeld, Deutschland

Dr. med. Peter Hoffmann
Arzt für Anästhesiologie, Intensivmedizin,
Spezielle Schmerztherapie, Palliativmedizin
MediConsult GmbH
Moorburg, Deutschland

Prof. Dr. med. Dominik Irnich
Arzt für Anästhesiologie, Spezielle
Schmerztherapie
Leiter der Interdisziplinären Schmerzambulanz
Oberarzt der Klinik für Anästhesiologie
Klinikum der Universität München
Campus Innenstadt
München, Deutschland

Dr. med. Nicolas Jakobs
Facharzt für Anästhesiologie
Leitender Arzt Schmerzmedizin
Klinik für Anästhesiologie, Intensiv-,
Notfall- und Schmerzmedizin
DIAKOVERE Friederikenstift
Hannover, Deutschland

Dipl.-Psych. Bernd Kappis
Psychologischer Psychotherapeut,
Spezielle Schmerzpsychotherapie
Klinik für Anästesiologie
Universitätsmedizin Mainz
Mainz, Deutschland

Friederike Keifel, B.Sc. Phys.
Leitende Physiotherapeutin
Ortenau Klinikum/Schmerzzentrum
Ettenheim, Deutschland

Dr. phil. Dipl.-Psych. Bernhard Klasen
Schmerzpsychotherapeut
Psychologischer Leiter
Algesiologikum
Medizinisches Versorgungszentrum Fürth
Fürth, Deutschland

Dr. med. Markus Klein
Arzt für Anästhesiologe, Spezielle
Schmerztherapie
Praxis für Schmerztherapie
Gütersloh, Deutschland

Priv.-Doz. Dr. Regine Klinger
Psychologische Psychotherapeutin
Schmerzmedizin und Schmerzpsychologie
Klinik und Poliklinik für Anästhesiologie
Universitätsklinikum Hamburg-Eppendorf (UKE)
Hamburg, Deutschland

Univ.-Prof. Dr. Dipl. Psych. Peter Kropp
Psychologischer Psychotherapeut
(Verhaltenstherapie)
Direktor Institut Medizinische Psychologie und
Medizinische Soziologie
Medizinische Fakultät der Universität Rostock
Rostock, Deutschland

Prof. Dr. rer. nat. Britta Lambers
Hochschule Fresenius gem. GmbH
Fachbereich Gesundheit & Soziales
Köln, Deutschland

Dipl.-Psych. Eva Liesering-Latta
Schmerzpsychotherapeutin
Migräne-Kopfschmerzklinik Königstein
Königstein im Taunus, Deutschland

Prof. Dr. med. Sylvia Mechsner
Leiterin Endometriosezentrum
Klinik für Gynäkologie
Universtätsmedizin Charité
Berlin, Deutschland

Dr. med. Thomas Menge
Facharzt für Orthopädie und Allgemeine
Chirurgie, Spezielle Schmerztherapie
Ehem. Oberarzt der Orthopädie
MEDIAN-Klinik am Burggraben Bad Salzuflen
Bad Salzuflen, Deutschland

Prof. Dr. med. Hans Christof Müller-Busch
Facharzt für Anästhesiologie
Universität Witten/Herdecke
Dresden International University
Leitender Arzt i. R. Gemeinschaftskrankenhaus
Havelhöhe
Berlin, Deutschland

Prof. Dr. Dipl.-Psych. Frauke Musial
Department of Community Medicine
National Research Center in Complementary
and Alternative Medicine
NAFKAM
Faculty of Health Science, UiT – The Arctic
University of Norway
Norwegen, Deutschland

Dr. med. Kay Niemier
Arzt für Allgemeinmedizin, für Physikalische
Medizin und Rehabilitation, Schmerz-,
Palliativ- und Manualmedizin
Chefarzt
Schmerz- und Rückenzentrum
Westmecklenburg
Klinikum Helene von Bülow Krankenhaus
Hagenow
Hagenow, Deutschland

Dipl.-Psych. Hans-Günter Nobis
Schmerzpsychotherapeut
Ehem. Leitender Psychologe
Abteilung Orthopädische Psychosomatik
MEDIAN-Klinik am Burggraben
Bad Salzuflen, Deutschland

Heike Norda
Vorsitzende der Vereinigung aktiver
Schmerzpatienten
SchmerzLOS e. V.
Lübeck, Deutschland

Dipl.-Psych. Stephan Panning
Schmerzpsychotherapeut
Rehaklinikum Bad Rothenfelde
Klinik Münsterland
Bad Rothenfelde, Deutschland

Dr. med. dent. Doreen Pfau
Wissenschaftliche Mitarbeiterin
Lehrstuhl für Neurophysiologie
Universitätsmedizin Mannheim
Mannheim, Deutschland

Prof. Dr. Dipl.-Psych. Michael Pfingsten
Leitender Psychologe
Schmerztagesklinik und -Ambulanz
Klinik für Anästhesiologie
Universitätsmedizin Göttingen
Göttingen, Deutschland

Dr. rer. nat. Dipl.-Psych. Anke Pielsticker
Schmerzpsychotherapeutin
Leiterin Institut für Schmerztherapie München
München, Deutschland

Univ.-Prof. Dr. med. Esther Pogatzki-Zahn
Ärztin für Anästhesiologie, Spezielle
Schmerztherapie
Arbeitsgruppenleiterin Experimentelle und
klinische Schmerzforschung
Oberärztin
Klinik für Anästhesiologie, operative
Intensivmedizin und Schmerztherapie
Universitätsklinikum Münster
Münster, Deutschland

Dr. med. Peter Post
Arzt für Anästhesie und spezielle
Schmerztherapie, Palliativmedizin,
Notfallmedizin
Schmerzzentrum Aachen im Ärztehaus am
Luisenhospital
Aachen, Deutschland

Dr. phil. Dipl.-Psych. Wolfgang Richter
Psychologe Schmerztherapie,
Verhaltenstherapie, Schmerzpsychotherapie,
Supervisor
Leitender Psychotherapeut Schmerztherapie
Klinik für Anästhesiologie, Intensiv-,
Transfusions-, Notfallmedizin und
Schmerztherapie (AINS)
Ev. Klinikum Bethel (EvKB)
Bielefeld, Deutschland

Univ.-Prof. Dr. med. Roman Rolke
Arzt für Neurologie und Palliativmedizin
Lehrstuhl und Direktor der Klinik für
Palliativmedizin
Universitätsklinikum RWTH Aachen
Aachen, Deutschland

Univ.-Prof. Dr. med. Hans-Georg Schaible
Direktor Institut für Physiologie I
Universitätsklinikum Jena
Jena, Deutschland

Dagmar Seeger
Physiotherapeutin, Manuelle Therapie,
Sportphysiotherapie, Entspannungsverfahren,
HGT-Gesundheitstraining mit Schwerpunkt
Schmerztherapie
Schmerz-Tagesklinik und -Ambulanz
Klinik für Anästhesiologie
Geschäftsfeld Schmerzmedizin
Universitätsmedizin Göttingen
Göttingen, Deutschland

Priv.-Doz. Dr. med. Friederike Siedentopf
Ärztin für Frauenheilkunde und Geburtshilfe,
Psychotherapie, Medikamentöse
Tumortherapie
Praxis für Brusterkrankungen
Berlin, Deutschland

Prof. Dr. med. Ralph Spintge
Algesiologie und Schmerztherapie
Sportklinik Hellersen Lüdenscheid
Institut für Musiktherapie
Hochschule für Musik &
Theater Hamburg
Lüdenscheid, Deutschland

Dr. med. Martin von Wachter
Facharzt für Psychosomatische Medizin und
Psychotherapie
Leitender Oberarzt
Ostalb-Klinikum Aalen
Aalen, Deutschland

Dr. med. Thilo Wagner
Arzt für Anästhesie,
Spezielle Schmerztherapie
Oberarzt i. R.
Klinik für Anästhesiologie
und Schmerztherapie
Evangelisches Klinikum Bethel gGmbH
Bielefeld, Deutschland

Hella Warnholz
ITASSK – Therapeutin
Fachliche Leitung, Koordination,
Supervision und Ausbildung ITASSK
Zentrum WIH ‚Wellmed – Integration –
Healthcare'
Ambulantes Schmerzzentrum
Potsdam-Babelsberg, Deutschland

Dr. med. Marc Werner
FA für Innere Medizin, Spezielle
Schmerzmedizin, Akupunktur, Chirotherapie,
Naturheilkunde
Oberarzt
Klinik für Naturheilkunde und Integrative
Medizin
Kliniken Essen Mitte
Essen, Deutschland

Dr. Dipl.-Psych. Jürgen Wild
Psychologischer Psychotherapeut
Bad Säckingen, Deutschland

Ralph Windwehe
Algesiologische Fachassistenz
Universitätsmedizin Göttingen
Göttingen, Deutschland

Prof. Dr. rer. med. Claudia Winkelmann
Physiotherapeutin/Betriebswirtschaft
Lehrstuhl für Betriebswirtschaft und
Management im Gesundheits- und Sozialwesen
Alice Salomon Hochschule Berlin
Berlin, Deutschland

Priv.-Doz. Dr. med. Stefan Wirz
Arzt für Anästhesiologie, Interdisziplinäre
Intensivmedizin, Schmerztherapie,
Palliativmedizin, Akupunktur
Chefarzt der Abteilung für Anästhesie,
Interdisziplinäre Intensivmedizin,
Schmerzmedizin/Palliativmedizin
Zentrum für Schmerzmedizin
Lehrbefugter an der Universitätsklinik Bonn
Cura Krankenhaus – eine Betriebsstätte der
GFO Kliniken Bonn
Bad Honnef, Deutschland

Schmerz

*Hans-Günter Nobis, Roman Rolke, Friederike Keifel,
Claudia Winkelmann und Hans Christof Müller-Busch*

© Springer-Verlag Berlin Heidelberg 2020
H.-G. Nobis et al. (Hrsg.), *Schmerz – eine Herausforderung*,
https://doi.org/10.1007/978-3-662-60401-4_1

1

1.1 Herausforderung Schmerz

> Unter Gesundheit verstehe ich nicht
> Freisein von Beeinträchtigungen, sondern
> die Kraft, mit ihnen zu leben.
> Johann Wolfgang von Goethe (1749–1832)

In jedem dritten Haushalt in Europa lebt ein Mensch, der unter Schmerzen leidet. Etwa 17 % aller Deutschen sind von lang anhaltenden, chronischen Schmerzen betroffen – also mehr als 12 Mio. Menschen. Durchschnittlich dauert ihre Leidensgeschichte sieben Jahre, bei mehr als 20 % über 20 Jahre. Bei mehr als der Hälfte aller Menschen mit chronischen Schmerzen dauert es mehr als zwei Jahre, bis sie eine wirksame Schmerzbehandlung erhalten, und nur ein Zehntel aller Patienten mit chronischen Schmerzen wird überhaupt einem Spezialisten vorgestellt (◘ Abb. 1.1). Die Betroffenen leiden aber nicht nur unter dem Dauerschmerz, sondern auch unter den zunehmenden körperlichen Einschränkungen im Alltag. Dies geht oft mit depressiver Stimmung, angstvollen Gedanken,

Schlafstörungen und verminderter Konzentration einher.

Schmerzen sind nicht nur häufig, sondern auch teuer, denn sie erfordern stationäre medizinische Rehabilitationsmaßnahmen und können zur Frühberentung führen. Nach einer Umfrage der Europäischen Schmerzgesellschaft (EFIC) aus dem Jahr 2003 kommt Rückenschmerzen volkswirtschaftlich die größte Bedeutung zu, gefolgt von Kopf-, Nerven- und Tumorschmerzen. Die Kosten für das Gesundheitssystem sind immens: Chronische Schmerzen verursachen in Deutschland jährliche Kosten in Höhe von schätzungsweise 38 Mrd. EUR. Davon sind etwa 10 Mrd. EUR Behandlungskosten; den Löwenanteil der Kosten verursachen aber Krankengeld, Arbeitsausfall und Frühberentung.

Lang anhaltende Schmerzen führen auch zu einem enormen Schmerzmittelverbrauch. Schmerzmittel gehören damit zu den am meisten verordneten Medikamentengruppen. Bei einem dauerhaften und unkontrollierten Schmerzmittelgebrauch über längere Zeit drohen aber neben Magen-Darm-Beschwerden auch Nierenschäden. Außerdem kann ein schädlicher Schmerzmittelüber-

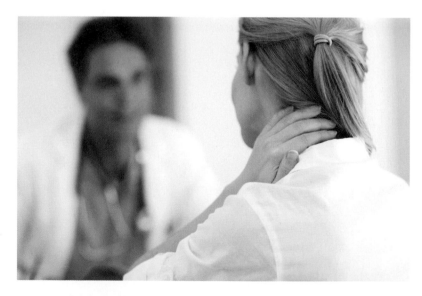

◘ **Abb. 1.1**   Nur 10 % aller chronischen Schmerzpatienten in Deutschland wurden je einem Schmerzspezialisten vorgestellt. (© Daniel Laflor/IStockphoto.com)

gebrauch die Aufrechterhaltung von Schmerzen begünstigen. Daher ist es wichtig, jene Patienten frühzeitig zu erkennen, die ein hohes Risiko für eine Chronifizierung ihrer Schmerzen aufweisen.

Am genauesten ließ sich die Entwicklung von Dauerschmerzen anhand psychischer Risikofaktoren vorhersagen. Mehr als 80 % aller Patienten, die chronische Schmerzen entwickelten und nicht mehr an den Arbeitsplatz zurückkehrten, waren Menschen mit depressiver Stimmungslage, dauerhaften Alltagsbelastungen und Konflikten in Beruf und Familie sowie ungünstigen Formen der Schmerzbewältigung. Als risikohaftes Schmerzverhalten erwies sich einerseits ein ausgeprägt ängstliches Schon- und Vermeidungsverhalten, andererseits ein extrem entgegengesetzter Durchhaltewille (Entspannungsunfähigkeit).

Trotz der Häufigkeit chronischer Schmerzen, ihrer volkswirtschaftlichen Bedeutung und der Konsequenzen für die Betroffenen sind Schmerzen noch gar nicht so lange als eigenständige Krankheit akzeptiert. Letzteres ist dem amerikanischen Arzt John Bonica zu verdanken, der 1960 die erste auf Schmerzen spezialisierte Klinik der Welt gründete. Seitdem wurden auch in Deutschland viele auf Schmerz spezialisierte Abteilungen oder Ambulanzen eingerichtet.

Trotz Anerkennung als eigenständige Krankheit und Spezialisierung der Ärzte kann die Schmerztherapie langwierig sein. Nicht immer bringt der erste Behandlungsversuch den erwünschten Erfolg. Auch die Suche nach den Schmerzursachen ist oft mühevoll, denn hinter Kopf- und Rückenschmerzen können ganz unterschiedliche Ursachen stecken. Der gemeinsame Weg in der Schmerztherapie verlangt daher von Schmerzpatienten und ihren Behandlern Geduld. Am Anfang steht die sorgfältige Untersuchung der dem Schmerz zugrunde liegenden Ursachen. Sie ist Grundlage jeder modernen Schmerztherapie und Basis einer gezielten Behandlung, die idealerweise unter Einbeziehung verschiedener Berufsgruppen erfolgen sollte. Neben dem auf Schmerz spezialisierten Arzt und schmerztherapeutisch orientierten Psychologen tragen Physiotherapeuten durch gezielte Übungen zur Schmerzreduzierung und -bewältigung bei. Weitere wichtige Berufsgruppen im Rahmen eines ganzheitlichen Behandlungsansatzes, der alle körperlichen, psychischen und sozialen Anteile des Schmerzproblems berücksichtigt, sind u. a. Pflegeberufe, Ergotherapeuten und Seelsorger.

Moderne Behandlungsansätze in der Therapie chronischer Schmerzen gehen daher oft weit über die Verordnung von Medikamenten und operative Eingriffe hinaus. Sie berücksichtigen Verfahren wie psychologische Schmerzbewältigung, Entspannungsübungen, Stressbewältigungsverfahren, physikalische und manuelle Therapiemethoden.

Chronischer Schmerz ist und bleibt eine Herausforderung – für den Patienten und seine Behandler – gerade weil Schmerzen oft nicht vollständig gelindert werden können. Das gemeinsame Ziel liegt am Ende eines gemeinsamen Weges: mit dem Schmerz lebenswert leben und nicht gegen ihn.

1.2 Was ist eigentlich Schmerz?

Hans-Günter Nobis und Roman Rolke

Nach der Begriffserklärung der Weltschmerzorganisation (IASP = International Association for the Study of Pain) ist Schmerz ein unangenehmes Sinnes- und Gefühlserlebnis, das mit einer tatsächlichen oder drohenden Gewebeschädigung verknüpft ist oder mit Begriffen einer solchen Schädigung beschrieben wird. Diese Begriffserklärung ist seit vielen Jahren gültig und beschreibt verschiedene Anteile dessen, was im Erleben von Schmerz Bedeutung hat.

■ **Schmerz als Sinnes- und Gefühlserlebnis**
Im ersten Teil der Begriffsbestimmung wird Schmerz als unangenehmes Sinnes- und Gefühlserlebnis beschrieben. Mit dem Begriff „Sinneserlebnis" ist zum Beispiel

1

gemeint, dass der Schmerz als brennend, stechend, bohrend oder reißend empfunden werden kann. Zum anderen geht es hier auch um die Schmerzstärke, die etwa mit einer Zahl von „0" bis „10" geschätzt werden kann. Dabei bedeutet „0", dass keine Schmerzen gespürt werden, während „10" für den stärksten vorstellbaren Schmerz steht. Mit dem Begriff „Gefühlserlebnis" wird auf die emotionalen Anteile des Schmerzes eingegangen, der zum Beispiel als quälend, mörderisch oder erschöpfend beschrieben werden kann. Diese beiden Anteile im Erleben von Schmerz sind untrennbar miteinander verbunden.

Entwicklungsgeschichtlich gehört der Schmerz zu den frühesten, häufigsten und eindrücklichsten Erfahrungen eines jeden Menschen. Schmerz ist überlebenswichtig – trotz allen Leids, das er bewirken kann. Aus körperlicher Sicht gesehen stellen Schmerzen eine lebenserhaltende biologische Reaktion auf schädigende Einwirkungen dar – auch dann, wenn es noch nicht zu einer Gewebeschädigung gekommen ist. Alle höherentwickelten Lebensformen, insbesondere die Wirbeltiere, verfügen über

dieses Frühwarnsystem. Es hat sich im Laufe der Entwicklung des Lebens so verfeinert, dass alle höheren Lebewesen auch die Fähigkeit haben, die Schmerzen vorübergehend auszuschalten oder zu dämpfen. Nervenzellen von Rückenmark und Gehirn tauschen dabei Botenstoffe aus und hemmen sich gegenseitig – zuweilen so stark, dass ein Mensch in einer Gefahrensituation nichts von einer gerade entstandenen Verletzung merkt, sondern erst später, wenn sich die Situation beruhigt hat (s. ◘ Abb. 1.2). In einer Not- oder Fluchtsituation kann diese Reaktion einer Schmerzunterdrückung unter Umständen lebensrettend sein. Fasziniert sind wir von Fakiren, die durch jahrelanges Training vorübergehende Schmerzfreiheit trotz selbst zugefügter Verletzungen erlernt haben und damit ihren Lebensunterhalt verdienen. Bei Zahnschmerzen suchen aber auch diese „Schmerzkünstler" recht schnell einen Zahnarzt auf.

■ **Schmerz und Schmerzbahn**

Schmerzen sind dem Menschen ebenso geläufig wie Hunger oder Durst, Hitze oder Kälte. So wie Riechen, Schmecken, Hören

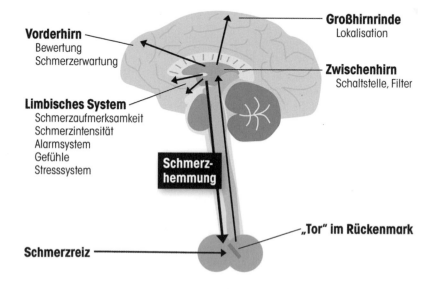

◘ **Abb. 1.2** Schmerzverarbeitung. (© Martin von Wachter)

und Sehen ist die Empfindung von Schmerz ein Bestandteil unseres Sinnessystems, mit dem wir unsere Umwelt und uns selbst wahrnehmen. Die Schmerzforschung zeigt, dass ein schmerzhafter Reiz, zum Beispiel durch eine Verletzung der Hand, zur Entstehung elektrischer Impulse führt, die über besondere Nervenfasern, ähnlich einem Stromkabel, den Arm entlang zum Rückenmark weitergeleitet werden. Dort werden die Impulse an eine weitere auf die Wahrnehmung von Schmerz spezialisierte Nervenzelle weitergereicht. Über eine weitere Schaltstelle oberhalb des Hirnstamms werden die Schmerzsignale schließlich an verschiedene Gehirnzentren weitergeleitet, die für eine verteilte Wahrnehmung dieses Sinnes- und Gefühlserlebnisses verantwortlich sind. Dies bedeutet, dass es im Gehirn kein einzelnes Schmerzzentrum gibt. Die Wahrnehmung von Schmerzen mit allen Sinnes- und Gefühlsanteilen entsteht letztlich als Antwort einer vernetzten Aktivierung verschiedener Schmerzzentren des Gehirns.

Schmerz ist aufgrund seiner Funktion als Schadensmelder oder -warner regelhaft mit negativen Gefühlen verbunden, damit wir ihn ausreichend beachten und möglichst schnell lernen, wann es für uns gefährlich wird. Wie intensiv wir einen Schmerzreiz empfinden, ob er uns in Angst und Panik versetzt, hängt nicht nur vom reinen Nervensignal ab, sondern ist ein Zusammenspiel biologischer, psychologischer und sozialer Faktoren, zu denen auch unsere familiären und kulturellen Erfahrungen im Umgang mit Schmerz zählen. Deshalb sprechen die Experten auch von dem „bio-psycho-sozialen Schmerz", den jeder Mensch anders empfindet (s. ◘ Abb. 1.3).

Dauernde Schmerzfreiheit kennen wir nur bei Menschen mit angeborenen oder durch Krankheiten verursachten Nervenschädigungen, die keine Schmerzempfindungen

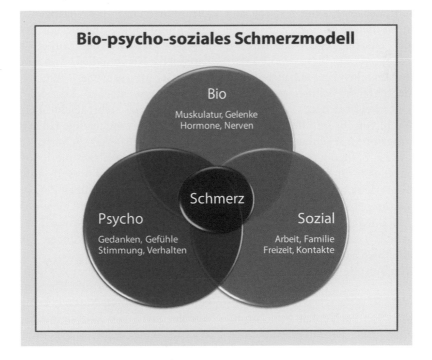

◘ **Abb. 1.3** Bio-psycho-soziales Schmerzmodell. (© Joachim Korb, AK Patienteninformation, Deutsche Schmerzgesellschaft e. V.)

1

mehr besitzen. Die Betroffenen brechen sich häufig die Knochen oder erleiden Verbrennungen, weil das Warnsystem Schmerz fehlt. Sie bemerken selbst die bedrohlichsten Verletzungsgefahren nicht oder zu spät. Diese „schmerzlosen" Menschen erreichen meist kein hohes Alter.

1.3 Akuter und chronischer Schmerz

Hans-Günter Nobis und Roman Rolke

Schmerzen machen uns in der Regel darauf aufmerksam, dass irgendwo im Körper etwas nicht stimmt: Sie zeigen uns, wo Reizungen, Verletzung oder Entzündungen entstanden sind und ob sie sich möglicherweise ausbreiten. Dieser Schmerz ist kein Gegner, sondern ein Helfer. Solche akuten Schmerzen empfinden wir zum Beispiel bei Zahnweh, Verstauchungen, Prellungen, Schnittverletzungen, Sonnenbrand oder Muskelverspannungen. In der Regel klingen solche akut auftretenden Schmerzen von selbst ab, sobald die auslösende Ursache geheilt und beseitigt worden ist.

Dass viele Menschen lang anhaltende oder häufig wiederkehrende Schmerzen erleiden müssen, hat oft zwei Ursachen:

1. Eine Vielzahl von chronischen Erkrankungen ist mit Schmerzen verbunden, wie z. B. rheumatische Leiden, Durchblutungsstörungen bei Diabetes oder Tumorerkrankungen.
2. Schmerz kann selbst zu einer Erkrankung werden, auch wenn eine körperliche (somatische) Ursache nicht oder nicht mehr vorhanden ist, und hat damit seine biologisch sinnvolle Warnfunktion verloren.

Nach Meinung von Fachleuten wird chronischer Schmerz heute als eine eigenständige Krankheit betrachtet. In wissenschaftlichen Studien werden dabei für die Festlegung, ob es sich um einen chronischen Schmerz handelt, Zeiträume von drei oder auch sechs Monaten Schmerzdauer genannt. Für den betroffenen Schmerzpatienten spielt eine solche Einteilung aber eine untergeordnete Rolle. Aktuell hat sich das Verständnis chronischer Schmerzen so verändert, dass alle Schmerzen als chronisch bezeichnet werden, deren Dauer über das Ausmaß einer akuten (frisch aufgetretenen) Ursache hinaus nicht nachvollziehbar lange anhält. Für Patienten und ihre Angehörigen kann es besonders belastend sein, wenn dabei keine körperliche Ursache für das lange Andauern der Schmerzen gefunden wird. Dies wird noch dadurch verstärkt, dass das soziale Umfeld auf die für Außenstehende unerklärbaren Schmerzen oft mit Unverständnis reagiert. Rasch werden die Betroffenen mit Sätzen wie: „Der simuliert doch nur!" oder „Das ist doch reine Einbildung!" ausgegrenzt.

- ▪ **Welche Ursachen kommen für chronische Schmerzen infrage?**

Die Forschung hat nachgewiesen, dass starke und länger andauernde Schmerzreize aus den Geweben des Körpers die weiterleitenden Nervenzellen von Rückenmark und Gehirn sensibler für nachfolgende Schmerzreize machen können. Die Folge kann sein, dass selbst leichte Reize wie eine leichte Berührung, mäßige Hitze oder Druck plötzlich als starker Schmerz empfunden werden. Hier kann sich die Empfindlichkeit des Schmerzsystems so weit „aufschaukeln", dass sich eine meist über das Rückenmark vermittelte Schmerz-Überempfindlichkeit entwickelt. Unter Umständen senden diese überempfindlich gewordenen Nervenzellen auch dann Schmerzsignale vom Rückenmark ans Gehirn, wenn aus den entfernter gelegenen Geweben des Körpers (z. B. von einem verspannten Muskel) keine Schmerzsignale mehr im Rückenmark eintreffen. Was als akuter Schmerz begonnen hat, kann sich auf diese Weise zu einem chronischen Schmerz entwickeln.

Diese Sensibilisierung (Empfindlichkeitssteigerung) findet nicht nur in den weiterleitenden Nervenzellen der Gewebe des Körpers (z. B. innere Organe, Gelenke, Muskel) statt, sondern wie oben beschrieben auch im Rückenmark sowie im Gehirn. Manche Forscher beschreiben die Lernvorgänge, die vor allem im Rückenmark zu einer Verfestigung einer gesteigerten Schmerzempfindlichkeit führen, etwas vereinfachend als „Schmerzgedächtnis" oder „Schmerz-Engramm", das von akuten Reizen eingeprägt wird und das auch dann bestehen bleiben kann, wenn die eigentlichen Schmerzursachen bereits beseitigt sind.

Erforscht wird heute, warum Schmerzen bei manchen Menschen chronisch werden, bei anderen dagegen nicht, selbst wenn beide Gruppen ein vergleichbares Krankheitsbild aufweisen. Neben einer genetischen Veranlagung sind vor allem psychosoziale Faktoren nachgewiesen, d. h., psychische Faktoren haben einen Einfluss darauf, ob und wie stark sich eine Schmerzerkrankung ausbildet (s. ◘ Abb. 1.4). Es ist bekannt, dass Menschen mit psychischen Vorerkrankungen wie z. B. Depressionen oder Ängsten stärker gefährdet sind als psychisch gesunde Personen. Auch soziale Faktoren wie das familiäre Umfeld und die berufliche Situation spielen eine wichtige Rolle.

1.4 Schmerz und Psyche

Hans-Günter Nobis

Wenn Menschen über lang anhaltende Schmerzen berichten, kann es hilfreich sein, sich ein Bild von ihrer Lebenssituation zu machen. Denn Schmerz und Psyche sind eng miteinander verwoben, ohne dass dies den

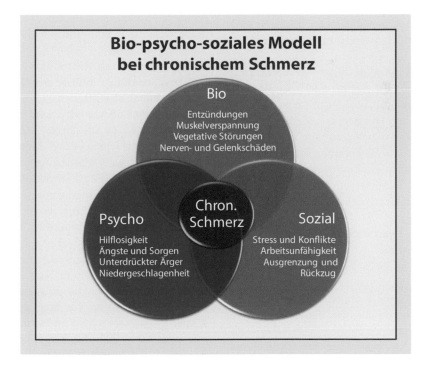

◘ **Abb. 1.4** Bio-psycho-soziales Modell bei chronischem Schmerz. (© Joachim Korb/AK-Patienteninformation/ Deutsche Schmerzgesellschaft e. V)

1

Betroffenen bewusst sein muss. Das offenbaren die folgenden Beispiele:

- Bei einer 52-jährigen Schmerzpatientin traten „hartnäckige" Rückenschmerzen zeitgleich mit schwerwiegenden Konflikten auf, die sie mit ihrem Vorgesetzten hatte.
- Ein kaufmännischer Angestellter, der nach einem Autounfall nur leicht verletzt worden war aber dabei Todesangst erlebte, litt auch Jahre nach der körperlichen Gesundung unter starken Schmerzen.
- Bei einem Industrie-Facharbeiter, der schon seit Jahren unter Rückenschmerzen und depressiver Verstimmung gelitten hatte, verstärkten sich die Beschwerden durch Familienkonflikte und einen verweigerten beruflichen Aufstieg so sehr, dass er sich eine Rückkehr an den Arbeitsplatz nicht mehr vorstellen konnte.
- Als letztes Beispiel sei eine berufstätige Ehefrau genannt, deren „unerklärliche" Rückenschmerzen auftraten, als ihr Ehemann frühpensioniert wurde und dieser in ihren Augen „unglücklich, gereizt und ziellos zu Hause herumhängen würde".

Vermutlich würden diese Schmerzkranken auf den Rat des Arztes, auch psychosoziale Hintergründe als Auslöser mit einzubeziehen, mit der Frage reagieren: „Meinen Sie, ich bilde mir die Schmerzen nur ein?" Es geht aber nicht um Einbildung, sondern darum, dass tatsächlich ein Zusammenhang zwischen ständigen Schmerzen und psychosozialen Belastungen bestehen kann.

▪ Wie viel Psyche steckt im Schmerzgeschehen?

Das hängt zunächst einmal davon ab, ob es sich um akuten oder chronischen Schmerz handelt. Aufmerksamkeit, Gedanken und Gefühle können auch bei akuten Schmerzen unser Schmerzempfinden verstärken oder mindern. Das weiß jeder, der schon einmal ein Kind hat stürzen sehen und schmerzerfüllt zur Mutter läuft. Wenn es dann zum Trost ein Eis bekommt, kann es sein, dass der Schmerz in den Hintergrund tritt, bevor

es später wieder den Schmerz stärker empfindet. Unsere Aufmerksamkeit kann sogar so stark von dem akuten Schmerz abgelenkt werden, dass wir ihn zeitweise nicht mehr wahrnehmen.

> **Wichtig**
> Akuter Schmerz wird nicht nur durch das Ausmaß einer drohenden oder erfolgten Körperschädigung beeinflusst, sondern auch durch Aufmerksamkeit, innere Bewertungen, Gefühle und soziale Zuwendung.

Zudem beeinflussen „innere" Bewertungen unsere Schmerztoleranz, wie das Beispiel einer brustamputierten Frau verdeutlicht. Die ärztliche Zusicherung, dass ihre Schmerzen kein Zeichen für eine erneute Krebserkrankung seien, konnte sie nicht beruhigen. Durch ihre Angst, der vorhandene Schmerz sei das Zeichen einer Neuerkrankung, empfand sie den Schmerz zunehmend stärker.

Bedeutsamer als beim akuten Schmerz sind psychosoziale Einflüsse auf das Schmerzerleben beim chronischen Schmerz. Meist sind Betroffene überzeugt, dass etwas „kaputt" sein müsse, wenn sie längere Zeit an starken Schmerzen leiden. Wird dann vom Arzt keine körperliche Veränderung bzw. Schädigung festgestellt („Es ist soweit alles in Ordnung!"), hat der Schmerzgeplagte die Sorge, man würde ihm die Schmerzen nicht glauben, er würde sich diese nur einbilden oder gar als Simulant abgestempelt werden. Es gibt aber neben körperlichen Veränderungen weitere Faktoren für die Entstehung lang anhaltender, heftiger Schmerzen. Die häufigste Ursache ist eine Kombination aus lang anhaltendem körperlichem, seelischem und sozialem Stress. Für über 80 % aller Rückenschmerzen sind Störungen der Muskelfunktion durch Dauerspannungen verantwortlich, die durch bio-psycho-sozialen Dauerstress (◻ Abb. 1.5) verursacht werden.

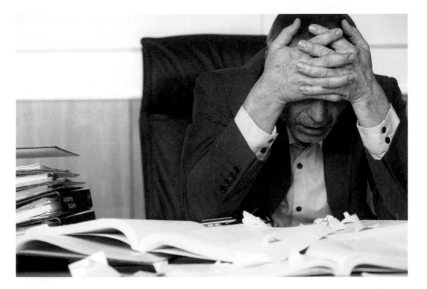

Abb. 1.5　Dauerstress kann Schmerzen hervorrufen. (© lichtmeister/fotolia.com)

> Die meisten Rückenschmerzen sind auf bio-psycho-sozialen Dauerstress zurückzuführen.

■ **Stressanfälligkeit, ein begünstigender Faktor?**

Diese Frage lässt sich unter Einbeziehung der sogenannten „Stress-Alarmanlage" beantworten. Wenn sie ausgelöst wird, schwemmt sie Stresshormone (u. a. Adrenalin, Noradrenalin, Dopamin) ins Blut. Es kommt im Körper zu Stressreaktionen. Sie sorgen dafür, dass körper-0spannungen, aber auch Gefühle während der stressigen Zeit stark gedämpft werden, sodass wir beispielsweise plötzlich Blutspuren oder blaue Flecken an unserem Körper bemerken und uns verwundert fragen, woher diese kommen.

Diese „Stress-Alarmanlage" hat eine „Grundeinstellung". Sie sorgt dafür, dass sie in der Regel nur in (lebens-)bedrohlichen Situationen aktiviert wird. Gab es aber in den frühen Lebensjahren belastende Erlebnisse, wie beispielsweise Unfälle, Krankheiten oder körperliche, soziale und psychische Überforderungen, so kann dies die Empfindlichkeit

der „Stress-Alarmanlage" erhöhen. Diese Tatsache wird bei der Suche nach Schmerzursachen oft vernachlässigt, wie folgender Bericht einer Patienten zeigt: „Meine Mutter starb, als ich sechs Jahre alt war. Davon habe ich nicht viel mitbekommen. Aber jetzt, als vor fünf Jahren meine Schwester starb, war es viel schlimmer." Die Vorstellung, dass beeinträchtigende Erlebnisse aus der Vergangenheit keine Auswirkungen auf das heutige Erleben haben, trifft nicht zu. Das Gegenteil ist der Fall. Heute ist unstrittig, dass die gegenwärtig erhöhte Stressanfälligkeit/-bereitschaft auch auf belastende Erlebnisse in Kindheit und früher Jugend zurückgeführt werden kann.

Der Zusammenhang zwischen Schmerz und „Stressoren" ist nicht immer leicht einsehbar (■ Abb. 1.6). Denn die Folgen des Stresses werden meist erst wahrgenommen, wenn der Mensch zur Ruhe gekommen ist. Betroffene sagen dann voller Enttäuschung: „Endlich hatte ich die großen Belastungen gemeistert, gerade wollte ich anfangen, mich auszuruhen, da kamen die Beschwerden". Oft zeigen sich diese stressbedingten, meist körperlichen Beschwerden nach Todesfällen, langen und schwerwiegenden Konflikten im Beruf, in der Ehe und Familie, Über- oder

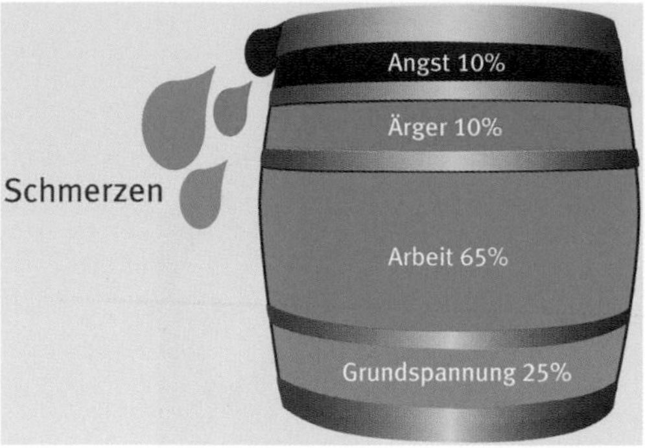

1

◘ Abb. 1.6   Das Fass der Spannungen. (© Hans-Günter Nobis)

Unterforderungen am Arbeitsplatz und bei Mehrfachbelastung durch Berufstätigkeit mit gleichzeitiger Verantwortung für Kinder, Haushalt und zu pflegenden Angehörigen.

▪ **Hinweise für psychosoziale Ursachen**

Nicht jeder Stress macht krank. Stress macht aber immer dann krank, wenn mehr Stress in das „Fass hineinläuft" als „unten ablaufen" kann.

Betroffene sagen dann meist „Mir steht es bis zum Hals". Dies gilt auch, wenn sich der Stress aus positiven und negativen Belastungen zusammensetzt. Es muss kein einzelnes Lebensdrama vorausgegangen sein. Vielmehr können insbesondere schwelende Konflikte in Beruf und Familie, überspielte Kränkungen, „verleugnete Überforderung" und auch Selbstüberforderung (z. B. „250 %ig sein") eine schmerzauslösende Wirkung haben.

Dies lässt sich nachvollziehen, wenn man sich eine längere Phase körperlicher, psychischer und/oder sozialer Überbelastung/ Überforderung vorstellt. Sie löst die „Stress-Alarmanlage" aus. Daraufhin spannen sich u. a. alle Muskeln an, was zunächst nicht wahrgenommen wird. Mit der Zeit verkürzen und verhärten sich die dauergespannten Muskeln. Dies wird unter Umständen als eine Art von Bewegungseinschränkung wahrgenommen. Man fühlt sich häufiger und schneller erschöpft und beginnt, an seiner Leistungsfähigkeit zu zweifeln.

Ursache der fortschreitenden Erschöpfung ist die kontinuierliche Anspannung der Muskulatur, wie Messungen ergeben haben. Bei einem entspannten Menschen „arbeiten" beim einfachen Händeschütteln ca. 60 Muskelabschnitte. Bei Menschen, die verspannt und im Stress sind, wird dagegen ein Vielfaches an Muskelabschnitten aktiviert. Diese Überaktivierung und Daueranspannung insbesondere der tiefen Muskulatur findet sich nicht nur bei vielen weiteren Aktivitäten, sondern auch in Ruhe, was zu einem hohen Energieverbrauch führt.

Nach einer Phase der schnellen Erschöpfbarkeit können erste Schmerzen auftreten, zumeist im Bereich von Muskulatur, Sehnenansätzen, Bindegewebe oder Knochenhaut. Auslöser sind häufig eine körperliche Überanstrengung oder „harmlose" Stürze oder Unfälle. Denn die dauernde Anspannung mit ihren auf den Körper wirkenden Zugkräften verändert das Gewebe und verursacht z. B. Schwellungen und Mikroentzündungen. Die Folge ist der sogenannte „Weichteilschmerz". Dieser „Weichteilschmerz" ist ein Akut-Schmerz, steht aber in einem engen Zusammenhang mit unserer psychosozialen Gesamtbelastung.

▪ **Gefühlsstimmungen als Verstärker**

Schmerzen erhöhen die bestehende Muskelverspannung zusätzlich. Die Folge: Die Bewegungseinschränkungen werden größer; die Erschöpfbarkeit nimmt weiter zu; die Schmerzintensität steigt und damit wiederum die Muskelspannung. Zudem verstärken die durch den Schmerz verursachten Einschränkungen im täglichen Leben Frustration und Ärger, Angst und Zweifel, Mutlosigkeit oder „heldenhaftes" Durchhalten. Diese Gefühlsstimmungen können den „inneren Stress" verstärken. Es droht ein sich selbst verstärkender „Teufelskreis". In dieser Übergangsphase wird aus dem Akut-Schmerz oft ein „Dauerschmerz". Der Dauerschmerz ist anhand der gesteigerten Empfindlichkeit der für den Schmerz zuständigen Nervenzellen sogar im Gehirn nachweisbar. In dieser Situation reicht oft bereits eine geringfügige Anspannung aus, um einen Schmerz auszulösen. Der ehemalige Akut-Schmerz verliert zunehmend seine unmittelbare Alarmfunktion und kann chronisch werden.

Der Schmerzverlauf chronifiziert sich insbesondere dann, wenn der Schmerzkranke aufgrund mangelnder Behandlungserfolge und eines Gefühls von Nutzlosigkeit mit sozialem und/oder beruflichem Rückzug reagiert sowie aus Angst vor einer Verschlimmerung der Schmerzen eine Schonhaltung entwickelt, was den körperlichen Zustand oft weiter verschlechtert. Nicht selten trauen sich Betroffene, insbesondere nach längeren Fehlzeiten, nicht mehr zu, an den Arbeitsplatz zurückzukehren. Aus diesem Rückzug können weitere Ängste, beispielsweise bezüglich der finanziellen Zukunft, resultieren. Selbstzweifel, verbunden mit Mutlosigkeit, können zu einer „reaktiven Depression" (Resignation) führen, in der der Betroffene am Lebenssinn zu zweifeln beginnt.

Diese Zusammenhänge weisen darauf hin, dass chronische Schmerzen nicht nur einem körperlichen, sondern immer auch einem gefühlsmäßigen und sozialen Einfluss unterliegen (◘ Abb. 1.7).

> **Wichtig**
> Chronische Schmerzen unterliegen immer körperlichen, psychischen und sozialen Einflüssen. Mal überwiegt die eine, mal die andere Seite.

■ **Gefühle als Ursache von Schmerzen?**

Schon der Volksmund spricht vom „schmerzhaften Verlust" eines geliebten Menschen. Nicht zu Unrecht, wie Messungen von Experten ergaben. Sie fanden, dass bei körperlichen Verletzungen und sozialen Verlusten, z. B. eines wichtigen Menschen, die gleichen Hirnregionen aktiviert werden. Das heißt: Auch „seelischer" Schmerz ist „echt" und muss ermittelt werden, um in der Behandlung unwirksame operative Eingriffe zu vermeiden. Dies verdeutlicht das folgende Beispiel einer Frau, die ihre beste Freundin durch Krebs verlor: In den letzten Monaten der Krankheit hatte sie sich gegenüber der sterbenskranken

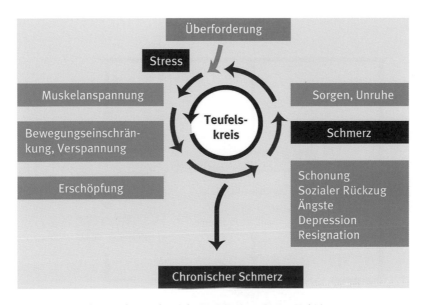

◘ **Abb. 1.7**   Wie wird aus Schmerz chronischer Schmerz? (© Hans-Günter Nobis)

1

Freundin, den Kollegen in der Arbeit und gegenüber ihrer Familie „zusammengerissen", d. h. die eigene Trauer und Angst nicht gezeigt. Mehrere Wochen nach der Beerdigung der Freundin klagte sie nach einem Umbau des Kinderzimmers über Rückenschmerzen. Die üblichen Behandlungsmaßnahmen führten immer nur kurzfristig zu einer Besserung. Insgesamt wurden die Schmerzen zunehmend schlimmer. Mehrere Monate später, als die Schmerzpatientin am Ende der Sportstunde eine Entspannungsübung machte und die Trainerin ihre Hand auf den Bauch der schmerzgeplagten Frau legte, um die Entspannung zu fördern, lösten sich ihre „unterdrückten" Gefühle unter der tieferen Entspannung. Sie brach in nicht enden wollende Tränen aus. Sie hatte „losgelassen". Wenige Tage später waren ihre Schmerzen rückläufig und verschwanden im weiteren Verlauf ganz.

Das Beispiel zeigt, dass Menschen mit einer hohen Selbstbeherrschung, mit Tapferkeit und Einstellungen wie „Meine Gefühle gehen niemanden etwas an" oder „Um des lieben Friedens willen sag ich nichts" die Tendenz haben, ihre Gefühle zu „unterdrücken". Das Zurückhalten der körperlichen Erregung durch muskuläre Anspannung kann in der Summe bzw. im Laufe der Zeit dazu führen, dass es über die erhöhte Anspannung zu Schmerzen im Körper kommt (s. ◼ Abb. 1.8). Denn Gefühle wie Wut, Angst oder Freude sind gleichzeitig körperliche Erregungen und Spannungen, wie auch die sprichwörtliche „Angst im Nacken" verdeutlicht. Für den Schmerz kann in diesem Fall der behandelnde Arzt keine überzeugende körperliche Ursache finden.

> **Wichtig**
> Unsere Einstellung sollte sich widerspiegeln in dem Satz: „Grenzen zu haben ist menschlich, manchmal spüren wir sie zuerst im Körper."

1.5 Kulturgeschichte des Schmerzes

H.-Christof Christof Müller-Busch

◼ **Schmerz als Kommunikationsphänomen**
Es ist ein Unterschied, ob ein sterbenskranker Patient oder ein gesunder Sportler, ob ein Arzt, ein Wissenschaftler, ein Philosoph, ein katholischer Theologe, ein tibetischer Mönch, ein Künstler, ein türkischer

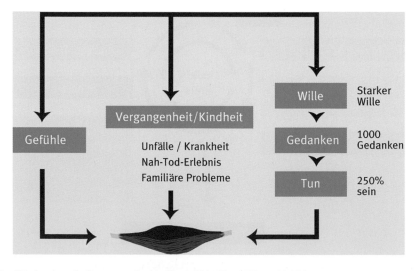

◼ **Abb. 1.8**   Wie kommt die Spannung in den Muskel? (© Hans-Günter Nobis)

Mitbewohner, eine seit Jahren unter chronischen Beschwerden leidende Witwe oder ein kleiner Junge über Schmerzen sprechen. Schmerz ist zunächst immer eine subjektive also sehr persönliche Erfahrung. Die Art, wie Schmerzen beschrieben werden, lässt unterschiedliche Formen der Bewertung, der gefühlsmäßigen Betroffenheit und des Umgangs mit dem Schmerz erkennen.

> „Schmerz ist das, was immer ein Mensch darunter versteht und Schmerz ist vorhanden, wann immer ein Mensch ihn wahrnimmt." (Margo McCaffery 1968)

Die Art und Weise, wie wir Schmerzen zeigen und über sie sprechen wird von frühen Lernerfahrungen bestimmt, die von den jeweiligen kulturellen Werten beeinflusst sind. So sind z. B. die unterschiedliche individuelle Schmerztoleranz bzw. das unterschiedliche Schmerzverhalten von Menschen als auch ganzer Volksgruppen (Ethnien) zu erklären oder Verhalten von Geschlechtern. Das zeigt sich in Redewendungen wie „ein Indianer kennt keinen Schmerz", „ein Junge weint nicht".

Im allgemeinen Sprachverständnis verbinden wir mit dem „Schmerz" Erfahrungen des Leidens und der Qual für Körper, Geist und Seele. Doch aus einer anderen Perspektive können Schmerzen auch Lust vermitteln, Macht begründen, die Seele läutern, Kräfte entfesseln. Wir sprechen davon, dass sich Sportler bis zur Schmerzgrenze quälen, sich aus Lust am Leiden austoben. „Die Tour der Leiden" wird die Tour de France genannt. Auch: „Wer schön sein will muss leiden" z. B. bei denen, die ihren Körper immer ausgedehnter tätowieren lassen. Schmerzen bei der Befriedigung sexueller Wünsche ist für viele Menschen heute kein Tabuthema mehr. Durch schmerzhafte „Initiationsriten", z. B. Einführung eines Außenstehenden in eine Gemeinschaft, werden gesellschaftliche Positionen erworben oder das Erwachsensein begründet. Der zum Mann werdende Jugendliche wird nicht nur in besondere Glaubensgeheimnisse eingeweiht, er muss auch körperliche Schmerzen ertragen. Wer denkt, diese Riten seien auf Verhaltensweisen von Naturvölkern beschränkt, ist oft überrascht, wenn in der Presse von Skandalen zu lesen ist, wo sich z. B. die „Neuen" bei Militär, in Internaten oder bei „Cliquenbildungen" schmerzhaften Aufnahmeprüfungen unterziehen mussten.

Auch jeder Behandler sollte sich bei Menschen mit Schmerz bewusst machen, wie sehr das Phänomen Schmerz über das individuelle Erleben hinaus von kulturell-gesellschaftlichen Normen beeinflusst ist und dass dies in der Behandlung berücksichtigt werden sollte.

❯ **Der Schmerz ist über das individuelle Erleben hinaus von kulturell-gesellschaftlichen Normen beeinflusst, was auch in der Behandlung berücksichtigt werden sollte.**

▪ **Das Wort „Schmerz"**

Schon die Analyse der Alltagssprache zeigt, dass das Wort „Schmerz" im Deutschen nicht nur für eine Vielzahl körperlicher Missempfindungen („schmerzhaftes Ziehen in der Schulter"), sondern auch für Gefühlszustände verwendet wird („als Vater uns verließ, war das eine schmerzhafte Erfahrung"). In der deutschen Sprache gibt es wohl kaum ein Wort, das die Zusammenhänge von körperlichen Empfindungen, begleitenden Gefühlen, individuellen Vorstellungen sowie sozialen Konflikten („wenn der Rosenkrieg zur Schlammschlacht wird, macht das eine Scheidung sehr schmerzhaft") so selbstverständlich voraussetzt wie der Begriff „Schmerz".

Die Möglichkeiten der „Schmerzsprache", d. h. Schmerzen sprachlich auszudrücken, sind im indoeuropäischen Sprachraum besonders umfangreich, während es im Hebräischen, Arabischen, Afrikanischen, Japanischen, Koreanischen und Chinesischen nur wenige sprachliche Ausdrucksmöglichkeiten für

Schmerz gibt. Das im Chinesischen für Schmerz gebräuchliche Wort „tong" kann lediglich noch durch „mäßig" oder „stark" ergänzt werden, weitere Möglichkeiten, „Schmerz" zu beschreiben, gibt es im Chinesischen nicht.

Die Wurzel des neuhochdeutschen Wortes „Schmerz" geht zurück auf das lateinische „modere" (beißen) und das griechische „smerdnos", das am ehesten mit „grässlich" zu übersetzen ist. Das indogermanische „smerd" (reiben) wandelte sich im mittelhochdeutschen Sprachgebrauch in den „smerze" und findet im Englischen eine Entsprechung in dem Wort „smart". Während sich das Wort „Schmerz" vor allem im Norden Deutschlands und in Mitteldeutschland durchsetzte, wurden in Bayern, Württemberg und Österreich häufiger die Wörter „Pein" und „Weh" zur Kennzeichnung körperlicher Schmerzen verwendet. Pein geht wie das englische „pain" zurück auf das griechische „ponos" (Last, Buße) und das lateinische „poena" (Strafe), das althochdeutsche „pina" wurde im Mittelhochdeutschen „pine" und häufig mit Bestrafung für irdische Sünden in Beziehung gesetzt.

- **Kulturelle Grundlagen des modernen Schmerzverständnisses**

In frühester Zeit glaubte der Mensch, dass bei Schmerzen ein böser Geist von ihm Besitz genommen habe. Diesen versuchte man dann durch Rituale „auszutreiben". Später glaubten die Menschen an eine Strafe der Götter, die man dann durch ein Opfer „gnädig" stimmen sollte. Mit zunehmender Kenntnis körperlicher Zusammenhänge veränderte sich auch die Sichtweise vom Schmerz - nämlich vom Aberglauben zum wissenschaftlich-medizinischem Wissen.

Die Grundlagen für das heutige Schmerzverständnis und damit auch die Grundlagen für Forschung und Behandlung des Schmerzes, entwickelte im 17. Jahrhundert u. a. der französische Philosoph und Naturwissenschaftler René Descartes (1596–1650). Er

unterschied zwischen einer körperlichen und einer psychischen Ebene des Schmerzes. Die Trennung des Leibes von der Seele führte zu der Vorstellung vom Schmerz, dass dieser nur ein Alarmsignal für körperliche **oder** seelische Fehlfunktionen sei.

Diese Sichtweise verhinderte aber die ganzheitliche Sicht auf den Schmerz, denn bis zur Wahrnehmung von Schmerz kann es durch ganz unterschiedliche Einflüsse zu einer Dämpfung, Verstärkung oder Veränderung der ausgelösten Schmerzimpulse kommen, weshalb man heute auch vom bio-psycho-sozialen Schmerzkonzept spricht.

Die Lösung aus den religiösen Bedeutungszusammenhängen und die Entwicklung einer medizinischen Sicht des Phänomens Schmerz am Ende des 19. und zu Beginn der 20. Jahrhunderts hat zu einem ungeheuren Angebot an Behandlungsmöglichkeiten geführt, aber auch zu eher passiven Verhaltensweisen beim Menschen: die Menschen haben zunehmend verlernt, mit Schmerzen als Bestandteil des Lebens umzugehen. Das „Schmerzbewusstsein" des 20. und 21. Jahrhunderts ist zumindest in den westlichen industrialisierten Ländern weitgehend dadurch gekennzeichnet, dass Schmerz als fremdes, störendes Übel verstanden wird, das durch entsprechende Techniken und spezielle Therapien »bekämpft« werden muss.

- **Ethisch-religiöse Grundgedanken zum Schmerz**

Für ein Verständnis des Phänomens Schmerz im kulturellen Vergleich sind auch ethisch-religiöse Grundgedanken bedeutsam, unter denen die individuelle Schmerzerfahrung bewertet und gedeutet wird. Sowohl in der christlichen als auch in der jüdischen Religion gelten Schmerz und Leid als Folge des Sündenfalls, als Zeichen Gottes. Die religiöse Einstellung zum Schmerz kann sich beispielsweise in der Haltung widerspiegeln, den Schmerz tapfer ertragen zu müssen. In der Verweigerung jeder Hilfe, als Sühne gedacht, sucht dieser religiöse Mensch dadurch die Nähe Gottes. Im Märtyrertum ist die religiös motivierte schmerzhafte (Selbst-) Bestrafung ein mit Anerkennung verbundenes Ritual (s. 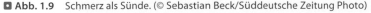 Abb. 1.9). Wer im Mittelalter ein Mittel gegen Schmerzen anbot oder einnahm, schloss – den Augen der Kirche – einen Pakt mit dem Teufel und wurde als Hexe oder Hexer verbrannt. Schmerz war die Strafe Gottes. Er musste ertragen werden, um die Erlösung der Seele zu erlangen. Es war die Gnade Gottes, die Erlösung von Schmerzen brachte.

Die christliche Philosophie des Schmerzes und des Leidens kommt aber auch in der Haltung des Mitleids, in humanitärer Hilfe und Nächstenliebe zum Ausdruck.

Im Islam gilt der Schmerz als Prüfung Gottes, die in Geduld und Ausdauer bestanden werden kann, wenn Schmerz im Vertrauen auf die göttliche Gnade als vorbestimmtes Schicksal ertragen wird. In der hinduistisch-buddhistischen Weltanschauung wird Schmerz als schicksalsmäßig dem Leben zugehörig angesehen, der durch meditative Übungen beherrscht werden soll.

Die „4-fache Wahrheit vom Schmerz" hat eine zentrale Bedeutung in der Lehre Gautama Buddhas, um den Weg zu Erleuchtung und Erlösung zu finden. So lässt sich auch verstehen, dass das geringe Vertrauen vieler Hindus in die moderne naturwissenschaftliche Schmerzmedizin auch darin begründet ist, dass diese Schulmedizin keine Mantras, Meditationsübungen, sondern nur Medikamente verschreibt. Pharmakologische Verfahren behindern jedoch die meditativen Anstrengungen, mit denen die Überwindung des Schmerzes ermöglicht werden soll.

Die wenigen hier vorgestellten Beispiele sollen zeigen, dass Schmerz nicht nur eine persönliche Empfindung ist, sondern auch eine besondere Form der Kommunikation in der Gesellschaft. Vor diesem Hintergrund spielen kulturelle Werte, Rituale und Begriffe eine bedeutsame Rolle wie Schmerzen erlebt werden und was sie ausdrücken.

Fazit

Es ist nicht nur der Schmerz, der das Leben bestimmt, sondern es ist auch das Leben, das die Intensität und die Bewertung des Schmerzes mitbestimmt.

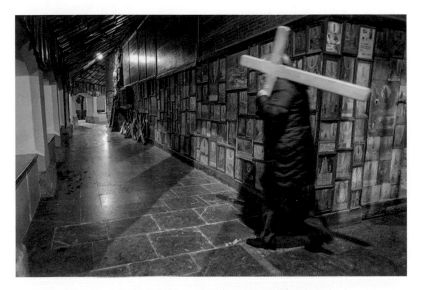

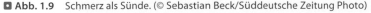 **Abb. 1.9**　Schmerz als Sünde. (© Sebastian Beck/Süddeutsche Zeitung Photo)

1

1.6 Geschichte der Schmerztherapie

Friederike Keifel , Claudia Winkelmann und Hans-Günter Nobis

▪ Frühgeschichte der Schmerzmedizin

Funde aus der Steinzeit lassen vermuten, dass gebohrte Löcher in menschlichen Schädeln andeuten, dass hier möglicherweise Kopfschmerzen durch Schädelöffnungen behandelt wurden, da diese Methoden heute auch noch bei afrikanischen Ureinwohnern Anwendung findet. Dabei soll durch die Öffnung auch der „böse Geist" entweichen können. Die frühesten Zeugnisse der Behandlung von Schmerzen datieren aus der Zeit 4000 v. Chr., wo man Inschriften über Rezepturen und Beschwörungsformeln für die Behandlung von Kopfschmerzen fand. Es ist anzunehmen, dass die ersten Behandler von Schmerzen daher Priester-Ärzte waren.

Erst um ca. 400 v. Chr. wurden die religiösen und übernatürlichen Ansichten bei Schmerz durch die Schule des Hippokrates abgelöst – die Geburtsstunde der rationalen (verstandesorientierten) Medizin.

Zu den bekannten Rezepturen für die Schmerzbehandlung galten in der Antike das Schwarze Bilsenkraut, die Gemeine Alraune und das Opium. Eingenommen wurden die Kräuter über einen getränkten Schwamm („Schlafschwamm") oder als Trunk verabreicht („Schlaftrank"). Ihre betäubende, schlaffördernde, muskelentspannende und schmerzausschaltende Wirkung nutzte man bei Behandlungen von u. a. Knochenbrüchen, äußeren Geschwüren und bei der Entfernung von Gliedmaßen.

Der im 16. Jahrhundert lebende Chirurg Ambroise Paré behandelte Schussverletzungen nicht mehr wie damals üblich mit siedendem Öl und Brenneisen, sondern er band das Blutgefäß zur Blutstillung ab und reinigte die Wunde. Dies bewirkte eine schnellere Wundheilung, weniger Schmerzen und einen günstigeren Heilungsverlauf.

Er beobachtete auch, dass eine positive Einstellung des Patienten das Operationsergebnis günstig beeinflusst. Zu jener Zeit war man noch der Überzeugung, dass Schmerz „ein gottgegebenes Übel" ist. Paré teilte diese Meinung nicht. Er war der Ansicht, das Gott dem Arzt auch die Mittel zur Behandlung gegeben hat und durch die Verwendung dieser Mittel Gott verherrlicht wird.

Der Philosoph Rene Descartes formulierte im 17. Jahrhundert ein erstes Konzept der Schmerzentstehung auf naturwissenschaftlicher Grundlage. Damit wurde erstmals das Prinzip der Informationsvermittlung über Sinnesnerven ins Gehirn thematisiert (◘ Abb. 1.10).

Wegbereiter der Schmerztherapie in der Zahnmedizin war Pierre Fauchard (1728). Er führte metallische Zahnfüllungen ein, bis diese durch Hartgummifüllungen von Goodyear ab dem Jahr 1855 ersetzt wurden.

Ein weiterer Fortschritt war die Einführung der Betäubung mit Äther (Äthernarkose) durch William Morton und Horace

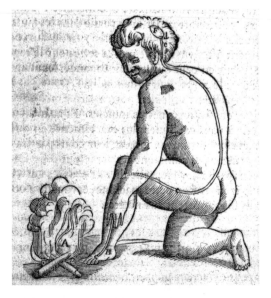

◘ **Abb. 1.10**   Weg der Schmerzentstehung nach R. Descares 17. Jahrhundert, im Original: Descartes: The path of burning pain. Comme elle est incitee par les objets exterieurs a se mouvoir en plusiers manieres. (© by welcome collection)

Wells im Jahr 1846. Bei einer Lachgasparty auf einem amerikanischen Jahrmarkt, hatte Horace Wells eine verringerte Schmerzempfindung nach Einatmung des Gases beobachtet. Nach erfolgreich durchgeführten größeren zahnmedizinischen Eingriffen unter Lachgas, begann der Siegeszug der Äthernarkose. Erstmals wurde dann im Jahr 1847 die Äthernarkose in der Geburtshilfe angewendet. Richtig bedeutend wurde sie, nachdem Königin Victoria von England ihr 8. Kind so auf die Welt gebracht hatte.

Im 18. Jahrhundert setzte Franz Anton Messmer Magnete zur Behandlung verschiedener Krankheit ein. Messmer ging von einem magnetischen „Fluidum" (ausstrahlende Wirkung) aus, welches sich über die Hand des Arztes auf den Patienten überträgt. Dabei fand er heraus, dass er auch ohne Magnete, nur indem er seine Hände auf den Patienten richtete, heilte. Ihm war zu dem Zeitpunkt nicht klar, dass seine Suggestion (Einflüsterung) und der Trancezustand des Patienten den Heilungsprozess psychisch ausgelöst hatten. Der Arzt James Braid gab im Jahr 1841 dieser Therapiemethode den Namen „Hypnose" und operierte als Erster mit hypnotischer Schmerzkontrolle.

1884 führte der Augenarzt Carl Koller mit Hilfe von Kokain-Tropfen die Graue-Star-Operation erfolgreich am Auge durch. Damit gilt er in der Medizin als Wegbereiter der örtlichen Betäubung (Lokalanästhesie).

Maßgeblich für die Weiterentwicklung der Schmerztherapie waren die Untersuchungen von Maximilian von Frei, die er um das Jahr 1900 durchführte. Er stellte fest, dass es unter der Haut Druckpunkte, Kältepunkte, Wärmepunkte und Schmerzpunkte gibt, die gut voneinander zu trennen sind.

■ **Entwicklung der Schmerzmedizin in der Neuzeit**

Der französischer Chirurg Franzose René Leriche prägte 1937 als erster den Begriff „Schmerzkrankheit" bei chronischen Schmerzzuständen – „douleur maladie". Er machte sich durch Untersuchungen über Stumpfschmerzen bei Amputierten einen Namen.

In der ersten Hälfte des 20. Jahrhunderts wurden erstmals neurochirurgische Operationen durchgeführt um die Schmerzen auszuschalten. Beispielsweise die Durchtrennung von Anteilen des Rückenmarks oder die Betäubung einzelner Lendenwirbelsäulenabschnitte oder per Gewebezerstörung durch elektrischen Strom.

Im 2. Weltkrieg (im Jahr 1944) war der amerikanische Anästhesist Henry Beechers in der Nähe von Rom stationiert. Dort machte er für die Weiterentwicklung der Schmerztherapie eine bedeutende Entdeckung. Ihm war aufgefallen, dass stark verletzte Soldaten vergleichsweise weniger Morphin zur Schmerzreduzierung benötigten als Zivilpersonen mit ähnlichen Verletzungen in seinem Heimatkrankenhaus. Ihm fiel auch auf, dass Soldaten zur Schmerzbekämpfung manchmal Kochsalzlösung bekamen, wenn kein Morphin verfügbar war und dennoch einen schmerzstillenden Effekt verspürten. Damit wurde bestätigt, dass die Schwere der Verletzung nicht mit der Stärke der empfundenen Schmerzen in Zusammenhang stehen muss. Er konnte somit nicht nur den Placebo-Effekt beweisen, sondern auch, dass die persönliche Erfahrungen das Schmerzerleben mitbestimmen.

In Folge dieser Erfahrungen mit Kriegsverletzten eröffnete der amerikanische Anästhesist John Bonica im Jahr 1947 die erste interdisziplinäre Schmerzklinik, vergleichbar einer heutigen Schmerzambulanz. Er gilt als Begründer der ganzheitlichen und kombinierten Behandlungsprogramme bei chronischem Schmerz (multimodale Schmerztherapie), denn in seiner Klink kooperierten u. a. Anästhesisten, Orthopäden, Neuro-Chirurgen, Psychologen und Physiotherapeuten. Wissenschaftliche Anerkennung erhielt sein Behandlungskonzept erst später u. a. durch Forschungen des Psychologen Ronald Melzack und des Physiologen Patrick Wall.

1

Sie veröffentlichten 1965 die „gate control theory". Sie besagt, dass der Körper über ein eigenes Schmerzhemmsystem verfügt. Durch die zentrale Verarbeitung von Schmerzreizen im Gehirn konnte eine Mitwirkung auch von Gefühlen und Gedanken auf das Schmerzerleben nachgewiesen werden.

Der amerikanische Psychiater Jonathan Engel betrachtete den Schmerz als Folge psychisch-körperliche Wechselwirkungen und entwickelte Ende der 1970er Jahre das „bio-psycho-soziales Modell" vom Schmerz.

Der amerikanische Schmerzforscher Dennis Turk kam im Jahr 1983 zu dem Ergebnis, dass die Erwartungshaltung des Schmerzpatienten ein Gradmesser für die erlebte Schmerzstärke und deren Folge ist. Dabei spielt die Selbstwirksamkeit (Self-efficacy) eine große Rolle. Ein Verlust dieser Fähigkeit führt im ungünstigsten Fall zu einer überzogenen, dramatisierenden Wahrnehmung und damit zu einer Schmerzverstärkung. Die deutschen Neuro-Psychologen Herta Flor und Niels Birbaumer erklären zusammen mit Turk chronische Schmerzen der Skelettmuskulatur anhand des Modells der Wechselwirkung von Krankheitsneigung und Stress (Diathese-Stress-Modell). Sie bestätigten auch, dass bewusste, neue Verhaltenserfahrungen das Schmerzgedächtnis beeinflussen und zu einer Verringerung chronischer Schmerzen führen. Bestätig werden somit Forschungen, dass sich das Gehirn verändern kann, die sog. „Neuroplastizität". Dies führte zu einer Behandlung chronischer Schmerzen mit verhaltens-medizinischem Schwerpunkt.

Das Wesentliche der Therapie bei Rückenschmerz ist für den schwedischen Orthopäden Nachemson (1985) die Aufklärung (Edukation), die körperliche Aktivierung (Exercise) und die Ermutigung (Encouragement) des Patienten. Die US-Amerikaner Tom Mayer (Orthopäde) und der Psychologe Robert Gatchel entwickelten im Jahr 1988 einen auf sportmedizinischer Verhaltenstherapie mit aktivierenden Elementen und auf Lerntheorien basierendes Behandlungskonzept,

welches unter dem Namen „Functional-Restoration-Ansatz" bekannt wurde. Bei diesem Konzept steht die Wiederherstellung bio-psycho-sozialen Funktionsfähigkeiten des Patienten, trotz weiterbestehender Schmerzen, im Vordergrund.

Neue Ansätze (Hayes 2004; Dahl 2005), wie die „Akzeptanz- und Commitment-Therapie" (ACT) legen das Schwergewicht auf eine flexible Anpassung an den Schmerz. Der ACT-Ansatz betont, man sollte die Schmerzen akzeptieren („acceptance") und die Aufmerksamkeit von den Schmerzen weg auf eigene Ziele und persönlich wichtige Aktivitäten zu lenken, aus denen dann konkrete Handlungsabsichten („commitments") abgeleitet werden.

- **Schmerzbehandlung in Deutschland**

Der Beginn der Schmerzforschung und Schmerztherapie in Deutschland ging vom Fach der Anästhesiologie und vom Team um Rudolf Frey aus. Frey erhielt den erstmalig in Deutschland eingerichteten Lehrstuhl für Anästhesiologie. Den eigentlichen Anfang der systematischen Auseinandersetzung mit schmerzdiagnostischen und -therapeutischen Aspekten beziehen viele auf die Antrittsvorlesung von Frey 1961 mit dem Thema „Neue Wege der Schmerztherapie". Auf seine Initiative hin wurde 1971 die erste Schmerzabteilung in Deutschland an der Universitätsklinik Mainz eingerichtet. Dabei bedienen sich Frey und seine Mitarbeiter Hugo A. Baar und Hans-Ulrich Gerbershagen einer Behandlungsmethode, die den Medizinern seit Jahrzehnten bekannt war, aber bis dahin nur in drei Spezialkliniken in der Welt praktiziert wurde: Mit Hilfe von Alkohol- oder ähnlichen Narkose-Injektionen wurde der schmerzleitende Nervenstrang am Rückenmark vorübergehend betäubt oder abgetötet. Gerbershagen wurde dann 1981 Leiter der ersten Schmerzklinik in Deutschland, dem heutigen „DRK-Schmerzzentrum" in Mainz.

Im Jahr 1975 wurde die „Deutsche Gesellschaft zum Studium des Schmerzes" als

Ableger der Internationalen Schmerzgesellschaft, die heutige „Deutsche Schmerzgesellschaft e.V." gegründet. Ihr folgte 1984 die „Deutsche Gesellschaft für Schmerzmedizin".

Im Jahr 1989 erhielt Jan Hildebrandt in Göttingen die erste Professur für Schmerzheilkunde (Algesiologie) in Deutschland. Durch Erfahrungen aus Aufenthalten in den USA entwickelte er gemeinsam mit der Schmerzpsychologin Carmen Franz ein neues Konzept für die Behandlung von chronischen Rückenschmerzen, das als „Göttinger Rücken Intensiv Programm" (GRIP) große Beachtung gefunden hat und in einem tagesklinischem Konzept angeboten wird.

Im Jahr 1996 wurde in Deutschland die Weiterbildung für Ärzte mit der Zusatzbezeichnung „spezielle Schmerztherapie" eingeführt.

Ebenso können psychologische und medizinische Psychotherapeuten den Zusatztitel „Spezielle Schmerzpsychotherapie" erwerben und Physiotherapeuten das Zertifikat „spezieller physiotherapeutischer Schmerztherapeut". Pflegende und medizinische Fachangestellte aus Anästhesie und Intensivpflege, im Altenpflegebereich oder in Hospizeinrichtungen können sich zum „Algesiologischen Fachassistenten" bzw. zur „Pain Nurse" weiterbilden.

Schmerzerkrankungen

Herta Flor, Charly Gaul, Frauke Musial, Doreen Pfau, Michael Pfingsten, Roman Rolke, Martin von Wachter, Stefan Wirz, Eva Liesering-Latta, Myriam Herrnberger, Frank Birklein, Jule Frettlöh, Sylvia Mechsner, Hans-Georg Schaible und Friederike Siedentopf

© Springer-Verlag Berlin Heidelberg 2020
H.-G. Nobis et al. (Hrsg.), *Schmerz – eine Herausforderung*,
https://doi.org/10.1007/978-3-662-60401-4_2

2

2.1 Rückenschmerz

Michael Pfingsten

In Deutschland leiden die meisten Menschen (mehr als 80 %) mindestens einmal im Leben an Rückenschmerzen. Diese sind einer der häufigsten Gründe für einen Arztbesuch und verursachen von allen chronischen Schmerzerkrankungen die größten volkswirtschaftlichen Kosten. Der Schweregrad der Rückenschmerzen und die resultierenden Beeinträchtigungen sind allerdings sehr unterschiedlich: Das Spektrum reicht von einfachen und im Verlauf unproblematischen Beeinträchtigungen (i. d. R. bei Rückenschmerzen mit muskulärer Ursache) bis hin zu ernsthaften Krankheiten, die jedoch eher selten sind. Die Schmerzen können ihren Ursprung in allen Anteilen des Stützgewebes des Rückens haben, also in den knöchernen Strukturen (meist Wirbelkörper), Gelenken, Bandscheiben, Bändern und vor allem den Muskeln. Nicht selten trägt eine Nervenreizung zu einem ausstrahlenden Rückenschmerz bei, ohne dass es zu einer Nervenschädigung im Sinne eines neuropathischen Schmerzes gekommen ist. Rückenschmerzen können sehr stark sein, sind aber selten auf eine spezifische Schädigung der Wirbelsäule zurückzuführen; meist ist das Zusammenspiel der einzelnen Strukturen gestört, dann spricht man von Funktionsstörungen, die zwar sehr schmerzhaft sein können, meist aber nach relativ kurzer Zeit wieder abheilen (◘ Abb. 2.1). Typisch dafür sind z. B. reflexhafte Muskelverspannungen nach Fehl- oder Überbelastung. Generell ist es wichtig, zu Beginn ernsthafte Erkrankungen als Ursache der Rückenschmerzen auszuschließen.

▪ Diagnostische Abklärung
Der Ausschluss schwerwiegender Erkrankungen ist in den meisten Fällen durch ein ausführliches diagnostisches Gespräch und eine sorgfältige körperliche Untersuchung möglich. Eine bildgebende Diagnostik (z. B. mittels Röntgen, Computertomografie/CT oder Magnetresonanztomografie/MRT) ist nur erforderlich, wenn sich aufgrund der Krankengeschichte und Untersuchung Anhaltspunkte für mögliche spezifische Ursachen ergeben, die es abzuklären gilt (s. dazu auch ► Kriterien für sofortige Abklärung)

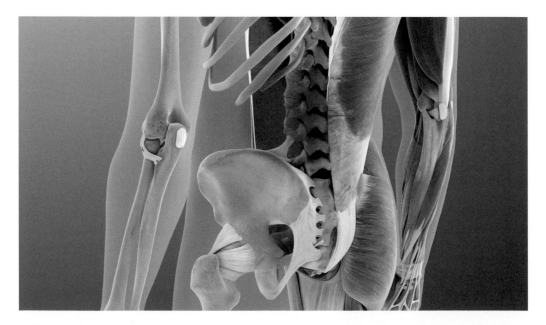

◘ **Abb. 2.1**   Rückenschmerzen aufgrund von schmerzhaften Funktionsstörungen dauern meist nur wenige Wochen

Kriterien für sofortige Abklärung
Eine sofortige ärztliche Abklärung der
Rückenschmerzen ist erforderlich:
- bei Schmerz nach stärkerer Belastung (kein
  Ruhe- und nächtlicher Schmerz)
- wenn Fieber, Abgeschlagenheit und
  Gewichtsverlust vorliegen
- wenn sich die Rückenschmerzen im Verlauf
  stark verschlimmern
- wenn Lähmungserscheinungen in den
  Beinen auftreten
- wenn die Funktion von Harnblase und/oder
  Darm gestört ist
- wenn ein Taubheitsgefühl im Gesäßbereich
  auftritt
- wenn eine Tumorerkrankung, Osteoporose
  (Knochenschwund), HIV-Infektion oder
  die regelmäßige Einnahme von Kortison-
  Präparaten in der Vorgeschichte bekannt
  sind.

■ **Therapie des nicht-spezifischen Rückenschmerzes**

Die weitere Behandlung orientiert sich daran, ob
für die Rückenschmerzen erklärende Gründe im
Sinne körperlicher Schädigungen entdeckt werden oder nicht. Liegen keine strukturellen Schädigungen vor, spricht man vom sogenannten
„nicht-spezifischen Rückenschmerz".

In diesen Fällen reicht es in der Regel
aus, wenn:
- der Arzt den Patienten ausführlich über
  den meist „harmlosen" Charakter des
  Rückenschmerzes aufklärt,
- der Patient sich bzgl. der körperlichen
  Belastung ein wenig zurücknimmt,
  und
- ggf. (kurzfristig) Schmerzmittel oder
  Muskel-entspannende Medikamente eingenommen werden.

Bei nicht-spezifischen Rückenschmerzen
ist es sehr wichtig, so zügig wie möglich die
normale körperliche Aktivität wieder zu
erreichen. Passive Maßnahmen wie Fango
oder Massage unterstützen das Abklingen
der Beschwerden meist nicht. Auch invasive
(in den Körper eindringende) Techniken wie

beispielsweise Spritzen an die Wirbelsäule
oder Katheter-Verfahren (▶ Abschn. 5.2.3)
sind kritisch zu beurteilen.

■ **Risikofaktor Psyche**

Schwierig kann die Behandlung von Rückenschmerzen werden, wenn psychologische
Faktoren hinzukommen. Diese als „yellow
flags" (gelbe Flaggen) bezeichneten Risikofaktoren können den Verlauf von Rückenschmerzen nachhaltig beeinflussen und
eine chronische Schmerzerkrankung nach
sich ziehen (s. ◘ Abb. 2.2). Aus mehrere
Jahre umfassenden Beobachtungsstudien an
Rückenschmerzpatienten (sog. Längsschnitt-
studien) weiß man, dass beispielsweise beim
Vorliegen depressiver Symptome eine Chronifizierung der Schmerzen wahrscheinlicher
ist. Dies gilt auch für psychische Belastungen
anderer Art, wobei neben frühen traumatischen Lebenserfahrungen besonders auch
aktuelle Probleme in der Partnerschaft
und/oder am Arbeitsplatz Einfluss nehmen
können.

❯ Psychische Belastungen erhöhen das
Risiko, dass der Schmerz dauerhaft
(chronisch) wird.

Beim bewegungsbezogenen Schmerz stellt
der Patient selbst durch seinen individuellen
Umgang mit dem Schmerz und der resultierenden Beeinträchtigung die Weichen für die
weitere Krankheitsentwicklung, also dafür, ob
es zu einer schnellen Besserung kommt oder
sich ein langwieriger Verlauf ergibt. In diesem Sinne werden ein eher „bewältigender"
Umgang mit dem Schmerz und ein eher „ver-
meidender" Bewältigungsstil unterschieden.
Letzterer zeichnet sich dadurch aus, dass
die Patienten aus Angst vor zunehmenden
Schmerzen jede Bewegung vermeiden und
sich immer mehr aus ihrem gewohnten Alltag zurückziehen (s. ◘ Abb. 2.3). Dadurch wird
das Schmerzproblem eher größer, die Chance
auf eine Rückkehr in die Normalität eher kleiner. Daher ist es wichtig, bereits zu einem sehr
frühen Zeitpunkt im Krankheitsverlauf eine

2

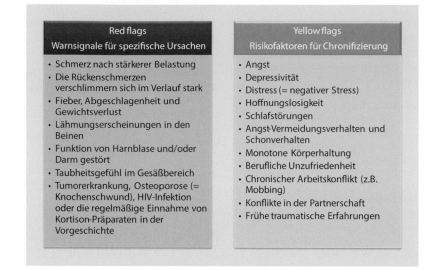

Abb. 2.2 „Red flags" und „Yellow flags": Psychologische Risikofaktoren. (© Joachim Korb)

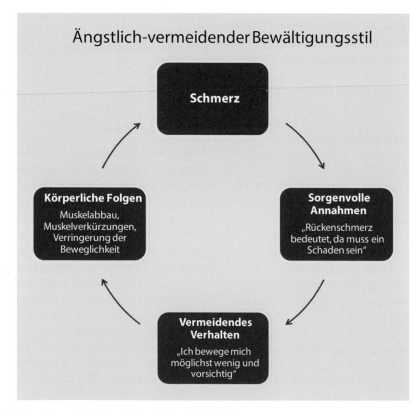

Abb. 2.3 Angst-Vermeidungsverhalten. (© Joachim Korb)

Überprüfung (sog. Screening) auf psychosoziale Risikofaktoren durchzuführen und Patienten mit „vermeidendem" Bewältigungsstil zu unterstützen, dieses Krankheitsverhalten aufzugeben. Manchmal gelingt dies nur unter zusätzlicher Einbeziehung psychologischer Ansätze, in denen die Angst vor Bewegung abgebaut und konkrete Aktivierungspläne auf gestellt werden.

❯ **Vermeiden die Patienten aus Angst vor Schmerz jede Bewegung, kann das die Schmerzproblematik verstärken.**

Wenn Rückenschmerzen immer wieder auftreten und zu deutlichen Beeinträchtigungen wie beispielsweise zu länger anhaltender Arbeitsunfähigkeit führen, sollte ein Schmerztherapeut oder eine schmerztherapeutische Einrichtung eingeschaltet werden. Eine psychologische Untersuchung ist dann Teil der diagnostischen Abklärung, und der Behandlungsplan orientiert sich an den Ergebnissen der ärztlichen, physiotherapeutischen und psychologischen Untersuchung. Hilfreich für diese Patienten sind zusätzlich durchgeführte psychologische Verfahren wie beispielsweise ein Entspannungstraining oder ein Training zur Verbesserung der Schmerz- und Stressbewältigung.

▪ **Multimodales Vorgehen bei chronischem Rückenschmerz**

Für die Behandlung von Patienten mit chronischen Rückenschmerzen wurden in den letzten Jahren sogenannte multimodale (verschiedene Ansätze einbeziehende) Behandlungsprogramme entwickelt. In ihnen werden medizinische, psychologische und physiotherapeutische Maßnahmen intensiv und vor allem kombiniert angewendet. Aktivierung steht dabei ganz oben auf der Liste der durchgeführten Maßnahmen, die als Einzel- und Gruppenbehandlungen durchgeführt werden. Psychotherapeutische Behandlungen gehören zum festen Bestandteil dieser Behandlung. Es geht u. a. auch um die individuell richtige Ausgewogenheit aus Be- und Entlastung und darum, wie man trotz Schmerzen

ein Leben mit guter Qualität führen kann. Laut Studienergebnissen hat sich diese spezielle Kombination aus verschiedenen Behandlungsverfahren bei Patienten mit chronischen Rückenschmerzen besonders bewährt und kann langfristige Erfolge für sich verbuchen.

> **Wichtig**
> Bei Patienten mit chronischen nicht-spezifischen Rückenschmerzen führt ein multimodales Behandlungskonzept am ehesten zum Erfolg. Darin werden über einen Zeitraum von etwa vier Wochen medizinische, physiotherapeutische und vor allem psychologische Maßnahmen kombiniert.

2.2 Kopfschmerz

Charly Gaul und Eva Liesering-Latta

Kopfschmerzen sind ein alltägliches Symptom, sie stellen eine der häufigsten Beschwerden dar, weswegen Menschen überhaupt einen Arzt aufsuchen. Zum Arzt führen Kopfschmerzen, wenn sie besonders stark, besonders anhaltend oder besonders häufig sind und sich nicht durch die gelegentliche Einnahme eines Schmerzmittels behandeln lassen. Kopfschmerzen, insbesondere die Migräne, gehören somit zu den Beschwerden, die weltweit zur starken Beeinträchtigung der Lebensqualität beitragen, insbesondere wenn sie häufig auftreten. Andererseits ist Kopfschmerz ein so häufiges Symptom, dass die Mehrheit aller Menschen es kennt, sich selbst jedoch nicht als Patienten fühlen, da es bei ihnen nur gelegentlich auftritt und dann keiner spezialisierten Behandlung bedarf. In Deutschland leiden ca. 12–15 % der Frauen und 8–10 % der Männer unter Migräne.

▪ **Primäre und sekundäre Kopfschmerzen**
Die internationale Kopfschmerzgesellschaft unterscheidet in ihrer Klassifikation weit über 200 verschiedene Kopfschmerzarten, von denen jedoch viele selten sind.

Am wichtigsten ist es, Kopfschmerzen als Symptom einer Kopfschmerzkrankheit (primäre Kopfschmerzen) von Kopfschmerzen als Symptom einer anderen Erkrankung zu unterscheiden (sekundäre Kopfschmerzen). Bei sekundären Kopfschmerzen ist es wichtig, die Grunderkrankung zu diagnostizieren und dann gezielt zu behandeln. Im Vergleich zu den primären Kopfschmerzerkrankungen kommt es jedoch viel seltener zu sekundären Kopfschmerzen. Sekundäre Kopfschmerzerkrankungen können leicht zu identifizierende Auslöser haben (z. B. der Katerkopfschmerz), Begleitsymptom eines fieberhaften Infektes sein, aber auch ein Hinweis auf eine schwerwiegende Erkrankung (z. B. eine Hirnhautentzündung).

Ist der Kopfschmerz selbst die Erkrankung, wird sich die Behandlung auf eine Therapie akuter Kopfschmerzattacken, sowie bei häufigem Auftreten auf die vorbeugende Behandlung konzentrieren. Die Attackentherapie hat das Ziel, Schmerzen und Begleitsymptome rasch und nachhaltig zu beseitigen. Die Vorbeugung, die mit nichtmedikamentösen und medikamentösen Maßnahmen erfolgen kann, soll erreichen, dass Kopfschmerzen seltener auftreten und weniger schwer sind.

■ **Diagnostik von Kopfschmerzerkrankungen**

Die Krankengeschichte, die der Patient dem Arzt berichtet (Anamnese) lässt es in den meisten Fällen zu, eine Kopfschmerzdiagnose zu stellen. Hierzu ist es wichtig zu erfahren, wie lange Kopfschmerzattacken andauern und welche Begleitsymptome mit ihnen einhergehen. Durch das Führen eines Kopfschmerztagebuches können Betroffene dem Arzt beim ersten Kontakt, wenn die Diagnose gestellt werden sollte, wertvolle Informationen über den Zeitverlauf liefern. Eine Vorlage für ein Kopfschmerztagebuch findet sich z. B. auf der Homepage der Deutsche Migräne- und Kopfschmerzgesellschaft (DMKG, Link: ▶ www.dmkg.de/patienten/dmkg-kopfschmerzkalender.html).

Für den Arzt ist es außerdem hilfreich, zu erfahren, welche Behandlungen bislang zur Attackentherapie und Prophylaxe (Vorbeugende Behandlung) eingesetzt wurden und ob diese effektiv waren. Einige primäre Kopfschmerzerkrankungen, wie die Migräne, treten familiär gehäuft auf, sodass auch Informationen über das Auftreten von Kopfschmerzen in der Familie wichtig sind.

Die Anamnese wird durch eine körperliche Untersuchung ergänzt, hierbei nimmt der Arzt eine neurologische Untersuchung vor. Bei primären Kopfschmerzerkrankungen ist sie in aller Regel unauffällig. Werden auffällige Befunde erhoben, muss geklärt werden, ob diese im Zusammenhang mit den Kopfschmerzen stehen oder durch andere Erkrankungen verursacht sind. Besteht die Notwendigkeit ergänzende Untersuchungen vorzunehmen, wird in aller Regel eine Bildgebung des Gehirns veranlasst. Für die meisten Kopfschmerzerkrankungen ist aufgrund der guten Auflösung und der fehlenden Strahlenbelastung eine Kernspintomografie des Schädels zu bevorzugen, in Notfallsituationen oder bei speziellen Fragestellungen wird auch die Computertomografie eingesetzt. Weiterführende Untersuchungen, wie eine Untersuchung des Nervenwassers (Liquor), werden dann erfolgen, wenn der Arzt eine konkrete Verdachtsdiagnose sichern oder ausschließen will. Es gibt Warnsignale, die auf einen sekundären Kopfschmerz hinweisen und eine weiterführende Diagnostik erfordern. Treten Kopfschmerzen in bislang nie gekannter Form auf, treten Kopfschmerzen erstmals nach dem 50. Lebensjahr auf, gehen Kopfschmerzen mit Fieber oder Krampfanfällen einher, kommt es zu Lähmungen oder anderen neurologischen Symptomen wird rasch Diagnostik veranlasst werden.

■ **Kopfschmerz Krankheitsbilder**

Man unterscheidet im Wesentlichen drei verschiedene Krankheitsbilder von Kopfschmerzen (s. ◨ Abb. 2.4).

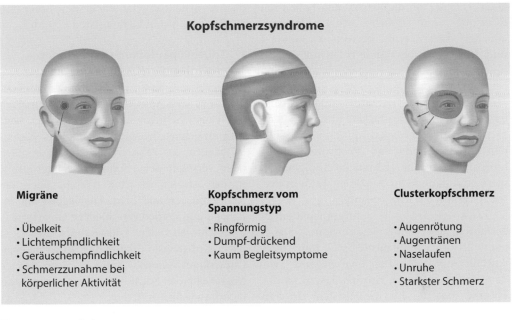

Kopfschmerzsyndrome

Migräne

- Übelkeit
- Lichtempfindlichkeit
- Geräuschempfindlichkeit
- Schmerzzunahme bei körperlicher Aktivität

Kopfschmerz vom Spannungstyp

- Ringförmig
- Dumpf-drückend
- Kaum Begleitsymptome

Clusterkopfschmerz

- Augenrötung
- Augentränen
- Naselaufen
- Unruhe
- Starkster Schmerz

◻ **Abb. 2.4** Kopfschmerzarten

Kopfschmerz vom Spannungstyp In der Bevölkerung am häufigsten ist der Kopfschmerz vom Spannungstyp (Spannungskopfschmerz). Die Betroffenen berichten über einen drückenden beidseitigen Kopfschmerz („wie ein Band um den Kopf"), der Schmerz geht meist ohne weitere Begleitsymptome einher und verstärkt sich nicht durch körperliche Aktivität. Neurologischer Befund und Zusatzuntersuchungen (die meist nicht notwendig sind) sind unauffällig. Beim Spannungskopfschmerz unterscheidet man das episodische Auftreten an weniger als 15 Tagen im Monat und die chronische Form, die an 15 oder mehr Tagen im Monat auftritt. Die episodische Verlaufsform wird dann noch in seltenes Auftreten (weniger als einmal im Monat), der in der Regel keiner Diagnostik und weiterführenden Therapie bedarf und in häufiges Auftreten (mehr als einmal im Monat aber weniger als in 15 Tagen im Monat) unterschieden. Gelegentliche Kopfschmerzen vom Spannungstyp beeinträchtigen die Lebensqualität in aller Regel nicht wesentlich und sprechen gut auf einfache Schmerzmittel an. Viele Patienten haben zusätzlich eine druckempfindliche Schuler und Nacken-Muskulatur.

Die Entstehung der Spannungskopfschmerzen ist, obwohl es sich um eine häufige Erkrankung handelt, bis jetzt nicht geklärt. Die gängigste Vorstellung geht zurzeit von einem Zusammenwirken von Stress und erhöhter Anspannung der Nackenmuskulatur aus, was bei häufigem Auftreten zu einer gesteigerten Empfindlichkeit der Schmerzzentren im Gehirn führt. Anhaltenden psychosozialen Belastungen sind ein Risikofaktor der Chronifizierung.

Migräne Bei der Migräne sind die Kopfschmerzen meist, jedoch nicht ausschließlich halbseitig. Sie werden überwiegend als pulsierend beschrieben und sind von mittlerer bis hoher Schmerzintensität. Typische Begleitsymptome sind Übelkeit, manchmal auch Erbrechen, Licht- und Geräuschempfindlichkeit, bei einigen Betroffenen auch Geruchsempfindlichkeit. Migränekopfschmerzen nehmen bei körperlicher Aktivität (z. B. dem raschen Hinauflaufen einer Treppe) zu, die Betroffenen haben ein Rückzugs- und Ruhebedürfnis. Migräneattacken dauern typischerweise zwischen 4 und 72 h an, insbesondere bei Kindern und Jugendlichen können sie jedoch auch kürzer sein. Deutlich längere Attacken werden als Migränenotfall (Status migraenosus) bezeichnet. Migräneattacken kündigen sich zum Teil mit Vorbotensymptomen wie Gähnen und Heißhunger an (Prodromi). Heißhunger besteht dann häufig auf Süßigkeiten, diese sind dann keine Auslöser, sondern erstes Symptom des Migräneanfalls.

Etwa 15 % aller Migränepatienten berichten über eine Migräneaura. Dabei handelt es sich um neurologische Reiz- oder Ausfallsymptome, die überwiegend vor dem Anfall auftreten. Am häufigsten ist das Flimmerskotom. Im Gesichtsfeld breiten sich zum Teil farbige, gezackte Linien langsam aus und bilden sich dann wieder zurück. Häufig dauert eine Migräneaura zwischen 20 min und einer Stunde an. Seltener kann es auch zu Wortfindungsstörungen, halbseitigen Kribbeln in Armen und Beinen, sehr selten auch zu einer Lähmung kommen.

Bei der ganz überwiegenden Mehrzahl der Betroffenen bestehen weniger als 15 Kopfschmerztage im Monat, man spricht von einer episodischen Migräne. Besteht an 15 oder mehr Tagen im Monat ein Kopfschmerz spricht man von einer chronischen Migräne.

Die Ursachen der Migräne sind komplex, die Tatsache, dass die meisten Betroffenen weitere Familienangehörige mit Migräne benennen können, ist ein Hinweis auf eine genetische Veranlagung. Die Reizverarbeitung bei Migränepatienten zeigt, dass sie Schwierigkeiten haben sich zu entspannen und eine hohe Aufmerksamkeit auf Umgebungsreize richten, dies hat einen hohen Energiebedarf des Gehirns zufolge. In der Migräneattacke werden Areale, die in der Schmerzverarbeitung bedeutsam sind aktiviert und Botenstoffe ausgeschüttet, die eine entzündungsähnlichen Prozess im Bereich der Gefäße, der Hirnhäute und des Trigeminusnerven auslösen freigesetzt. Von großer Bedeutung ist dabei der Botenstoff CGRP (Calcitonin Gene related Peptide).

■ **Trigeminoautonome Kopfschmerzerkrankungen (Clusterkopfschmerz)**

Trigeminoautonome Kopfschmerzerkrankungen sind durch halbseitige Kopfschmerzen mit einem Schmerzmaximum um das Auge gekennzeichnet, begleitend kann das Augenlid hängen, das Auge tränen, die Nase laufen oder verstopft sein. Eine Bewegungsunruhe in der Attacke ist ganz typisch. Nach der Atatckendauer und dem Ansprechen auf die Behandlung werden verschiedene Unterformen unterschieden, der Clusterkopfschmerz ist dabei die häufigste Erkrankung. Attacken eines Clusterkopfschmerzes, sind viel kürzer als eine Migräneattacke. Solche Attacken können sogar mehrfach täglich auftreten.

■ **Kopfschmerzen bei Medikamentenübergebrauch**

Für alle Kopfschmerzpatienten ist es wichtig zu wissen, dass die Einnahme von Schmerzmitteln oder Triptanen an mehr als 10 Tagen im Monat zur Häufigkeitszunahme der Kopfschmerzen führen kann. Dies wird als Kopfschmerz durch Medikamentenübergebrauch bezeichnet. Dabei werden Kopfschmerzattacken immer länger und es werden immer mehr Medikamente benötigt, um den Schmerz zu lindern. Bei vielen Patienten stellt sich das Gefühl ein, nie mehr einen „klaren Kopf" zu haben. Das Risiko der Entwicklung eines Kopfschmerzes durch Medikamentenübergebrauch unterstreicht die Bedeutung der vorbeugenden, prophylaktischen Behandlung, wenn mehrfach im Monat Kopfschmerzen auftreten.

Besteht ein Übergebrauch sollte der Patient das Erkrankungsbild und seine Behandlung erläutert bekommen. Eine vorbeugende nichtmedikamentöse und medikamentöse Behandlung ist sinnvoll, um die Kopfschmerzhäufigkeit zu reduzieren. Empfohlen wird auch eine Medikamentenpause, in der keine Akutmedikamente eingenommen werden, hierbei kann es kurzfristig zur

Kopfschmerzzunahme kommen, bevor es der Mehrzahl der Betroffene dann deutlich besser geht.

▪ Kopfschmerztherapie

In der Kopfschmerzbehandlung werden die Behandlung akuter Kopfschmerzattacken von der vorbeugenden Behandlung unterschieden. Sowohl die Attackentherapie als auch die vorbeugende Behandlung müssen nach Stellen der Kopfschmerzdiagnose spezifisch ausgewählt werden.

▪ Attackenbehandlung

Bei der Migräne und beim Spannungskopfschmerz können freiverkäufliche Schmerzmittel (z. B. Acetylsalicylsäure, Paracetamol, Ibuprofen, Kombinationspräparate aus Acetylsalicylsäure, Paracetamol und Coffein) gut wirksam sein. Sind Analgetika in der Migräneattacke nicht ausreichend wirksam, können Migränemittel (Triptane) eingesetzt werden. In Deutschland sind sieben verschiedene Triptane auf dem Markt erhältlich, sie unterscheiden sich etwas in Wirkdauer, Wirkstärke und Nebenwirkungsprofil. Bei der Übelkeit der Migräne kommen zusätzlich Antiemetika (z. B. Metoclopramid) zum Einsatz. Bei sehr starken Attacken oder ausgeprägter Übelkeit können Triptannasenspray oder Injektionen unter die Haut, die der Patient mithilfe eines Autoinjektors selbst vornimmt, vorteilhaft sein. Wichtig ist die frühzeitige Einnahme ausreichend hoch dosierter Akutmedikation zu Anfallsbeginn, dann wird eine bessere Wirkung erreicht. Welche Akutmedikation in welcher Dosierung die beste Wirkung erzielt, muss letztlich ausprobiert werden.

Zur Attackenbehandlung von Spannungskopfschmerzen kann darüber hinaus Pfefferminzöl auf beide Schläfen aufgetragen werden. Beim Clusterkopfschmerz kommen Sauerstoffinhalation und Triptane als Nasenspray oder Injektion unter die Haut zum Einsatz. Für die anderen trigeminoautonomen

Kopfschmerzerkrankungen steht keine Attackenbehandlung zur Verfügung.

▪ Vorbeugende Behandlung (Prophylaxe)

Die vorbeugende Therapie sollte vor allem aus nichtmedikamentösen Maßnahmen bestehen. Ein regelmäßiger Schlaf-Wach-Rhythmus und regelmäßige Energiezufuhr mit ausreichenden und gesunden Mahlzeiten stellen die Energieversorgung bei Migräne sicher. Ausdauersport, physiotherapeutische Übungen und Entspannungsverfahren wirken auch gegen den Kopfschmerz vom Spannungstyp.

Wenn nichtmedikamentöse Maßnahmen nicht ausreichen und Patienten schwer von Kopfschmerzen betroffen sind, kommen medikamentöse Prophylaxen zum Einsatz. Bei der Migräne werden hierbei Betablocker, Antikonvulsiva (Medikamente aus der Epilepsiebehandlung) und Antidepressiva eingesetzt. Bei Patienten mit chronischer Migräne kann auch eine Behandlung mit Botulinumtoxin erfolgen. Sollten diese Prophylaxen nicht wirksam sein, kann der Einsatz eines monoklonalen Antikörpers, der sich gegen den Botenstoff CGRP richtet oder den CGRP Rezeptor blockiert erwogen werden. Die Auswahl der Prophylaktika erfolgt, nachdem die Kopfschmerzerkrankung diagnostiziert wurde, unter Berücksichtigung der gegebenenfalls bestehenden Begleiterkrankungen. Allgemeingültige Empfehlungen zur medikamentösen Prophylaxe aller Kopfschmerzerkrankungen können nicht abgegeben werden.

Wird beim Kopfschmerz vom Spannungstyp eine vorbeugende Behandlung nötig, werden vor allem trizyklisch Antidepressiva eingesetzt.

Die Vorbeugende Behandlung des Clusterkopfschmerzes erfolgt mit Verapamil oder Lithium, kurzzeitig kann auch Kortison eingesetzt werden.

Nahrungsmittel und insbesondere Alkohol können Migräneattacken auslösen. Eine spezielle Diät mit Meiden zahlreicher Lebensmittel ist nicht hilfreich, stattdessen ist eine gesunde ausgewogene Ernährung zu empfehlen.

2

■ **Multimodale Therapie**

Für schwer betroffene Patienten ist ein multimodaler Therapieansatz, bei dem medikamentöse Verfahren, nichtmedikamentöse Verfahren, Entspannungsverfahren, Physiotherapie und verhaltenstherapeutische Maßnahmen zusammenkommen am besten wirksam. Solche Therapiekonzepte werden zum Teil ambulant, gelegentlich tagesklinisch und auch im Rahmen stationärer Behandlungen angeboten.

■ **Kopfschmerz und Psyche**

Der Einbezug psychologischer Behandlungsansätze in die Kopfschmertherapie ergibt sich aus dem bio-psycho-sozialen Krankheitsverständnis. Dies berücksichtigt das enge Zusammenspiel zwischen körperlichen, psychischen und sozialen Faktoren bei der Entstehung und dem Verlauf einer Kopfschmerzerkrankung. So kann die Krankheitsschwere und das Ausmaß der einhergehenden Beeinträchtigungen über den Aufbau günstiger Lebensstilfaktoren und eine Stärkung der Krankheits- und Stressbewältigungsfähigkeit oftmals deutlich gelindert werden.

Vielfach belegt ist die Bedeutung von Stress für die Auslösung und Aufrechterhaltung der häufigsten Kopfschmerzformen Migräne und Kopfschmerz vom Spannungstyp. Dabei scheinen vor allem ungünstige Formen der Stressverarbeitung entscheidend zu sein wie z. B. übermäßiges Grübeln über Belastungen, Rückzugs- und Vermeidungsstrategien sowie eine reduzierte Entspannungsfähigkeit.

Auch der Umgang mit der Kopfschmerzerkrankung selbst kann den Krankheitsverlauf entscheidend beeinflussen. Versuchen Betroffene etwa, trotz Beschwerden stets weiter zu „funktionieren", können die fortschreitende Überlastung und Erschöpfung die Kopfschmerzen verschlimmern (sogenannte „Durchhalter") und das Risiko eines Medikamentenübergebrauchs erhöhen. Aber auch der Versuch, mögliche Auslöser von Kopfschmerzen stets zu vermeiden, kann selbst zum Stressfaktor werden – und den eigenen Handlungsspielraum zu Kosten der Lebensqualität deutlich einschränken.

Das Risiko der Entstehung einer begleitenden psychischen Erkrankung ist bei von primären Kopfschmerzen Betroffenen im Vergleich zur Allgemeinbevölkerung höher. Am häufigsten sind depressive Erkrankungen und Angst-Störungen. Oftmals ist von einer wechselseitigen Verstärkung von Kopfschmerz- und psychischer Erkrankung auszugehen. So können einerseits die Nicht-Vorhersehbarkeit von Kopfschmerzattacken oder die erlebte Hilflosigkeit im Umgang mit häufigen Schmerzen Ängste auslösen, andererseits kann das mit einer erhöhten Ängstlichkeit einhergehende gesteigerte Anspannungsniveau Kopfschmerzen verstärken. Im Weiteren ist es nachvollziehbar, dass die emotionale Belastung und Beeinträchtigung in der Lebensführung durch häufige Kopfschmerzen (z. B. Wegfall von Freizeitaktivitäten, Einschränkungen der Arbeitsfähigkeit) das Risiko einer depressiven Entwicklung erhöhen. Depressive Erkrankungen wurden wiederum als bedeutsame Risikofaktoren einer Chronifizierung von Kopfschmerzen identifiziert.

Die Einbeziehung eines Psychologen ist sinnvoll, wenn:

- mehr als drei Migräneattacken bzw. mehr als 10 Kopfschmerztagen im Monat auftreten,
- wichtige Alltagsfunktionen (z. B. in Beruf, Familie, Freizeit) stark eingeschränkt sind,
- häufig Schmerz- oder Migränemitteln eingenommen werden,
- eine hohe Stressbelastung vorliegt,
- Ängste oder Niedergeschlagenheit auftreten und
- sich die Gedanken viel um die Erkrankung bzw. Einschränkungen drehen.

Als wirksame Verfahren in der psychologischen Behandlung von Kopfschmerzen haben sich Entspannungsverfahren, Biofeedback und die kognitive Verhaltenstherapie erwiesen (s. auch ▶ Abschn. 5.3).

In Untersuchungen zeigte sich, dass diese psychologischen Verfahren die Häufigkeit der Kopfschmerzen um 30–60 % reduzieren können. Damit sind sie ebenso wirksam wie Medikamente zur vorbeugenden Behandlung. Werden psychologische und medizinische Maßnahmen gemeinsam angewendet, wird der beste Behandlungseffekt erzielt.

■ **Häufige Themen in der psychologischen Mitbehandlung von Migränepatienten**

Migränebetroffene weisen eine besondere Art der Informationsverarbeitung auf. Es handelt sich sozusagen um ein „Hochleistungs-Gehirn", dem es schwer fällt, sich von äußeren Reizen abzuschirmen und das einen hohen Energieverbrauch hat. Entsteht eine Überlastung des Systems, kann es zur Überschreitung der sog. „Migräneschwelle" kommen (s. ◨ Abb. 2.5: Migräneschwelle).

Viele Patienten kennen Auslöser für ihre Migräneattacken wie wenig Schlaf, das Auslassen von Mahlzeiten oder Stress bzw. zu krasse Wechsel von An- zu Entspannung (sog. Stressabfall-Migräne). Hier kann durch Änderungen des persönlichen Lebensstils ein günstiger Einfluss auf die Zahl der Migräneattacken erreicht werden.

Nicht selten zeichnen sich Migränebetroffene durch eine hohe Pflicht- und Leistungsorientierung aus. Eines der Hauptziele stellt dann die Herstellung einer günstigen Balance zwischen Aktivität und Ruhe bzw. Pflichten und ausgleichenden Aktivitäten dar.

Die Unvorhersagbarkeit von Migräneattacken und der verbundene Ausfall wichtiger Alltagsfunktionen stellt für Betroffene eine besondere Herausforderung dar. Nicht selten entwickeln sich kopfschmerzbezogene

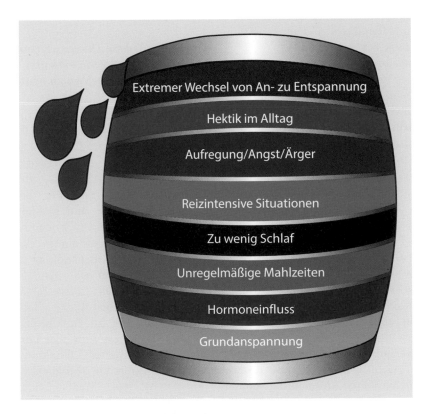

◨ **Abb. 2.5** Migräneschwelle. (© Eva Liesering-Latta)

Erwartungsängste, beispielsweise im Vorfeld eines wichtigen Ereignisses bei dem man nicht ausfallen will oder einer Situation, die man schon einmal mit Kopfschmerzen in Zusammenhang gebracht hat. Die gedankliche Beschäftigung mit „worst-case-Szenarien" (z. B. „wenn ich wieder ausfalle verliere ich noch meinen Arbeitsplatz") löst Angst und körperliche Stressreaktionen aus, was dann im Sinne einer „selbsterfüllenden Prophezeiung" tatsächlich zur Auslösung von Kopfschmerzen beitragen kann. Der Versuch, die „verlorene Zeit" durch vermehrte Anstrengung und Überaktivität wieder hereinzuholen kann wiederum die nächste Attacke begünstigen.

- ▪ **Tipps zur Selbsthilfe bei Migräne**
- ▬ auf regelmäßige Mahlzeiten und einen regelmäßigen Schlaf-Wach-Rhythmus achten.
- ▬ Spitzenbelastungen im Alltag mit kurzen Pausen und Reizabschirmungen begegnen.
- ▬ Regelmäßige Bewegung und Entspannung, um aufgebaute Anspannung abzubauen und ihr vorzubeugen.
- ▬ Üben „nein" zu sagen – sich nicht für alle Pflichten verantwortlich machen.
- ▬ Zu schnelle Wechsel von Anspannung zu Entspannung vermeiden. Z. B. Urlaub mit „Vorurlaub" planen.
- ▬ Es nach der Attacke ruhig angehen lassen. Ein energieraubendes Aufholen der „verlorenen" Zeit begünstigt nur die nächste Attacke.

- ▪ **Häufige Themen in der psychologischen Mitbehandlung von Patienten mit (chronischen) Spannungskopfschmerzen**

Spannungskopfschmerz-Patienten stehen häufig unter anhaltenden Belastungen, was zu einer erhöhten Muskelanspannung und gesteigerten Empfindlichkeit der Schmerzzentren im Gehirn führen kann. Risikofaktoren einer erhöhten Anspannung können u. a. eine verminderte Wahrnehmung eigener Stressreaktionen und Belastungen sein wie auch Schwierigkeiten, Gefühle auszudrücken. Die andauernden oder häufig wiederkehrenden Spannungskopfschmerzen führen im Vergleich zur Migräne zwar seltener zu kompletten Ausfallzeiten, der anhaltende Schmerzcharakter kann Betroffene jedoch zermürben. Das Risiko einer begleitenden depressiven Symptomatik ist v. a. bei von chronischen Spannungskopfschmerzen Betroffenen deutlich erhöht.

- ▪ **Tipps zur Selbsthilfe bei Spannungskopfschmerz**
- ▬ Regelmäßige Eigenübungen zum Abbau muskulärer Anspannung: z. B. Gesichtsmassage, Lockerungs- und Dehnungsübungen für Schulter und Nacken.
- ▬ Dem Stress auf die Spur kommen und Belastungen aktiv angehen.
- ▬ Regelmäßige Bewegung und Entspannung, um aufgebaute Anspannung abzubauen und ihr vorzubeugen.
- ▬ Für positiven Ausgleich sorgen.

- ▪ **Häufige Themen in der psychologischen Mitbehandlung von Patienten mit Kopfschmerzen durch Medikamentenübergebrauch**

Ein Medikamentenübergebrauch entwickelt sich häufig aus einem Teufelskreis von hoher Beanspruchung, Kopfschmerzzunahme, erlebter Hilflosigkeit und dem Druck, weiter im Alltag zu funktionieren. Neben der Einleitung der notwendigen Medikamentenpause und Etablierung einer medikamentösen und nichtmedikamentösen vorbeugenden Behandlung kann eine psychologische Mitbehandlung zur Rückfallprophylaxe sinnvoll sein. In dieser können individuelle Risikofaktoren (z. B. Überforderungssituationen, hohe Eigenansprüche/Zwang zu funktionieren, Angst vor den Schmerzen und/oder Funktionseinbußen, ritualisiertes Einnahmeverhalten) behandelt, konkrete Möglichkeiten eines „Einsparens" von Medikamenten herausgearbeitet und das eigene Vertrauen in nichtmedikamentöse Schmerzbewältigungsstrategien gestärkt werden.

Übrigens

Werden Schmerzmedikamente an mehr als 10 Tagen im Monat eingenommen, können auch sie Kopfschmerzen hervorrufen.

2.3 Nervenschmerz

Roman Rolke

Nervenschmerzen werden fachsprachlich auch als neuropathische Schmerzen bezeichnet. Sie entstehen als direkte Folge einer Schädigung von „Gefühlsfasern" des Nervensystems. In diesem Punkt unterscheiden sich neuropathische Schmerzen grundsätzlich von allen anderen Schmerzen, zum Beispiel Rücken-, Kopf- oder Tumorschmerzen. Anders als beim „normalen" Schmerzerleben entstehen die Schmerzimpulse in der Regel nicht mehr im Bereich der Nervenendigungen von Schmerzfasern in den Geweben des Körpers. Verantwortlich ist beim Nervenschmerz eine Aktivierung im Verlauf der Schmerzbahn, die vom Bereich der Nervenschädigung aus bis zum Gehirn reicht. Für den Nachweis neuropathischer Schmerzen ist es wichtig, Verteilungsmuster, Stärke und Qualität der Schmerzen zu erheben, also beispielsweise ihren brennenden (häufig), bohrenden, einschießenden oder stechenden Charakter. Die Beschwerden treten oft in Ruhe auf und können oft auch durch leichte Berührungsreize ausgelöst werden. So kann eine leichte Berührung der Haut zu Schmerzen führen, die normalerweise keine Schmerzempfindung auslöst. Diese Art von Schmerzen nach leichter Berührung wird auch als Allodynie bezeichnet. Zudem weisen Betroffene häufig eine verstärkte Schmerzempfindlichkeit nach anderen schmerzauslösenden Reizen auf, die als Hyperalgesie beschrieben wird.

Eine schmerzhafte Nervenschädigung, d. h., ein neuropathischer Schmerz, ist immer dann anzunehmen, wenn die Schmerzausbreitung und eine begleitende Gefühlsstörung (Taubheitsgefühl) dem Versorgungsgebiet eines Gefühlsnervs (sensorischen Nervs) im Gewebe entsprechen. Gleiches gilt, wenn sich das Muster der Schmerzausbreitung mit dem Versorgungsgebiet einer geschädigten Nervenwurzel, eines Rückenmarkabschnittes oder Gehirnbereiches deckt (s. auch Neuropathischer Schmerz: Formen).

Neuropathischer Schmerz: Formen
- Postzosterische Neuralgie
- Posttraumatische Neuralgie
- Trigeminusneuralgie
- Polyneuropathie
- HIV-Neuropathie
- Phantomschmerz
- Zentral neuropathischer Schmerz nach Schlaganfall
- Zentral neuropathischer Schmerz nach Rückenmarkschädigung
- Zentral neuropathischer Schmerz bei Multipler Sklerose
- CRPS (komplexes regionales Schmerzsyndrom, früher auch als Morbus Sudeck bezeichnet)

❯ **Neuropathischer Schmerz unterscheidet sich grundsätzlich von allen anderen Schmerzen wie Rücken-, Kopf- oder Tumorschmerzen, denn er ist direkte Folge einer Schädigung von „Gefühlsfasern" des Nervensystems mit nachfolgender Aktivierung der Schmerzbahn.**

Ein relativ häufiges Beispiel hierfür ist ein Bandscheibenvorfall (Prolaps), bei dem eine Bandscheibe auf eine Nervenwurzel drückt (◘ Abb. 2.6). Am häufigsten ist dabei die fünfte Nervenwurzel im Lendenbereich betroffen. Dies kann zu einem Taubheitsgefühl und einer Schmerzausstrahlung außen seitlich am Bein entlang über den Vorderfuß zur Großzehe hin führen. Bei einer starken Ausprägung des Bandscheibenvorfalls können zudem

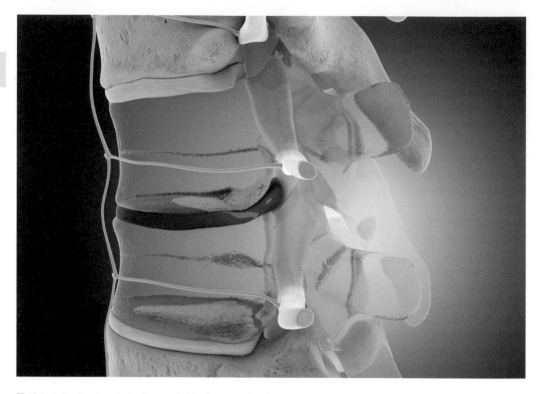

Abb. 2.6   Der Bandscheibenvorfall (rot) ist eine häufige Ursache neuropathischer Schmerzen. (© Sebastian Schreiter, Springer-Verlag)

zugehörige Muskeln gelähmt sein, sodass der Fuß schlechter angehoben werden kann.

■ **Diagnostische Abklärung**

Die Diagnose „neuropathischer Schmerz" kann mit umso größerer Sicherheit gestellt werden, je mehr übereinstimmende Hinweise auf eine Nervenschädigung im Rahmen der Untersuchung und Befragung des Patienten gefunden werden. Die diagnostische Abklärung sollte eine körperliche und klinisch-neurologische Untersuchung mit Prüfung der Hautempfindlichkeit, Reflexe und Muskelkraft beinhalten. Sie kann durch eine Schmerzzeichnung, Schmerzfragebögen und weitere Spezialtests ergänzt werden. Zu diesen Tests für die Funktion von Nervenfasern verschiedener Gewebe gehören beispielsweise:

- QST = quantitative sensorische Testung zur Prüfung der Hautempfindlichkeit (► Abschn. 4.4)
- Neurographie = Bestimmung der Nervenleitgeschwindigkeit
- SEP = somatosensibel evozierte Potenziale zur Prüfung der gesamten Gefühlsbahn von der Haut über das Rückenmark bis ins Gehirn.

Oft werden darüber hinaus moderne bildgebende Verfahren eingesetzt, zum Beispiel die Computertomografie (CT) oder die Magnetresonanztomografie (MRT, auch als Kernspintomografie bezeichnet). Sie können eine Nervenschädigung direkt sichtbar machen. Ein Beispiel hierfür ist eine MRT der Lendenwirbelsäule, die zeigt, dass ein Bandscheibenvorfall eine Nervenwurzel bedrängt.

■ **Mögliche Auslöser der Nerven-schädigung**

Neuropathische Schmerzen können aufgrund unterschiedlicher Formen einer Nervenschädigung auftreten. Der Bandscheibenvorfall ist ein häufiger Auslöser. Eine andere Form der Nervenschädigung liegt bei der sogenannten Polyneuropathie vor. Das Wort „Polyneuropathie" bedeutet „Erkrankung vieler Nerven" – beispielsweise im Rahmen einer Zuckerkrankheit (Diabetes mellitus) – und kann zu einem Brennschmerz der Füße führen. Hier hat der dauerhaft erhöhte Blutzuckerspiegel die feinen Nervenendigungen geschädigt. Eine andere Form der Nervenschädigung liegt bei einer schmerzhaften Gürtelrose (Herpes zoster) vor. Hier entstehen die neuropathischen Schmerzen im Bereich kleiner Nerven in der Haut, deren Schädigung als Folge einer Nervenentzündung durch das Varizella-Zoster-Virus hervorgerufen wird. Dieses Virus kann nach einer Windpockeninfektion im Kindesalter dauerhaft in den Nervenwurzeln von Rückenmark und Hirnnerven verbleiben. Durch Stress oder ein im Alter oder durch Krankheiten geschwächtes Immunsystem können diese Viren wieder aktiv werden und Wochen bzw. Monate nach dem Auftreten der Gürtelrose zu Nervenschmerzen führen.

Auch Nervenquetschungen oder Nervendurchtrennungen im Rahmen von Unfällen oder Operationen – z. B. des Trigeminus-Nervs im Gesicht bei zahnärztlichen Eingriffen – können Nervenschmerzen nach sich ziehen. Gleiches gilt für das bis heute nicht komplett verstandene Krankheitsbild des Phantomschmerzes, bei dem Schmerzen in Gliedmaßen gespürt werden, die durch eine Amputation entfernt wurden. Schließlich können Nervenschmerzen auch auftreten, wenn Nerven zusammengedrückt werden, was als Engpass-Syndrom bezeichnet

wird. Ein häufiges Beispiel ist das Karpaltunnel-Syndrom am Handgelenk. Es geht mit Nervenschmerzen und weiteren Ausfällen wie Taubheitsgefühl und Muskellähmung einher.

■ **Behandlungsmöglichkeiten**

Die Behandlung von Nervenschmerzen gestaltet sich oft schwierig, sofern keine Operation zur Entlastung des betroffenen Nervs möglich ist. Schmerzfreiheit kann nur in den seltensten Fällen erreicht werden. Daher sollen realistische Behandlungsziele vor Therapiebeginn gemeinsam mit dem Patienten besprochen werden. Als realistisch gelten gemäß der Leitlinie zur Therapie neuropathischer Schmerzen der Deutschen Schmerzgesellschaft:

– eine Schmerzminderung um >30–50 %
– eine Verbesserung der Schlafqualität
– eine Verbesserung der Lebensqualität
– der Erhalt der sozialen Aktivitäten und Beziehungen
– der Erhalt der Arbeitsfähigkeit

Die Therapie neuropathischer Schmerzen gründet sich vor allem auf eine für jeden einzelnen Menschen individuell abgestimmte Behandlung mit Medikamenten (▶ Abschn. 5.2.1). Sie soll die Beschwerden lindern, bis sich die geschädigten Nerven zumindest weitgehend erholt und neu aufgebaut haben. Es werden unterschiedliche Wirkprinzipien angewendet, darunter häufig die Kombinationsbehandlung mit verschiedenen Medikamenten, die den Nervenschmerz über unterschiedliche Wirkmechanismen lindern. Nicht-medikamentöse Verfahren (z. B. Nervenblockaden, Spritzenbehandlungen, elektrische Nervenreizung, ▶ Abschn. 5.2.2) können ergänzend oder in der Akuttherapie zur Überbrückung der Zeit bis zum Anschlagen der sonstigen Medikamente eingesetzt werden. Darüber hinaus können im Einzelfall, je nach Ausprägung der Beschwerden, physikalische Maßnahmen, Ergotherapie und Psychotherapie sinnvoll sein.

2.4 Phantomschmerz

Herta Flor

Unter Phantomschmerz versteht man Schmerzen in einem Körperteil, der nicht mehr vorhanden ist, meist infolge einer Amputation. Nach der Amputation spüren die allermeisten Betroffenen weiterhin die nicht mehr vorhandene Gliedmaße, beispielsweise ihre Länge, den Umfang, oft auch eine bestimmte Haltung. Gelegentlich wird über nicht-schmerzhafte Empfindungen wie Kribbeln, Berührungsempfindungen, Zucken berichtet. Etwa 60–80 % der Amputierten nehmen Schmerzen im amputierten Körperteil wahr. Über Phantomschmerz wird meistens nach Amputation von Gliedmaßen wie Armen oder Beinen berichtet; er kann aber auch nach einer Brustamputation oder Zahnentfernung auftreten. Darüber hinaus ist es nicht ungewöhnlich, dass durch Berührung an anderer Stelle im Körper Schmerzen im amputierten Körperteil ausgelöst werden, das Phantomglied in einer ungewöhnlichen Position wahrgenommen wird oder es in der Wahrnehmung verkürzt und zum Stumpf „hingewandert" erscheint. Wichtig ist die Unterscheidung von Phantomschmerz und Stumpfschmerzen bzw. nicht-schmerzhaften Stumpfempfindungen, die im noch vorhandenen Körperteil auftreten. Obwohl Phantomschmerzen und Stumpfschmerzen oft zusammen auftreten, haben sie dennoch unterschiedliche Ursachen.

> **Phantomschmerz und Stumpfschmerzen bzw. nicht-schmerzhafte Stumpfempfindungen im noch vorhandenen Körperteil können zwar zeitgleich auftreten, sind aber zwei verschiedene Schmerzarten, die auch unterschiedliche Ursachen haben.**

■ **Ursachen von Phantomschmerz**

Früher ging man davon aus, dass sich Amputierte den Phantomschmerz „einbilden". Schließlich war der Körperteil nicht mehr vorhanden. Wie sollten dann Schmerzen spürbar sein? Ein späterer Erklärungsversuch ging davon aus, dass Veränderungen im Stumpf, wie eine schlechte Vernarbung bzw. Störungen an Blutgefäßen und Nerven, oder aber an den Nerven, die zum Rückenmark ziehen, eine Rolle spielen. Obwohl diese Faktoren von Bedeutung sein können und untersucht werden sollten, geht man heute davon aus, dass Phantomschmerzen auf Veränderungen im Gehirn zurückzuführen sind.

Im sogenannten sensomotorischen Kortex (Teil der Gehirnrinde, der für das Fühlen verantwortlich ist), der inneren Landkarte des Körpers, auf der alle Körperregionen entsprechend ihrem sensorischen Input, also der Menge der gesendeten Empfindungsbotschaften, repräsentiert sind, ist der amputierte Körperteil bei Patienten mit Phantomschmerz weiter abgebildet. Es findet allerdings eine Umorganisation dieser auch als Tastrinde bezeichneten Gehirnregion statt, in der Berührungs- und Schmerzreize verarbeitet werden. Der Anteil der „sensorischen Landkarte", der vor der Amputation Nervenimpulse erhielt, bleibt nach dem Eingriff ohne Zustrom. Er bleibt jedoch nicht leer, sondern erhält nach der Amputation Impulse aus Nachbarregionen. Je größer diese Umorganisation, desto größer ist der Phantomschmerz. Auch Regionen im Gehirn, die eher mit der emotionalen Komponente von Schmerz zu tun haben, d. h. der Bewertung, wie unangenehm der Schmerz ist, können sich verändern. Diese Umorganisation im Gehirn ist besonders ausgeprägt, wenn im betroffenen Körperteil bereits vor der Amputation Schmerzen auftraten und eine Art zentrales Schmerzgedächtnis hinterlassen haben. Dann kann es nach der Amputation zum Verlust von den schmerzhemmenden Mechanismen und damit dem Auftreten früherer Schmerzen im Phantomglied kommen. Darüber hinaus können Stress oder eine depressive Stimmung die Wahrnehmung von Phantomschmerz negativ beeinflussen.

■ **Behandlung des Phantomschmerzes**

Wie andere neuropathische Schmerzsyndrome (Nervenschmerzen) spricht auch der Phantomschmerz auf Medikamente an, die die Funktion des Zentralnervensystems beeinflussen. Jedoch sind die Erfolge der medikamentösen Behandlung begrenzt. Positive Berichte gibt es zu Antidepressiva, Opioiden und zu Medikamenten, die die Erregbarkeit des Gehirns verändern. Gibt es Veränderungen am Stumpf, können Injektionen oder auch lokale Reizverfahren erfolgreich sein. Biofeedback kann über eine Beeinflussung der Temperatur und Durchblutung im Stumpfbereich hilfreich sein (▶ Abschn. 5.3.4).

Als negativ und sogar schädlich haben sich Versuche erwiesen, durch weitere Amputation den Schmerz auszuschalten. Dies wäre nur sinnvoll, wenn der Schmerz im Stumpfbereich selbst ausgelöst würde. Dies ist, wie oben beschrieben, aber nicht der Fall, sondern er entsteht erst im Gehirn.

Aufgrund der Befunde zur Umorganisation der Repräsentanz von Körperteilen in der Tastrinde des Gehirns von Patienten mit Phantomschmerz erscheint es sinnvoll, mit der Schmerztherapie genau hier anzusetzen, d. h. die Umorganisation im Gehirn rückgängig zu machen. Dies ist mit unterschiedlichen Verfahren möglich:

1. **myoelektrische Prothese:** Durch Tragen der Prothese wird die Hirnregion, die aufgrund der Amputation verändert wurde, wieder aktiviert. Die Funktion der verlorenen Gliedmaße wird zum Teil wiederhergestellt, das Gehirn erhält Reize, die negativen Umbauprozesse werden rückgängig gemacht.
2. **sensorisches Wahrnehmungstraining:** Dabei wird die Reizung des Stumpfes mit bewusster Wahrnehmung der Reize kombiniert, was sowohl den Schmerz als auch die Umbauprozesse günstig beeinflusst.
3. **Spiegeltraining** (◧ Abb. 2.7): Bewegt der Patient die noch vorhandene Gliedmaße vor dem Spiegel, wird dies durch die Reflexion als Bewegung der amputierten Gliedmaße wahrgenommen. Die Repräsentanz in der Tastrinde normalisiert sich; der Phantomschmerz verringert sich.
4. **Visualisierungen:** Vorstellungsübungen zu Bewegungen der Phantomgliedmaße führen zu ähnlichen Erfolgen.

Welche Therapieform in Einzelfall die geeignete ist, sollte in einer interdisziplinären Schmerzambulanz oder -klinik geklärt werden. Wo möglich ist eine optimale Prothesenversorgung der Ausgangspunkt für eine

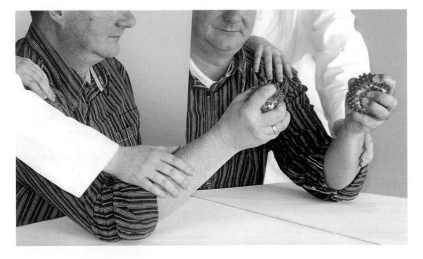

◧ **Abb. 2.7**   Durch das Spiegeltraining verringert sich der Phantomschmerz. (© Michaela Illian)

erfolgreiche Behandlung. Wichtig ist es darüber hinaus, eine positive Einstellung zur Amputation und den damit einhergehenden Körperveränderungen zu entwickeln. Denn dies fördert den Heilungsprozess und beeinflusst ihn auch langfristig positiv.

2.5 Tumorschmerz

Stefan Wirz

In Deutschland erkranken jedes Jahr mehr als 430.000 Männer und Frauen an Krebs. Circa ein Drittel von ihnen leidet bereits in einem frühen Erkrankungsstadium an Schmerzen, im weiteren Verlauf sind es bis zu 90 % der Patienten. Warum? Meist verursacht der wachsende Tumor selbst die Schmerzen (tumorbedingter Schmerz). Er reizt dadurch das umliegende Gewebe (Nozizeptorschmerz) und die Nerven. Mitunter kommt es aber auch durch den Krebs zu Komplikationen, wie beispielsweise zu Hautgeschwüren oder Pilzinfektionen, die zusätzlich Schmerzen verursachen. Sogar die Krebstherapie kann Ursache von Schmerzen sein. So ist es möglich, dass eine für viele Patienten notwendige Chemotherapie schmerzhafte Entzündungen und eine Schädigung von Nerven (neuropathischer Schmerz) hervorruft. Diese Schmerzen treten meist als starke Dauerschmerzen auf und können durch zusätzliche Schmerzattacken verstärkt werden.

Für einige Tumorarten ist zudem typisch, dass die Schmerzen sehr schnell sehr stark werden, weil sich Metastasen, also Tochtergeschwülste, im Knochen bilden. Charakteristisch ist dies vor allem für Prostata-, Brust-, Lungen- und Darmkrebs. Neben Krebsarten, die sich in den Knochen absiedeln ("metastasieren"), nimmt die Schmerzintensität auch bei bösartigen Tumoren, die schnell wachsen, besonders rasch zu. Der Grund: Das schnelle Wachstum verursacht eine Schwellung im umliegenden Gewebe, denn die Tumoren üben mechanischen Druck aus und lösen so einen Schmerzreiz aus. Zudem kann es durch den Druck auf umliegendes Gewebe zu schmerzhaften Entzündungen und Durchblutungsstörungen kommen, vor allem bei Bauchspeicheldrüsen- und Leberkrebs.

▪ Diagnostik
Der Arzt fragt den Patienten gezielt nach den spezifischen Symptomen, die es bei der jeweiligen Schmerzart gibt. Außerdem kann man bildgebende Verfahren einsetzen, wie Röntgen, Computertomografie (CT) oder Magnetresonanztomografie (MRT). Es empfiehlt sich, die Schmerzstärke über eine Skala zu bestimmen, bei der die Zahl „0" keinen Schmerz und die Zahl „10" den stärksten vorstellbaren Schmerz bedeutet. Damit kann man auch den Erfolg der Schmerztherapie beurteilen.

▪ Bedarfsgerechte Schmerztherapie: Stufenschema der WHO
Die Weltgesundheitsorganisation (WHO) empfiehlt bei Tumorschmerzen das sogenannte Stufenschema (◘ Abb. 2.8), das in der Mehrzahl der Fälle erfolgreich ist. Dabei werden zunächst Schmerzmittel vom Typ der sogenannten Nicht-Opioid-Analgetika eingesetzt. Dazu zählen beispielsweise Wirkstoffe wie Metamizol, Ibuprofen oder Diclofenac.

Wenn diese Therapie nicht ausreichend ist, werden zusätzlich Opioide gegeben. Opioide ähneln den Endorphinen, also Botenstoffen, die der Körper bei einem Schmerzreiz selbst produziert. Sie entfalten ihre Wirkung im Gehirn und Rückenmark und sorgen dafür, dass Schmerzreize unterdrückt werden. Es gibt eine Vielzahl verschiedener Darreichungsformen, z. B. Tabletten, Kapseln oder Pflaster (transdermale Anwendung). Der Begriff „retardiertes Opioid" bei Tabletten und Kapseln bedeutet, dass der Wirkstoff im Körper über einen verlängerten Zeitraum abgegeben wird. Damit wird eine längere Schmerzlinderung erreicht.

Stark wirksame Opioide sind im Gegensatz zu frei verkäuflichen Schmerzmedikamenten auch bei längerfristiger Einnahme nicht schädlich für die inneren Organe und verursachen

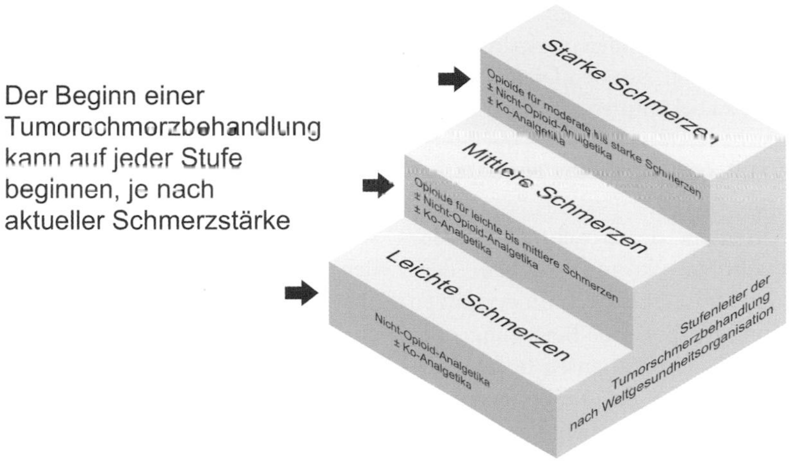

Der Beginn einer Tumorschmerzbehandlung kann auf jeder Stufe beginnen, je nach aktueller Schmerzstärke

Starke Schmerzen
Opioide für moderate bis starke Schmerzen
± Nicht-Opioid-Analgetika
± Ko-Analgetika

Mittlere Schmerzen
Opioide für leichte bis mittlere Schmerzen
± Nicht-Opioid-Analgetika
± Ko-Analgetika

Leichte Schmerzen
Nicht-Opioid-Analgetika
± Ko-Analgetika

Stufenleiter der Tumorschmerzbehandlung nach Weltgesundheitsorganisation

◘ **Abb. 2.8** Stufenschema der WHO. (angepasst von WHO 2019)

keine gefährlichen Magen-Darm-Blutungen. Sie haben andere Nebenwirkungen. So können in der Anfangszeit Übelkeit und Schwindel auftreten, die meist nach wenigen Tagen wieder nachlassen bzw. durch Gabe entsprechender Medikamente gut behandelt werden können. Bei älteren Patienten kann es aber zu Stürzen kommen. Eine meist dauerhafte Nebenwirkung der Opioid-Therapie ist die Verstopfung (Obstipation). Das macht die gleichzeitige und auch dauerhafte Gabe von Abführmitteln erforderlich. Beim Sonderfall Nervenschmerzen im Zusammenhang mit einem Tumor kommen die bei anderen neuropathischen Schmerzen eingesetzten Medikamente zum Einsatz (▸ Abschn. 5.2.1).

Für Patienten, deren Tumorschmerzen mit den Medikamenten des Stufenschemas nicht ausreichend beherrscht werden können, stehen minimalinvasive Verfahren zur Verfügung, die allgemein als „Spritzentechniken" bezeichnet werden. Es ist sinnvoll, sich an einen Schmerztherapeuten mit entsprechender Erfahrung zu wenden, um sich beraten zu lassen, ob eine solche Therapie infrage kommt.

■ **Richtige Einnahme der Schmerzmedikamente**

Bei Tumorschmerzen ist es wichtig, die Medikamente nach einem festen Zeitschema

(„nach der Uhr") einzunehmen, wobei die Wahl des Einnahmezeitpunkts sich nach den individuellen Bedürfnissen der Patienten richten sollte. So können zum Beispiel Patienten, die morgens schmerzbedingt schlecht aus dem Bett kommen, ein verzögert wirksames Opioid eine halbe Stunde vor dem Aufstehen nehmen und zwölf Stunden später die Abenddosis. Die Einnahme „nach der Uhr" ist wichtig, weil möglichst durchgehend für Schmerzfreiheit/Schmerzlinderung gesorgt werden soll. Die Angewohnheit, ein Schmerzmedikament einzunehmen, wenn die Beschwerden unerträglich geworden sind, ist im Fall von Tumorschmerzen nicht sinnvoll.

■ **Machen Opioide süchtig?**

Bei richtiger Anwendung nicht. Dennoch haben Patienten oft Angst vor Gewöhnung – und sparen lieber an der Dosis. Eine gute Schmerztherapie fördert aber die Lebensqualität und unterstützt so die Krebstherapie. Zudem gibt es heute genügend Schmerztherapeuten, die die Einstellung und Dosisanpassung von Opioiden fachkundig begleiten. Grundsätzlich gilt: Die Dosis der Opioide muss genau entsprechend der Schmerzstärke ausgelotet werden. Dosisobergrenzen gibt es in der Regel nicht. Dennoch kann es zu einem steigenden Opioidbedarf im

Erkrankungsverlauf kommen. Es sollten möglichst über mehrere Stunden wirksame Tabletten gegeben werden, um den Dauerschmerz auch dauerhaft zu bekämpfen.

- ■ **Schmerzspitzen – ein unabwendbares Übel?**

Bei Krebspatienten, deren Schmerzen sehr schnell zunehmen, können neben dem Dauerschmerz zusätzliche Schmerzspitzen auftreten, zum Beispiel bei Bewegung oder beim Husten. Manche Patienten leiden auch ohne äußeren Anlass an diesen Schmerzspitzen. Für dieses Phänomen hat sich der Begriff „Durchbruchschmerz" eingebürgert. Dabei kommt es zu einer raschen Zunahme („Durchbruch") der Schmerzstärke aus einem niedrigen Ruheschmerz heraus – trotz Einstellung auf eine medikamentöse Schmerzbehandlung. Zur Behandlung von Durchbruchschmerzen stehen neue Entwicklungen schnell anflutender Opioide zur Verfügung. Wichtig ist, dass Tumorschmerzpatienten neben der „Dauermedikation" mit einem Verzögerungs-Opioid bei Schmerzspitzen zusätzlich eine Bedarfsmedikation mit einem schnell den Wirkstoff freisetzenden Präparat verschrieben bekommen.

- ■ **Kann Tumorschmerz auch nach Heilung eines Tumors fortbestehen?**

Glücklicherweise können heutzutage bei einer Vielzahl von Menschen Tumore geheilt werden. Die Tumorverfahren bestehen z. B. in einer Chemotherapie, in einer Bestrahlung oder in einer Operation. Natürlich sind diese Verfahren für die Heilung absolut notwendig. In einigen Fällen kommt es zu langdauernden Schmerzen nach einer solchen Behandlung, manchmal sogar erst nach Wochen. Sprechen Sie mit einem Schmerzmediziner darüber, denn häufig handelt es sich dabei um Nervenschmerzen, gegen die bestimmte Medikamente eingesetzt werden können.

2.6 Magen-Darm-Schmerz

Frauke Musial

Von Magen- und Darmschmerzen, die manchmal auch unter dem Oberbegriff „viszerale Schmerzen" zusammengefasst werden, sind viele Menschen betroffen. Die häufigste der sogenannten chronisch-funktionellen Darmerkrankungen, bei denen Schmerzen ein Hauptsymptom darstellen, ist das „Reizdarmsyndrom". Daneben werden auch der nicht vom Herzen kommende Brustschmerz (sog. nichtkardialer Thoraxschmerz) und der Reizmagen (sog. funktionelle Dyspepsie) zu den funktionellen Darmerkrankungen gezählt. Die für diese Krankheitsbilder typischen Schmerzen in der Magengegend bzw. dem Unterbauch gehen häufig mit weiteren Beschwerden einher. Beim Reizmagen sind dies Sodbrennen und Übelkeit, beim Reizdarm vermehrte Gasbildung im Darm, Durchfall (Diarrhö) und/oder Verstopfung (Obstipation). Viele Menschen mit Reizdarmsyndrom leiden auch unter einem Reizmagen.

Die Diagnose eines funktionellen Magen-Darm-Syndroms darf nur gestellt werden, wenn die wichtigsten Erkrankungen, auf denen die Schmerzsymptomatik beruhen könnte, ausgeschlossen wurden. Dazu zählen unter anderem chronisch-entzündliche Darmerkrankungen, Nahrungsmittelunverträglichkeiten wie Laktoseintoleranz oder Glutenunverträglichkeit und Krebserkrankungen. In der Regel reicht eine einmalige, gründliche diagnostische Abklärung zum sicheren Ausschluss dieser Erkrankungen aus; die zum Teil eingreifenden (invasiven) Untersuchungen, wie z. B. Magen-Darm-Spiegelungen, müssen also nicht regelmäßig wiederholt werden. Nur wenn sich langjährige Beschwerden plötzlich verändern, also ein Patient, der immer unter Durchfällen gelitten hat, plötzlich zu Verstopfung neigt, sollte er sich erneut gründlich ärztlich untersuchen lassen.

Ursachen für Magen-Darm-Schmerz

Die Ursachen und Umstände, die zur Entstehung und Aufrechterhaltung mit Schmerzen verbundener funktioneller Darmerkrankungen führen, sind weiterhin nicht genau geklärt und höchstwahrscheinlich vielfältig. Aus heutiger Sicht scheinen eine ganze Reihe körperlicher und psychosozialer Einflüsse sowie Lernfaktoren beteiligt zu sein. Für einen Teil der Reizdarmpatienten wird angenommen, dass es infolge einer Magen-Darm-Infektion in der Vorgeschichte zu einer zwar geringfügigen, aber dauerhaften Veränderung der neuro-immunen (am Übergang zwischen Nerven- und Immunsystem) Schutzfaktoren der Darmwand gekommen ist. Dies scheint wiederum dazu zu führen, dass „innere Ereignisse", wie beispielsweise Darmeigenbewegungen (Kontraktionen oder Motilität) verstärkt und als unangenehm bzw. schmerzhaft wahrgenommen werden.

Übrigens

Patienten mit Magen-Darm-Schmerz weisen eine Verschiebung der Schmerzschwelle, eine sogenannte Hypersensibilität, für Vorgänge im Magen-Darm-Trakt auf, nicht aber für Gewebe außerhalb dieser Körperregion.

Stress und emotionale Belastungen können diese Symptome verstärken – ein Phänomen, das selbst Nicht-Betroffenen aus Phasen des Prüfungsstresses bekannt ist. Nicht umsonst heißt es im Volksmund „Etwas ist mir auf den Magen geschlagen" oder „Jemand hat sich vor Angst in die Hose gemacht".

Charakteristisch für Reizdarmpatienten und allgemein für Patienten mit funktioneller Darmerkrankung ist eine Verschiebung der Schmerzschwelle im Magen-Darm-Bereich, eine sogenannte Hypersensibilität, also eine besondere Empfindlichkeit für Vorgänge im Verdauungstrakt. Diese besondere Schmerzempfindlichkeit für Dehnungsreize bezieht sich nur auf den Verdauungstrakt und gilt nicht generell, wie Studien zeigen konnten. Diese Studien geben zudem Hinweise darauf, dass die „innere" Schmerzverarbeitung bei Patienten mit funktionellen Magen-Darm-Erkrankungen verändert ist.

Behandlungsmöglichkeiten

Chronische Magen-Darm-Schmerzen sind, insbesondere wenn der Entstehungsgrund nicht eindeutig geklärt ist, schwierig zu behandeln. Für den Patienten heißt dies, dass immer ein sehr individueller Weg zur Linderung der Beschwerden gesucht werden muss – mit dem entsprechenden Zeitaufwand. Dies kann aufgrund der ausgesprochen einschränkenden und belastenden Beschwerden unangenehm sein. Glücklicherweise drohen aber weder ein lebensbedrohlicher Verlauf noch bleibende Behinderungen.

Neben der an den Beschwerden orientierten medikamentösen Behandlung sowie einer diätetischen Beratung, kann eine begleitende Therapie im Sinne von Verfahren zur Entspannung und Stressbewältigung sinnvoll sein, wenn Stress und Belastungen die Symptome verschlimmern. Nützt auch dies nicht, sodass die Krankheit einen sehr großen Raum im Leben der Betroffenen und ihrer Angehörigen einnimmt – häufige Krankschreibungen, subjektiv empfundene Einschränkungen in der Partnerschaft oder Sexualität etc., dann können schmerzpsychotherapeutische Ansätze wie Verhaltenstherapie, psychodynamische Kurzzeittherapie oder darmfokussierte Hypnose hilfreich sein (▶ Abschn. 5.3).

Durch diese Maßnahmen kann erreicht werden, dass die meisten Betroffenen zwar phasenweise sehr unter den Schmerzen und Beschwerden leiden – mit entsprechender Einschränkung der Lebensqualität in diesen Phasen –, dass aber viele Patienten, sobald sie mit der Diagnose „funktionelle Darmerkrankungen" vertrauter werden, die Situation gut meistern. Viele Betroffene lernen durch Selbstbeobachtung einen guten Umgang mit ihrer Erkrankung, z. B. indem sie lernen, welche Nahrungsmittel Beschwerden begünstigen.

2.7 Fibromyalgie-Syndrom

Martin von Wachter

Chronische Schmerzen in mehreren Körperregionen, oft Rücken, Armen und Beinen, sind häufig. Die Diagnose „Fibromyalgie-Syndrom" wird aber erst gestellt, wenn neben den ausgedehnten Schmerzen der rechten und linken Körperseite sowie des Ober- und

Unterkörpers weitere Symptome hinzukommen. Dies sind ein Steifigkeits- oder Schwellungsgefühl der Hände, der Füße oder im Gesicht, Müdigkeit, Erschöpfung, Konzentrations- und Schlafstörungen. Alle Symptome müssen über einen Zeitraum von mindestens drei Monaten vorliegen. Häufig besteht zusätzlich eine Überempfindlichkeit für Schmerzreize, manchmal auch für Geräusche, Gerüche oder Medikamente. Früher wurde die erhöhte Schmerzempfindlichkeit über Druckpunkte, sogenannte Tender Points (◘ Abb. 2.9), überprüft. Heute ist das Erfassen dieser Schmerzpunkte für die Diagnosestellung nicht mehr zwingend erforderlich.

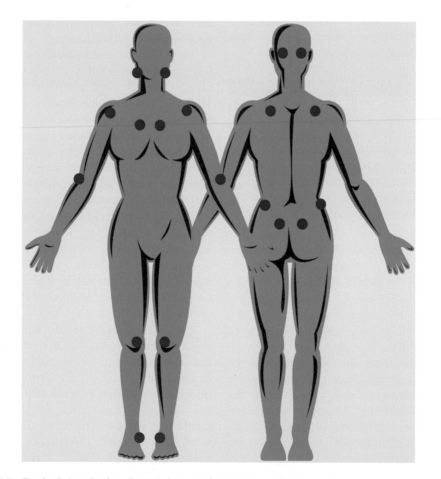

◘ **Abb. 2.9** Tender Points: Punkte, die typischerweise bei Patienten mit Fibromyalgie-Syndrom schmerzhaft sind

■ **Unklare Ursache**

Der Begriff „Fibromyalgie" bedeutet wörtlich übersetzt „Faser-Muskel-Schmerz". Die Ursache des Fibromyalgie-Syndroms ist nach wie vor ungeklärt. Man weiß nur so viel: Es handelt sich nicht um eine entzündlich-rheumatische Erkrankung. Und: Auch wenn die Schmerzen in den Muskeln empfunden werden, ist das Fibromyalgie-Syndrom keine Erkrankung der Muskeln und Gelenke. Entsprechend zeigen sich auch weder Veränderungen in den üblichen Laboruntersuchungen noch Auffälligkeiten im Röntgenbild. Man spricht heute von einem „Syndrom", weil zwar ein typisches Beschwerdebild, aber kein eindeutig definiertes Krankheitsbild vorliegt.

Als Ursache wird heute unter anderem eine funktionelle Störung der Schmerzverarbeitung im Gehirn diskutiert. „Funktionell" bedeutet in diesem Zusammenhang, dass zwar typische Beschwerden vorhanden und diese nicht eingebildet sind. Dennoch ist die Funktion der Schmerzverarbeitung verändert, und zwar auch die Schmerzhemmung vom Gehirn hinunter zum Rückenmark; sie ist vermindert. Dies resultiert zusammengenommen in einer erhöhten Schmerzempfindlichkeit und Ausbreitung der Schmerzen.

Fibromyalgie-Patienten zeigen im Vergleich zu Gesunden eine stärkere Aktivierung der Schmerzzentren im Gehirn, wenn sie einen gleich starken, leicht schmerzhaften Testreiz erhalten. Sie reagieren also verstärkt auf Schmerzreize, was als Hyperalgesie bezeichnet wird. Darüber hinaus haben Fibromyalgie-Patienten eine niedrigere Schmerzschwelle, sodass normalerweise nicht schmerzhafte Reize als schmerzhaft empfunden werden – ein Phänomen, das Allodynie genannt wird.

Inzwischen weiß man, dass sozialer Stress und frühere reale Schmerzerfahrungen eine Rolle in der Schmerzentstehung spielen können. Als Risikofaktoren für die Entwicklung eines Fibromyalgie-Syndroms gelten körperliche Faktoren wie rheumatische Erkrankungen, Lebensstilfaktoren wie Rauchen, Übergewicht oder mangelnde körperliche Aktivität und psychische Faktoren wie Misshandlung in Kindheit sowie sexuelle Gewalt im Erwachsenenalter. Fibromyalgie-Patienten leiden sehr häufig (40–80 %) zusätzlich an psychischen Erkrankungen wie einer Angststörung oder Depression; diese sollten mitbehandelt werden. Das Fibromyalgie-Syndrom führt weder zur Invalidität (z. B. Rollstuhlpflichtigkeit), noch ist die Lebenserwartung herabgesetzt.

❯ Beim Fibromyalgie-Syndrom handelt es sich weder um eine entzündlich-rheumatische Erkrankung noch um eine Erkrankung der Muskeln und Gelenke. Vermutlich steckt eine funktionelle Störung der Schmerzverarbeitung im Gehirn dahinter.

■ **Behandlungsmöglichkeiten**

In der Behandlung des Fibromyalgie-Syndroms haben sich vor allem ein individuell angepasstes Ausdauertraining und eine begleitende Psychotherapie als wirksam erwiesen. Medikamente werden nur unterstützend für eine begrenzte Zeit eingesetzt. So können beispielsweise bei einem Teil der Patienten bestimmte Antidepressiva dazu beitragen, eine gewisse innere Distanz gegenüber dem Schmerz zu entwickeln und dadurch den Schmerz nicht mehr so intensiv zu empfinden. In der Therapie geht es meist nicht um Schmerzfreiheit, sondern um den Abbau von Vermeidungsverhalten und den Aufbau körperlicher und sozialer Aktivität. Es hat sich gezeigt, dass die Festlegung von kleinen und realistischen Therapiezielen dazu beiträgt, die Hilflosigkeit, in der viele Betroffene gefangen sind, zu überwinden. Grundsätzliches Ziel ist es, je nach dem Möglichkeiten des Betroffenen, durch eigene Aktivitäten, wie ein den eigenen Fähigkeiten angepasstes Ausdauertraining, Trocken- oder Wassergymnastik, Funktionstraining, meditative Bewegungstherapie oder Schmerzbewältigungstraining, die Beschwerden zu lindern.

Voraussetzung hierfür ist es zunächst, die eigenen Belastungsgrenzen zu erkennen und zu akzeptieren. Im nächsten Schritt geht es in der Psychotherapie darum, den bestehenden Spielraum zu nutzen und später schrittweise zu erweitern sowie die eigenen Stärken und Kraftquellen wiederzuentdecken.

Zum Innehalten
Bestimmt der Schmerz das ganze Leben, ist es nicht einfach, den Blick auf eigene Kraftquellen zu lenken, deshalb aber umso wichtiger.

Bei schweren Verläufen eines Fibromyalgie-Syndroms haben sich sogenannte multimodale Behandlungsprogramme bewährt, bei denen aufeinander abgestimmte medikamentöse, physiotherapeutische und psychologische Verfahren eingesetzt werden.

2.8 Somatoforme Schmerzstörung

Martin von Wachter

Die „anhaltende somatoforme Schmerzstörung“ ist durch andauernde quälende Schmerzen über mehrere Monate gekennzeichnet, für die keine körperliche Ursache gefunden werden kann, welche die Beschwerden erklären würde. Die Schmerzen bestehen nur in einer Körperregion oder gleichzeitig in mehreren Regionen, wie Kopf, Rücken, Schulter, Arm, Brust, Bauch oder Unterleib. Meistens werden die Schmerzen von einer Erschöpfung begleitet; es kommen aber auch Schwindelgefühle, Magen-Darm-Beschwerden, Schwitzen, Unruhe oder Herzrasen vor. Ärzte nennen dies auch „psychovegetative“ Begleiterscheinungen (◘ Abb. 2.10).

Betroffene machen häufig eine wahre Arzt-Odyssee durch. Sie werden von einem Facharzt nach dem anderen untersucht, machen sich Hoffnungen, dass endlich eine körperliche Ursache gefunden wird, und werden wieder enttäuscht: „Sie haben nichts.“ Nach oft jahrelangen organischen Untersuchungen ist es für die Betroffenen dann schwer, sich eine psychische Ursache ihrer Beschwerden vorzustellen. Sie sind in der Regel hilfloser als chronisch Schmerzkranke mit organischen Veränderungen wie Rheuma oder Krebs, da sie ihre Schmerzen nicht zuordnen können bzw. nicht verstehen. Auch wenn sich bei der somatoformen Schmerzstörung keine auffälligen Befunde, Laborveränderungen und/oder Auffälligkeiten im Röntgenbild finden, gibt es keinen Zweifel daran, dass die Schmerzen echt und nicht eingebildet sind.

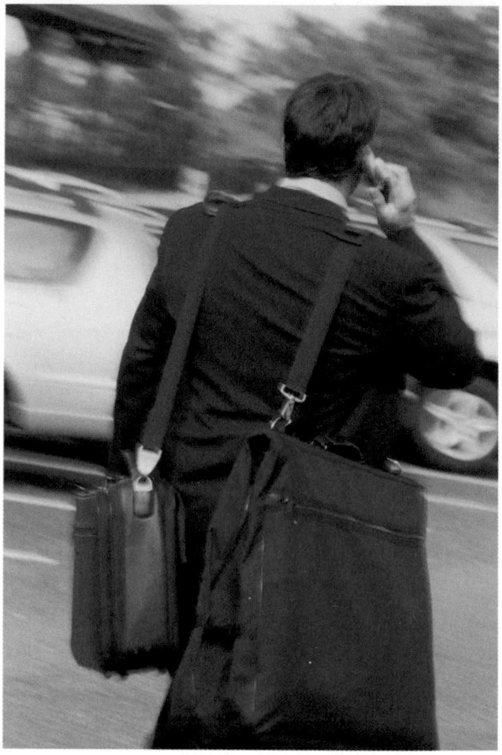

◘ **Abb. 2.10** Menschen mit somatoformer Schmerzstörung sind stress- und schmerzempfindlicher als andere Menschen. (© comstock/Getty Images)

▪ Ursachen: Seelenschmerz macht Körperschmerz

Ursache der im Rahmen einer somatoformen Schmerzstörung erlebten Schmerzempfindungen sind keine körperlichen

Störungen. Den Hintergrund dieser Schmerzerkrankung bildet vielmehr eine Störung der Schmerz- und Stressverarbeitung: Betroffene sind stress- und schmerzempfindlicher als andere Menschen. Psychischen Einflüssen kommt für den Beginn und die Aufrechterhaltung der Erkrankung eine wichtige Rolle zu. Das wird verständlich, wenn man weiß, dass das Schmerzempfinden u. a. in einem Gebiet des Gehirns entsteht, das auch Sitz der Gefühle ist. Körperschmerz und Seelenschmerz sind daher eng miteinander verwoben. So kommt es zu einer Verknüpfung von Schmerz und negativen Gefühlen, die durch Ausgrenzung, Mangelsituationen oder Verlusterfahrungen früh im Leben hervorgerufen werden. Sozialer Stress in der Ursprungsfamilie oder frühe reale Schmerzerlebnisse, beispielsweise durch Alkoholismus, chronische Krankheit oder Scheidung der Eltern oder durch körperliche Misshandlung und emotionale Vernachlässigung, können eine Rolle spielen.

> **Wichtig**
> Durch die enge Verknüpfung sozialer und körperlicher Stress-Schmerzsysteme auf neurobiologischer Ebene wird Ausgrenzung, wie beispielsweise Mobbing am Arbeitsplatz, nicht nur subjektiv als schmerzhaft erlebt, sondern führt wie körperlicher Schmerz zu einer Aktivierung der Schmerzareale im Gehirn.

Diese Zusammenhänge lassen sich durch Durchblutungsmessungen im Gehirn sichtbar machen. Simuliert man z. B. durch ein Computerspiel, bei dem die Testperson plötzlich nicht mehr mitspielen darf, eine Ausgrenzungssituation, zeigt sich auch hier eine Aktivierung der Gehirnbereiche (neuronales Netzwerk), die bei körperlichem Schmerz aktiv sind.

Schmerzen und negative Gefühle können im späteren Leben durch körperliche oder psychosoziale Auslöser, wie beispielsweise häufige Konflikte, länger anhaltende Überforderungssituationen am Arbeitsplatz oder in der Familie oder Ausgrenzung in Form von Mobbing am Arbeitsplatz, wieder reaktiviert werden. Durch die enge Verknüpfung sozialer und körperlicher Stress-Schmerz-Systeme auf neurobiologischer Ebene wird die Ausgrenzung dann nicht nur subjektiv als schmerzhaft erlebt, sondern führt auch zu einer Aktivierung der Schmerzareale im Gehirn. Wahrscheinlich handelt es sich um ein gemeinsames Alarmsystem. Dieses Alarmsystem warnt mit den gleichen Mitteln nicht nur vor einem drohenden Verlust der sozialen Kontakte (z. B. Gruppenzugehörigkeit), sondern auch bei körperlicher Verletzung. Diese Verknüpfung hat sich wahrscheinlich in der Entwicklung des Menschen als soziales Lebewesen (Evolution) als überlebenswichtig bewährt. Auf der anderen Seite vermindern in der Regel positive Gefühle den Schmerz.

■ **Behandlung: Psychotherapie steht im Vordergrund**

In der Behandlung der anhaltenden somatoformen Schmerzstörung steht die Psychotherapie im Vordergrund. Ziel ist es, die Schmerzwahrnehmung zu verändern, zwischen Schmerz und Gefühlen unterscheiden zu lernen und den mit Schmerzen verbundenen Gefühlen einen Platz einzuräumen. Es wird versucht, andere Ausdrucksformen als den Schmerz für diese Gefühle zu finden. In der Therapie von Patienten mit somatoformen Schmerzstörungen kommt der Betrachtung der zwischenmenschlichen Beziehungen eine wichtige Rolle zu; das eigene Verhalten und die Erwartungen, die man an sich selbst und den Anderen stellt, werden reflektiert. Dies soll dazu beitragen, die eigenen Bedürfnisse und Wünsche im Rahmen der Psychotherapie (neu) zu entdecken und die Selbstfürsorge zu verbessern. Dann gelingt es eher, Überforderungssituationen zu erkennen und sich vor ihnen zu schützen. Häufig können im Verlauf der Therapie auch teils weit zurückliegende und immer noch belastende Ereignisse, Kränkungen, Enttäuschungen und Verluste angesprochen werden, wodurch Entlastung und Schmerzreduktion erfahren werden.

In der Behandlung der somatoformen Schmerzstörung geht es also weniger um Schmerzbewältigung oder „mit den Schmerzen leben" zu lernen, sondern um die psychotherapeutische Bearbeitung der zugrunde liegenden Konflikte oder andauernden Überforderungssituationen.

Auch Körper-, Musik- oder Kunsttherapie können begleitend eine wichtige Rolle spielen. Schmerzmittel bringen dagegen meist keine oder allenfalls eine kurzfristige Schmerzlinderung. In manchen Fällen können Antidepressiva dem Patienten helfen, eine gewisse Distanz gegenüber dem Schmerz aufzubauen.

2.9 Mund- und Gesichtsschmerz

Doreen Pfau und Charly Gaul

Schmerzen im Mund- und Gesichtsbereich können als Dauerschmerz oder in Attacken auftreten. Da es viele mögliche Ursachen gibt, ist eine sorgfältige Diagnostik (ärztliche Befragung und Untersuchung) die Voraussetzung einer erfolgreichen Therapie. Dabei können unterschiedliche ärztliche Fachgebiete beteiligt sein, wie Neurologie, Zahnheilkunde, Augenheilkunde und Hals-Nasen-Ohren-Heilkunde.

▪ Schmerz im Bereich der Mundhöhle

Häufig verursachen Schleimhautentzündungen akute Schmerzen. Hervorgerufen werden sie von oberflächlichen oder tiefen Zahnfleischentzündungen, Entzündungen beim Durchbruch von Weisheitszähnen sowie bakteriell oder durch Viren verursachten Erkrankungen des Zahnfleischs.

Natürlich können auch Zähne schmerzen: Sie reagieren empfindlich auf Temperatur- oder chemische Reize (z. B. Säure), wenn durch einen kariösen Defekt das Dentin (Zahnbein) oder bei freiliegenden Zahnhälsen das Wurzelzement freiliegt. Dies hängt damit zusammen, dass Fortsätze von Dentin-bildenden Zellen sich in Kanälen

befinden, die das Dentin durchziehen und mit Nervenfasern in Verbindung stehen, die Schmerzreize weiterleiten. Werden diese durch äußere Einflüsse wie beispielsweise Kälte gereizt, können Schmerzen verursacht werden.

Um verstehen zu können, warum die Ursache einiger seltener vorkommender Schmerzen im Bereich der Mundhöhle aus zahnärztlicher Sicht teilweise nur schwer erkannt werden könnte, sollen zunächst die häufigsten und typischen Schmerzursachen betrachtet werden:

▪▪ Zahnmarkentzündung (Pulpitis)

Schmerzen werden häufig durch eine Entzündung im Bereich des Nerven- und Gefäßgeflechts verursacht, das als Zahnmark (Pulpa) bezeichnet wird. Die häufigste Ursache hierfür ist eine Reizung durch eine nah an das Zahnmark heranreichende Karies (bakterielle Pulpitis). Auch Zahnmark-nahes Beschleifen eines Zahns beim Legen einer Füllung oder bei der Vorbereitung des Zahns für eine Krone können zu einer solchen Reizung führen.

> ❯ Schmerzen werden häufig durch eine Entzündung im Bereich des Zahnmarks hervorgerufen.

In einigen Fällen beginnt der Entzündungsprozess nicht durch eine Schädigung der Zahnhartsubstanz, sondern wird durch eine Stauchung des Zahns ausgelöst – etwa bei zu hohen Füllungen oder durch Zähneknirschen – und Pressen (Entzündung des Zahnmarks ohne Bakterien oder andere Erreger = abakterielle Pulpitis).

Jeder, der bereits eine Zahnmarkentzündung hatte, wird sich an den intensiven und ausstrahlenden Schmerz erinnern: ein Drücken, Klopfen und Pulsieren, das auch nachts auftritt. Auch ein Aufbissschmerz ist typisch. Am Anfang ist der Schmerz möglicherweise nicht genau einem Zahn, manchmal noch nicht einmal einem Kiefer zuzuordnen. Der zahnbezogene Entzündungsschmerz fällt besonders dadurch auf, dass der Entzündungsherd von nicht-dehnbaren Strukturen (Knochen, Zahn) umgeben ist. Da der Zahn infolge der Entzündung verstärkt durchblutet wird, sich die Entzündungssäfte aber nicht auf das angrenzende Gewebe ausdehnen können, entsteht im Zahn ein Druck, der den Schmerz zusätzlich verstärkt.

▪▪ Entzündung an der Wurzelspitze (apikale Parodontitis)

Hat der Zahnarzt die Ursache für die Pulpitis entfernt, bildet sich die Entzündung zurück (umkehrbare = reversible Zahnmarkentzündung) oder sie hält an und der Nerv stirbt ab (nicht umkehrbare = irreversible Zahnmarkentzündung). Verläuft die Entzündung langsam, kann der Nerv auch nahezu schmerzfrei und unbemerkt absterben. Es bildet sich dann jedoch später häufig ein Entzündungsherd im Knochen an der Wurzelspitze (= apikale Parodontitis). Zur Behandlung (Wurzelkanalbehandlung) wird der Kanal eröffnet, in dem sich im Zahn Blutgefäße und Nerven befinden, dann werden Reste des Nerven bzw. der Blutgefäße entfernt. Der Hohlraum wird mehrfach desinfiziert, erweitert und mit einer Füllung (Wurzelkanalfüllung) versehen, damit keine Bakterien eindringen können. Durch zurückgebliebene Bakterien kann sich an der Wurzelspitze ein neuer Entzündungsherd bilden, der wiederum Schmerzen verursacht.

> Zurückgebliebene Bakterien können eine erneute Entzündung verursachen und somit wieder Schmerzen hervorrufen.

▪▪ Ungewöhnlicher Zahnschmerz (atypische Odontalgie, persistierender dentoalveolärer Schmerz)

Ähnliche Beschwerden wie die Zahnmarkenzündung oder die Entzündung an der Wurzelspitze verursacht die eher selten auftretende sogenannte atypische Odontalgie (Phantom-Zahnschmerz). Der Patient empfindet diesen lang anhaltenden Nervenschmerz häufig an einem Zahn oder in einem Gebiet, wo ein Zahn gezogen wurde (Extraktionsareal).

Der Zahnarzt findet aber bei der Untersuchung und in Röntgenbildern keine mögliche Ursache. Häufig verstärkt sich der Schmerz bei kaltem Wetter. Als Ursache nimmt man eine Schädigung von Nervenfasern im betreffenden Zahn oder in umgebenden Geweben wie beispielsweise dem Kiefer an.

Während ein Schmerz durch eine Pulpitis oft schnell beseitigt werden kann, ist bei einem Nervenschmerz (atypische Odontalgie) eine ausgiebige Diagnostik wichtig. Eine vorschnelle weitere Wurzelbehandlung oder das Ziehen eines Zahns oder gar auch angrenzender Zähne wird den Nervenschmerz nicht bessern – sogar eine Verschlechterung ist möglich. Allerdings erfordert dies ein hohes Maß an Geduld für den Patienten im eigenen Interesse. Die interdisziplinäre Behandlung der atypischen Odontalgie ist ähnlich wie die des atypischen Gesichtsschmerzes.

▪▪ Syndrom der brennenden Zunge oder des brennenden Mundes (Burning-Mouth-Syndrom)

Unter den brennenden Schmerzen im Bereich des Mundes und der Zunge leiden überwiegend Frauen im höheren Lebensalter, der Leidensdruck ist sehr hoch. Die Ursache der Erkrankung ist letztlich nicht völlig geklärt und liegt möglicherweise in einer Schädigung dünner Nervenfasern, die die Zunge und den Mundbereich versorgen. Vitaminmangel und Veränderungen der Schleimhaut als Ursache sollten ausgeschlossen und ggf. behandelt werden. Die Behandlung des Zungenbrennens ist häufig schwierig.

▪ Schmerz im Bereich des Gesichtes
▪▪ Typischer und atypischer Gesichtsschmerz

Der „typische Gesichtsschmerz" schießt blitzartig elektrisierend wie ein Stromschlag im immer gleichen Bereich des Gesichtes ein, der „atypische Gesichtsschmerz" wird dagegen dumpf in der Tiefe wahrgenommen und ist dauerhaft vorhanden.

2

■ ■ Trigeminusneuralgie

Bei einer Trigeminusneuralgie kommt es zu plötzlich einschießenden, nur Sekunden andauernden, elektrisierenden Schmerzen in einem oder zwei benachbarten Ästen des Nervus trigeminus (Gesichtsnerv mit drei Endästen s. ◻ Abb. 2.11). Solche Attacken können spontan auftreten oder beim Kauen, Sprechen oder Zähneputzen ausgelöst werden – manchmal reicht auch bereits kalter Wind, der über die Wange streicht. Meistens lässt sich keine Ursache der Erkrankung aufdecken. Frauen sind häufiger betroffen als Männer. Die meisten Erkrankten sind im höheren Lebensalter, die Krankheit kann aber auch bei Kindern und jungen Erwachsenen auftreten. Insbesondere dann ist es jedoch wichtig, mit einer Kernspintomografie des Kopfes und einer neurologischen Untersuchung andere Ursachen einer Trigeminusneuralgie auszuschließen, beispielsweise eine Entzündung des Nerven im Austrittsbereich aus dem Hirnstamm, wie sie bei einer Multiplen Sklerose vorkommen kann.

> **Übrigens**
>
> Typisch für die Trigeminusneuralgie sind die blitzartig einschießenden Gesichtsschmerzen.

Eine Trigeminusneuralgie tritt häufiger im Winter als im Sommer auf und kann sich auch in kurzen Abständen wiederholen und wieder verschwinden. Häufigste Ursache ist ein

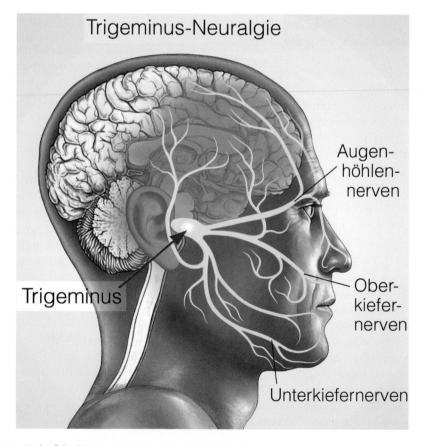

◻ **Abb. 2.11**   Verlauf der Trigeminusnerven. (© Henrie/stock.adobe.com)

im Bereich des Hirnstamms gelegenes Gefäß, das durch die sich ständig wiederholende Pulswelle des Blutstroms den Trigeminusnerv beim Austritt aus dem Hirnstamm reizt und schädigt (neurovaskuläre Kompression = Druckschädigung des Nerven durch den Gefäß-Nerven-Kontakt). Eine Entzündung im Bereich einer Zahnwurzel kann zu ähnlich elektrisierenden Schmerzen führen wie bei einer Trigeminusneuralgie. Deshalb sollte man sich zahnärztlich untersuchen und gegebenenfalls eine Röntgenaufnahme der Zähne anfertigen lassen, wenn die Trigeminusneuralgie im zweiten oder dritten Nervenast (im Ober- oder Unterkieferbereich) ausgeprägt ist.

Eine Trigeminusneuralgie wird in erster Linie mit Medikamenten, sogenannten Antikonvulsiva, behandelt. Diese, zur Behandlung der Epilepsie eingesetzten Arzneimittel vermindern die Nervenaktivität und „beruhigen" so den Schmerz. Auch einige weitere Arzneimittel können erfolgreich eingesetzt werden. Lässt sich auf diesem Wege keine Linderung erzielen, kann möglicherweise einer der folgenden operativen Eingriffe helfen:

- **Operation nach Jannetta:** Im Bereich des Gefäß-Nerven-Austritts aus dem Hirnstamm wird ein Teflonpolster zwischen Gefäß und Nerv eingelegt, um den Nerven zu schützen. Dieser Eingriff hat eine sehr gute Ansprechrate. Der Effekt tritt unmittelbar nach der Operation ein.
- **Thermokoagulation** (Erhitzung) oder Ballonkompression im Bereich des Nervenknotens (Ganglion trigeminale): Auch diese Verfahren sind gut wirksam. Häufig kommen die Beschwerden nach einigen Jahren aber wieder. Der Effekt tritt unmittelbar nach der Operation ein.
- **Gammaknifebehandlung (Bestrahlung)** des Nerven: Durch diese Behandlung wird häufig erst nach einigen Monaten ein Effekt erzielt, es wird jedoch keine Operation notwendig.

Alle Eingriffe haben gewisse Risiken (z. B. Entstehung einer Taubheit im Gesicht), und die Erfolgsaussichten hängen sehr von der Erfahrung des Operateurs ab.

■ ■ **Atypischer Gesichtsschmerz**

Ein Gesichtsschmerz, der nicht dem Nervenschmerz (Neuralgie) zugeordnet werden kann, wird als „atypisch" bezeichnet. Die Internationale Kopfschmerzgesellschaft wählte dafür die Bezeichnung „idiopathischer anhaltender Gesichtsschmerz", die sich jedoch noch nicht vollständig durchgesetzt hat. Das Wort „idiopathisch" bedeutet, dass die Ursache nicht bekannt ist.

Der atypische Gesichtsschmerz betrifft Frauen häufiger als Männer und überwiegend das mittlere und höhere Lebensalter. Die Schmerzen werden häufig im Gesicht im Bereich des Oberkiefers oder unterhalb des Auges empfunden. Typisch ist, dass sie sich oft nicht genau zuordnen lassen oder die Zuordnung wechselt. Es handelt sich meist um einen dumpfen, drückenden und in der Tiefe nicht genau einzugrenzenden Schmerz. In aller Regel ist das Berührungsempfinden im Gesicht ungestört. Gelegentlich besteht eine Überempfindlichkeit im betroffenen Schmerzbereich. Da der Schmerz in der Tiefe und dumpf lokalisiert ist, suchen die Betroffenen häufig Hals-Nasen-Ohren- und Zahnärzte auf. Nicht selten werden Zähne gezogen (Zahnextraktionen), zahnärztliche Restaurationsarbeiten oder HNO-ärztliche Eingriffen an den Nasennebenhöhlen durchgeführt. In aller Regel verschwinden die Schmerzen hierdurch aber nicht. Unter der irrtümlichen Annahme, dass sich eine Ursache der Beschwerden aufdecken und behandeln ließe, werden solche Behandlungen dann oftmals erfolglos wiederholt. Tatsächlich ist es jedoch so, dass in dieser Situation jeder weitere Eingriff zur Chronifizierung des Schmerzbildes und zur Ausbreitung der Beschwerden beitragen kann. Eine psychotherapeutische Mitbehandlung kann hier wichtig sein. Frustration über erfolglose Ursachensuche und fehlgeschlagene Behandlungen, die mit Schmerzen und Kosten einhergehen, führen häufig dazu, dass die Patienten ratlos, mutlos oder depressiv verstimmt werden. Psychische

Begleitbeeinträchtigungen wie Depressionen und Angststörungen sind beim atypischen Gesichtsschmerz genauso häufig anzutreffen wie bei anderen Schmerzerkrankungen.

> Beim Verdacht auf atypischen Gesichtsschmerz sollten keine operativen Eingriffe vorgenommen werden!

Wenn andere Erkrankungen sorgfältig ausgeschlossen wurden, sollte ein Patient mit atypischem Gesichtsschmerz oder atypischem Zahnschmerz (Odontalgie) zunächst darüber aufgeklärt werden, dass er unter einer Schmerzerkrankung leidet, die sich häufig auch wieder zurückbildet. Damit die Erkrankung nicht chronisch wird, sollten möglichst keine weiteren operativen Eingriffe durchgeführt werden. Zur Behandlung kann beispielsweise ein zur Schmerzbehandlung niedrig dosiertes trizyklisches Antidepressivum gegeben werden. Unterstützend können Massage, Kälte- oder Wärmeanwendungen im Gesicht sowie andere manuelle Verfahren hilfreich sein. Eine zusätzlich bestehende Depression oder Angststörung sollte gezielt medikamentös oder psychotherapeutisch behandelt werden. Sinnvoll ist die Kombination aus medikamentöser Therapie, Entspannungsverfahren (z. B. progressive Muskelrelaxation nach Jacobson) und Ausdauersport sowie eine gezielte psychotherapeutische Mitbetreuung bei hohen psychosozialen Belastungen. Da die Betroffenen oft schon jahrelang unter ihrer Erkrankung leiden, ist auch ein multimodales Behandlungsprogramm nicht immer erfolgreich, und die Behandlung kann lange andauern, bis sich eine Verbesserung einstellt.

■ **Craniomandibuläre Dysfunktion (CMD)**
Bei der craniomandibulären Dysfunktion (auch als Myoarthropathie bezeichnet) sind das Kiefergelenk oder die Kaumuskulatur betroffen, insbesondere der Masseter-Muskel (gut tastbar beim Zubeißen und Entspannen am Kieferwinkel schräg unter dem Ohrläppchen) und der Schläfenmuskel. Das Kiefergelenk besteht aus Ober- und Unterkiefer sowie einem dazwischen liegenden Knorpelscheibchen, auf dem der Gelenkanteil des Unterkiefers bei Unterkieferbewegungen entlanggleitet. Veränderungen des Knorpelscheibchens können zu Knackgeräuschen des Unterkiefers führen, die jedoch häufig nicht schmerzhaft sind und nicht behandelt werden müssen. Anhaltende Schmerzen können einerseits durch Verschleiß oder entzündliche Veränderungen des Kiefergelenks verursacht werden, andererseits durch Verspannungen der Kaumuskulatur, z. B. durch Zähnepressen oder -knirschen, was häufig stressbedingt ist. Dabei kann es auch zu ausstrahlenden Schmerzen in andere Gesichtsbereiche und die Zähne kommen. Häufig ist dieser Kopfschmerz am Morgen am stärksten ausgeprägt (da das Knirschen sehr häufig in der Nacht geschieht) und schläfenbetont. Er kann einseitig betont sein.

Als Therapie wird u. a. eine Aufbissschiene empfohlen, die das Gelenk entlastet und über eine Änderung der Position der Strukturen beim Zubeißen bzw. in der Ruheposition die erlernten Bewegungsmuster (Zähneknirschen und -pressen) entkoppeln soll. Auch Physiotherapie (Krankengymnastik) bewirkt bei muskulären Beschwerden sehr häufig eine Besserung, ebenso wie Eigenmassage der Kaumuskulatur durch den Patienten. Wichtig ist dabei, dass gezielte Eigenübungen erlernt werden, die dann täglich vom Betroffenen selbst durchgeführt werden. Empfehlenswert sind auch das Erlernen der progressiven Muskelentspannung nach Jacobson sowie ein gezielter Umgang mit Stress. Bei besonderen Belastungsfaktoren ist die Inanspruchnahme einer psychologischen Beratung, ggf. auch eine psychotherapeutische Betreuung, sinnvoll. Zusätzlich können vom Arzt trizyklische Antidepressiva in niedriger Dosierung verordnet werden, die als Nebeneffekt etwas entspannen, aber auch müde machen.

Bei verschleißartigen Veränderungen des Kiefergelenks kann die Abtragung von Knorpelresten helfen, bei entzündlichen Veränderungen die Einnahme entzündungshemmender Medikamente. Beachtet werden sollte, dass muskuläre Beschwerden der Kaumuskulatur auch die Kopfschmerzhäufigkeit bei Kopfschmerzpatienten (vor allem von Migräne und Kopfschmerz vom Spannungstyp) erhöhen können.

- **Mund- und Gesichtsschmerz bei Kopf-schmerzerkrankungen am Beispiel der Migräne**

Bei einem Migräneanfall können die Schmerzen auch das Gesicht erfassen, insbesondere den Bereich von Stirn und Augen. Migräneschmerzen sind meistens von pulsierend-stechendem Schmerzcharakter und intensiv ausgeprägt. Begleitet werden sie von Übelkeit, manchmal auch Erbrechen, Licht- und Geräuschempfindlichkeit sowie dem Bedürfnis, sich zurückzuziehen und auszuruhen. Strahlen diese Schmerzen in das Gesicht aus, stellen sich viele Patienten irrtümlich zur weiteren Diagnostik bei einem Hals-Nasen-Ohren- oder Augenarzt vor. Zur Diagnose einer Migräne ist eine körperliche, klinisch neurologische Untersuchung sinnvoll, die vor allem dem Ziel dient, andere Erkrankungen nicht zu übersehen. Nur wenn Anhaltspunkte für andere Erkrankungen vorliegen, sind bildgebende Verfahren (Computertomografie oder Kernspintomografie des Schädels) oder weitere Untersuchungen notwendig.

Für Patienten mit Migräneerkrankung kann auch eine routinemäßige zahnärztliche Behandlung durch grelles Licht und laute Geräusche zur Qual werden. Dann empfiehlt sich das Tragen einer Augenmaske und zum Absaugen von Flüssigkeiten in der Mundhöhle die Verwendung eines kleinen Absaugers, der weniger Lärm erzeugt. Manchen Patienten kann mitgebrachte Musik helfen, die über Kopfhörer gehört wird.

2.10 Gelenkschmerz

Hans-Georg Schaible

Gelenke bilden zusammen mit den Knochen, den Muskeln, den Bindegewebshäuten (Faszien) und zahlreichen weiteren Gewebsstrukturen das muskuloskelettale System. Sie sind von grundsätzlicher Bedeutung für die Beweglichkeit unseres Körpers und für die Körperstabilität. Das muskuloskelettale System ist ein Hauptort akuter (plötzlicher) und chronischer (lang anhaltender) Schmerzen. Ein Teil dieser Schmerzen ist auf Erkrankungen der Gelenke zurückführen.

Erkrankungen der Gelenke haben ganz unterschiedliche Ursachen. Im Laufe des Lebens kann es in vielen Gelenken zu leichten oder auch schweren Verletzungen kommen, z. B. beim Sport oder bei Stürzen. Diese Verletzungen können ausheilen, aber auch Ausgang für weitere Gelenkprobleme werden, z. B. eine Arthrose (Gelenkverschleiß). Bei den eigentlichen Gelenkerkrankungen kann man solche unterscheiden, die nur ein Gelenk betreffen und körperweiten Erkrankungen, bei denen gleichzeitig zahlreiche Gelenke betroffen sein können. Bei Erkrankungen einzelner Gelenke sind verschiedene Einzelgelenkentzündungen (Monoarthritis) und die Arthrose zu nennen. Eine Monoarthritis kann z. B. durch eine Entzündung mit Bakterien hervorgerufen werden. Wesentlich häufiger sind Arthrosen, die in einem Gelenk (besonders häufig im Hüftgelenk und im Kniegelenk) oder in mehreren Gelenken (z. B. Fingergelenke) entstehen können. Ein Hauptmerkmal der Arthrose ist die zunehmende Schädigung des Knorpels, wobei für deren Entstehung häufig mechanische Ursachen wie Fehlbelastungen verantwortlich gemacht werden. Allerdings verändert sich bei Arthrose im Laufe der Zeit das ganze Gelenk, wobei es zu Veränderungen der Knochenstruktur und zu Entzündungen kommt, weshalb man die Arthrose auch Osteoarthritis („Knochen-Gelenkentzündung") nennt. Im Gegensatz zu den Monoarthritiden sind Polyarthritiden (Entzündungen vieler Gelenke) in der Regel körperweite Entzündungen, die sich gleichzeitig an vielen Gelenken und auch an anderen Organen abspielen. Hauptvertreter ist die Rheumatoide Arthritis, eine Autoimmunerkrankung, bei der es zum Angriff des Immunsystems auf die eigenen Gelenkbestandteile kommt. In diese Gruppe gehört auch die Spondylarthritis, bei der vor allem Gelenke der Wirbelsäule betroffen sind. Schließlich ist als eine wichtige Gelenkerkrankung die Gicht zu nennen. Diese ist eine Stoffwechselerkrankung, bei der die Harnsäure stark erhöht ist und zu Kristallbildungen in den Gelenken führen kann. Von Zeit zu Zeit kommt es zu äußerst schmerzhaften Gichtanfällen, in der Regel in einem Gelenk am Fuß – etwa dem Großzehengrundgelenk.

▪ Wann werden Gelenke schmerzhaft?

Ein gesundes Gelenk macht sich in der Regel nicht bemerkbar. Die Bewegungen im normalen Arbeitsbereich werden überhaupt nicht zur Kenntnis genommen. In einem gesunden Gelenk treten Schmerzen nur dann auf, wenn das Gelenk gegen den Widerstand der Gelenkstrukturen (z. B. die Bänder) über den Arbeitsbereich hinaus verdreht wird, z. B. beim Umknicken im Sprunggelenk. Dann allerdings können blitzartig heftige Schmerzen ausgelöst werden. Diese Schmerzen entstehen durch eine Aktivierung von Gelenk-Nozizeptoren („Schmerzfasern des Gelenks"), die in der Gelenkkapsel und den Bändern dicht verteilt sind. Schmerzfasern der Gelenke haben eine so hohe Aktivierungsschwelle, dass sie auf normale Gelenkbewegungen und Betasten des Gelenks nicht ansprechen. Wird diese Aktivierungsschwelle allerdings überschritten, sendet die aktivierte Gelenkschmerzfaser die Botschaft „schmerzhafter Reiz" an das Zentralnervensystem. Die Schmerzfasern der Gelenke stellen also ein Warnsystem dar, das uns vor einer nicht normalen Belastung der Gelenke bewahren soll.

Zieht man sich eine Schädigung oder Erkrankung eines Gelenks zu, macht sich das dadurch bemerkbar, dass bei Bewegungen im Arbeitsbereich und beim Abtasten des Gelenks Schmerzen ausgelöst werden (s. ◻ Abb. 2.12). Dieses Auftreten von Schmerzen ist darauf zurückführen, dass die Empfindlichkeit der Schmerzfasern der Gelenke für mechanische Reize durch Entzündungsstoffe gesteigert wird. Man nennt diesen Vorgang „Sensibilisierung". Im sensibilisierten Zustand sprechen die Gelenkschmerzfasern auf Bewegungen im Arbeitsbereich an und lösen ihre Botschaft „schmerzhafter Reiz" bereits bei einer Reizstärke aus, die normalerweise nicht schmerzhaft ist. Die Sensibilisierung der Nervenfasern im Gelenk führt zumindest langfristig auch im Zentralnervensystem zu Veränderungen. Durch solche Veränderungen können sich die Schmerzen auf weitere Regionen ausdehnen. Das Auftreten von Schmerzen bei normaler Betätigung der Gelenke ist also immer ein Anzeichen dafür, dass ein Gelenk erkrankt ist.

▪ Was muss bei Auftreten von Gelenkschmerzen unternommen werden?

Treten Gelenkschmerzen in einem gesunden Gelenk z. B. nach einem Umknicken auf, kann man versuchen, durch Ruhigstellung des Gelenks und Kühlung des betroffenen Bereichs die leichte Verletzung und die dadurch bedingten Schmerzen selbst zu behandeln. Bei darüber hinausgehenden Verletzungen sollte allerdings ein Arzt aufgesucht werden, um das Ausmaß der Verletzung zu erfassen und ggf. eine weitergehende Behandlung in die Wege zu leiten.

Treten die Schmerzen ohne einen solchen äußeren Anlass auf, ist auf jeden Fall ein Arzt zu Rate zu ziehen. Da, wie oben dargelegt, Schmerzen immer eine Erkrankung der Gelenke anzeigen, muss die Ursache festgestellt

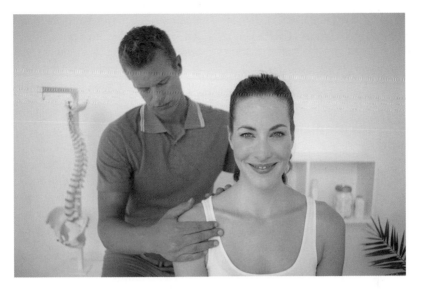

◼ Abb. 2.12 Wichtig ist eine manuelle Gelenkuntersuchung, um die Ursache von Schmerzen zu finden.
(© WavebreakMediaMicro/stock.adobe.com)

werden. Die Diagnostik hängt davon ab, was der Patient berichtet. Sie umfasst die körperliche Untersuchung, Röntgenaufnahmen des Gelenks, eventuell weitergehende bildgebende Verfahren wie Magnetresonanztomographie, Erfassung von Entzündungswerten im Blut, die Erfassung von Stoffwechselstörungen etc. Unter Umständen ist auch eine in das Gelenk eingreifende Untersuchung erforderlich, z. B. eine Punktion mit einer Spritze zur Gewinnung von Gelenkflüssigkeit oder eine Gelenkspiegelung (Arthroskopie) zur Untersuchung des Innenaufbaus des Gelenks. Ziel dieser Untersuchungen muss es sein, eine genaue Diagnose zu stellen. Für die Diagnostik ist je nach Gelenkerkrankung der Allgemeinarzt, der Orthopäde oder der Rheumatologe zuständig.

- **Wie kann man Gelenkschmerzen behandeln?**

Abgesehen von Bagatellverletzungen, die man z. B. durch Ruhigstellung selbst behandeln kann (siehe oben), gehört die Behandlung einer Gelenkerkrankung in die Hände des dafür zuständigen Arztes. Da der Schmerz immer ein Symptom einer Erkrankung ist, muss versucht werden, die Grunderkrankung zu behandeln. Diese kann von der einfachen Ruhigstellung bis zur operativen Beseitigung von Fehlstellungen bei Erkrankungen einzelner Gelenke (monoartikulär) bzw. bis zur Therapie mit sogenannten Biologika bei Rheumatoider Arthritis führen, also der Gabe von Antikörpern zur Eindämmung der Gelenkentzündung.

Eine wichtige Säule der Behandlung ist die Schmerztherapie. Sie muss die Therapie der Grunderkrankung begleiten. Die Schmerztherapie wird besonders dann eine überragende Bedeutung gewinnen, wenn die Grunderkrankung nicht ursächlich behandelt werden kann. Dies betrifft beispielsweise die Arthrose und körperweite (systemische) Entzündungen. Letztere können meist zum Stillstand gebracht, aber nicht geheilt werden. Für die Schmerztherapie werden vor allem Analgetika eingesetzt, die die Prostaglandinbildung, eine Art Entzündungssäure, hemmen. Solche Medikamente sollen die Sensibilisierung der Gelenkschmerzfasern zurückführen. Neben einer medikamentösen Schmerztherapie können begleitende Maßnahmen wie Krankengymnastik (Physiotherapie) treten.

2.11 Komplex Regionales Schmerzsyndrom (CRPS)

Myriam Herrnberger, Frank Birklein und Jule Frettlöh

2.11.1 CRPS aus medizinischer Sicht

Myriam Herrnberger und Frank Birklein

Das Komplex Regionale Schmerzsyndrom (engl. CRPS – Complex Regional Pain Syndrome) und früher auch **Morbus Sudeck** oder **Sympathische Reflexdystrophie** genannt) ist eine Schmerzerkrankung, die noch nicht vollständig verstanden ist. Sie kann in Folge einer Körperschädigung (z. B. nach einem Knochenbruch) auftreten und zeigt sich als eine Konstellation von Schmerzen, entzündlichen Symptomen, reduzierter Beweglichkeit und reduzierter Kraft sowie Störungen der Sensibilität.

Mit einer Häufigkeit von 2–15 % kommt es nach Verletzungen der Arme oder Beine zum CRPS, vor allem nach Knochenbrüchen, Operationen und anderen schwereren Verletzungen. Ein Auftreten nach leichten Verletzungen ist seltener, jedoch möglich. Die Erkrankung betrifft körperferne Abschnitte, d. h. die Hände oder Füße. Eine mögliche Beeinträchtigung am Knie ist beschrieben, aber umstritten. Frauen sind zwei- bis dreimal häufiger betroffen als Männer. CRPS tritt vor allem zwischen dem 40. und 70. Lebensjahr auf, kann aber auch im Kindes- und hohen Alter vorkommen.

Die Ursache des CRPS ist bis heute nicht vollständig geklärt. Es besteht eine Kombination von entzündlichen und neurogenen (vom Nerv stammenden) Prozessen sowie Veränderungen im Bereich des Gehirns und Rückenmarks. Diese verschiedenen Prozesse sind für die vielfältigen Symptome verantwortlich, aber nicht jedes Symptom tritt bei jedem betroffenen Patienten auf.

Die Symptomatik kann sich im Verlauf der Erkrankung ändern und zentrale Veränderungen (Rückenmark und Gehirn) treten vor allem bei unzureichender Behandlung und im späteren Krankheitsverlauf auf. Die akute Krankheitsphase – geprägt durch eine überschießende und länger andauernde Entzündung – hält in der Regel bis zu 6 Monate nach der Schädigung an. Eine körpereigene Entzündung nach einem Trauma ist normal, sie tritt immer nach einer Gewebeschädigung auf und wird vom Körper reguliert. Beim CRPS ist diese Entzündungsreaktion jedoch stärker ausgeprägt und hält länger an als bei einem normalen Heilungsverlauf, bei dem in der Regel die Symptome nach ca. 8 Wochen abklingen.

▪ Typische Symptome

Die entzündlichen Symptome umfassen Schwellungen, Veränderungen der Hautfarbe und der Temperatur des betroffenen Körperteils sowie eine vermehrte Schweißbildung oder Veränderungen des Nagel- und Haarwachstums (◻ Abb. 2.13). Die Temperatur kann wärmer oder kälter sein. Weitere Symptome umfassen eine beeinträchtigte Beweglichkeit, z. B. kann der Faustschluss unvollständig oder die Beugung und Streckung im Hand- bzw. Sprunggelenk verringert sein. Die Kraft ist häufig vermindert, unter anderem auch durch eine Schmerzhaftigkeit bei Bewegung und Anstrengung. Die vorhandenen Schmerzen können permanent vorhanden oder belastungsabhängig sein. Die Stärke (Intensität) der Schmerzen kann im Tagesverlauf schwanken und es kann zu Schmerzverstärkungen durch äußere Faktoren kommen, wie unter anderem Wärme, Kälte oder leichte- bzw. nicht-schmerzhafte Berührungen. Die betroffenen Körperteile können empfindlicher auf Berührung reagieren, aber sich auch taub anfühlen. Manche Patienten haben das Gefühl, dass das betroffene Körperteil nicht mehr zu ihrem Körper gehörig ist. Das hat Auswirkungen auf den Gebrauch des Körperteils, z. B. bei Aufsetzen des Fußes zum Gehen oder beim Greifen nach einer Tasse. Die gängigen Einteilungen der Erkrankung richten sich danach, ob es eine begleitende

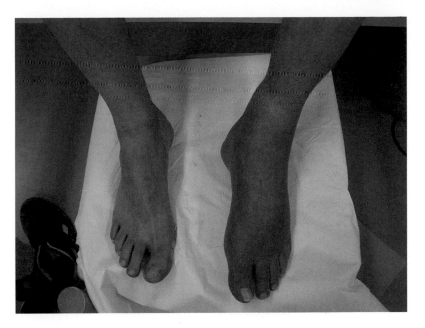

◘ Abb. 2.13   Sichtbare Zeichen eines CRPS des Fußes. © Frank Birklein

Nervenschädigung gibt (CRPS Typ II) oder nicht (CRPS Typ I). Eine weitere Einteilung berücksichtigt, ob die Temperatur des betroffenen Körperteils zu Beginn wärmer („primär warm") oder kälter („primär kalt") war.

- **Häufige Symptome des CRPS**
  (◘ Abb. 2.14)**:**
  - Im Vergleich zum erwarteten Heilungsverlauf unangemessen starke Schmerzen
  - entzündliche Symptome
  - Schwellung
  - reduzierte Beweglichkeit
  - reduzierte Kraft
  - Änderung der Hauttemperatur und Hautfarbe
  - starkes Schwitzen
  - Sensibilitätsstörungen mit starker oder verminderter Reaktion auf Druck, mechanische, Kälte- oder Wärmereize sowie
  - Störung der Körperwahrnehmung

- **Diagnostische Abklärung**

Die Diagnosestellung erfolgt überwiegend klinisch (die Untersuchung erfolgt ohne Technikeinsatz), d. h. anhand des Vorhandenseins bestimmter Symptome/Beschwerden und unter Ausschluss anderer Erkrankungen. Trifft eine bestimmte Übereinstimmung von Symptomen zu und lassen sich diese nicht durch eine andere Ursache erklären, so kann die Diagnose eines CRPS gestellt werden. Bildgebende Verfahren (apparative Untersuchung mit Technikeinsatz) können hilfreich sein, sind aber nicht zwingend notwendig. Hier ist eine Drei-Phasen Knochenszintigraphie in der Akutphase am bedeutsamsten. Jedoch schließt dies die Diagnose nicht zwingend aus, wenn sich keine Veränderungen des Krankheitswerts zeigen. Ein MRT (Magnetresonanztomographie) kann hilfreich zum Ausschluss anderer Ursachen sein. Zur Diagnosestellung ist dieses und sind auch Röntgenaufnahmen oder eine Computertomographie (CT) nicht geeignet.

Häufige Ursachen, die zu einer ähnlichen Beschwerdesymptomatik führen können, sind örtliche begrenzte Weichteilinfektionen, Thrombosen, längere Ruhigstellung oder auch ein neuropathisches Schmerzsyndrom nach einer Nervenschädigung. Nicht zu

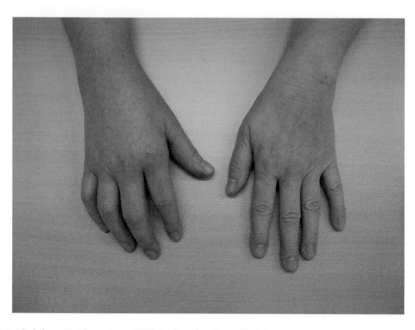

■ **Abb. 2.14**   Sichtbare Zeichen eines CRPS der Hand. © Frank Birklein

vergessen sind auch entzündliche Veränderungen im Bereich der Knochen und
unvollständige Knochenheilungen.

■ **Behandlungsmöglichkeiten**
Eine ursachenbezogene (kausale) Therapie des CRPS existiert nicht, d. h., dass die
Ursache der Erkrankung nicht behandelt
werden kann, da diese nicht bekannt ist.
Die Therapie orientiert sich daher an den
vorliegenden Beschwerden. Die Datenlage
über die Therapie des CRPS ist sehr gering,
sodass die Empfehlungen unter anderem
auf Erfahrungswerten von Experten/-innen
basieren.

In der Akutphase ist eine antientzündliche
Therapie wichtig. Hier werden überwiegend
eine Kortison- oder Bisphosphonatther-
apie durchgeführt. Bisphosphonate sind
chemische Verbindungen, die speziell der
Therapie von Knochenerkrankungen dienen. Eine Kortisontherapie macht Sinn
solange entzündliche Symptome noch vorhanden sind (bis zu max. 6–12 Monate nach
Erkrankungsbeginn). Die Schmerztherapie
setzt sich meist aus einer vorübergehenden

Gabe entzündungshemmender Schmerzmittel
und sog. Ko-Analgetika zusammen, die häufig Anwendung in der chronischen Schmerzbehandlung finden. Diese kommen meist aus
dem Bereich der Antiepileptika oder Antidepressiva.

Eingriffe in den Körper (invasiv Verfahren) sollten nur in spezialisierten Zentren
bei unzureichender Wirksamkeit anderer
Therapien erfolgen, auch da hierbei wieder
Gewebe verletzt wird.

Einer der wichtigsten Bestandteile der
Therapie ist die aktive Physio- und Ergotherapie. Eine Ruhigstellung sollte vermieden werden. Auch zu Hause sollten
Übungen zur Verbesserung der Kraft
und Beweglichkeit durchgeführt werden.
Aktive Übungen können zu einer vorübergehenden Schmerzverstärkung führen.
Jedoch sollte dies nur bis zur persönlichen
Belastungsgrenze erfolgen und nicht gegen
den Willen des Patienten/der Patientin.
Stark schmerzhafte Übungen, die durch die
Physio- oder Ergotherapeuten/-innen vorgenommen werden (passive Bewegung), sollten wegen der damit verbundenen Gefahr

einer Verschlimmerung vermieden werden. Eine weitere Therapiemaßnahme stellt die Spiegeltherapie dar (s. ◘ Abb. 2.7).

Spiegeltherapie Beispiel: Der/die Patient/-in sitzt rechtwinklig zu einem auf dem Tisch befindlichen speziellen Spiegel. Im Spiegel ist nur der nicht betroffene (gesunde) Arm zu sehen. Der Auftrag lautet: „Greifen Sie bitte nach der Tasse und führen Sie sie zum Mund. Stellen Sie die Tasse dann wieder zur Untertasse zurück." Diesen Vorgang soll der/die Patient/-in im Spiegel verfolgen. Das Gehirn nimmt das im Spiegel Gesehene auf, d. h. es registriert den Vorgang so, als wäre er vom betroffenen Arm ausgeführt worden.

Beim CRPS werden Gebiete im Gehirn, die die erkrankte Extremität (Arm oder Bein) versorgen, in-aktiver. Dadurch verringert sich auch das Körperbild. Bei der Spiegeltherapie wird dem Gehirn eine schmerzfreie Bewegung der betroffenen Extremität vorgetäuscht, sodass eine Aktivierung („Erregung") der vernachlässigten Hirnregion stattfindet. Die Spiegeltherapie sollte auch zu Hause regelmäßig durchgeführt werden. Auch Maßnahmen wie Hochlagerung, Wärme- oder Kälteanwendungen (Wasserbäder in der Schüssel oder für Unterarm und Hand im Blumenkasten, Eisabreibungen, Kirschkern- oder Heusäckchen, leichte Bürstenmassage) können Linderung verschaffen. Im weiteren Verlauf der Erkrankung kann eine psychotherapeutische Behandlung medizinisch sinnvoll erscheinen.

Risikofaktoren:

Es ist anzunehmen, dass bestimmte psychische Belastungen, z. B. Stress, den Krankheitsverlauf negativ beeinflussen oder aufrechterhalten könnten, wie bei anderen chronischen Schmerzerkrankungen auch.

▪ Prognose

Das CRPS ist eine langwierige Erkrankung und erfordert viel Geduld. Daten über die Prognose eines CRPS sind noch nicht ausreichend vorhanden, sodass Einschätzungen ebenfalls nur auf Erfahrung basieren. Beim Ausbleiben von Faktoren, die den Krankheitsverlauf ungünstig beeinflussen könnten, ist mit einer nahezu vollständigen Erholung bei über 50 % der Patienten/-innen zu rechnen. Zu spätes Erkennen und verzögertes oder falsches Behandeln der Erkrankung, aber auch psychischer Stress können das Krankheitsgeschehen chronisch werden lassen. In seltenen Fällen kann ein chronisches CRPS bis zur Gebrauchsunfähigkeit des betroffenen Körperteils führen.

Es kommt vor, dass, trotz wirksamer Therapiemaßnahmen, noch länger als ein Jahr Beschwerden vorhanden sind. Im Allgemeinen gilt, umso früher die Erkrankung erkannt und behandelt wird, desto besser ist die Prognose. Aber auch nach längerer Krankheitsdauer sind Fortschritte möglich.

2.11.2 CRPS aus psychologischer Sicht

Jule Frettlöh

Das CRPS ist eine Schmerzerkrankung, die bei vielen Patienten/-innen mit erheblichen seelischen Folgen einhergeht. Besonders häufig treten Gefühle von Hilflosigkeit und Traurigkeit auf, aber durchaus auch aggressive und wütende Gefühle werden berichtet. Einige Patienten/-innen zeigen eine überhöhte Ängstlichkeit vor Bewegungen und schonen deshalb die erkrankte Körperstelle zu sehr, andere versuchen die Krankheit zu verbergen und sich nichts anmerken zu lassen. Schon in den ersten Monaten der Erkrankung bemerken die meisten Patienten eine starke körperliche und seelische Erschöpfung, sie beklagen oft Schlafstörungen, Antriebsarmut, Selbstzweifel und v. a. Wut und Zukunftsängste.

Selbstbeschreibungen von CRPS-Patienten: „Man kennt sich selber nicht mehr." „Man würde den Arm (das Bein) am liebsten abhacken." „Man versteht nicht mehr, was mit einem vor sich geht." „Man hat das Gefühl, sich selbst ausgeliefert zu sein." „Man fühlt sich bedroht durch sich selbst."

2

„Man befürchtet verrückt zu werden." „Man hat den Eindruck, dass man besonders anfällig für Krankheiten oder Unfälle geworden ist."

In den zurückliegenden Jahrzehnten hat es verschiedene Forschungsprojekte gegeben, die dazu beitragen sollten, die seelischen Faktoren beim CRPS besser zu verstehen und zu erklären. Aber bis heute ist die Beteiligung psychischer Faktoren bei der Entstehung und bei der Chronifizierung von CRPS noch nicht geklärt.

> **Wichtig**
> Man geht davon aus, dass psychische Symptome die Folge und nicht die Ursache des CRPS sind.

■ **Schmerzpsychotherapeutische Behandlung des CRPS**

In der **ersten Phase** der psychotherapeutischen Behandlung ist das wichtigste Ziel des/-r behandelnden Schmerzpsychologen/-in, den/die Patienten/-in über die Erkrankung und die verschiedenen Behandlungsmöglichkeiten gründlich aufzuklären. Viele CRPS-Patienten/-innen informieren sich im Internet oder anderswo über die Krankheit und erhalten dabei nicht selten hoch beängstigende und auch falsche Informationen. Zudem ist dieses Krankheitsbild für die Betroffenen und deren Angehörige zunächst unbekannt und rätselhaft. Eine auf den/die Patienten/-in zugeschnittene Aufklärung über das Krankheitsbild, den dazugehörigen (typischen) Symptomen sowie über die Behandlungsmöglichkeiten tragen in der ersten Behandlungsphase wesentlich zur Beruhigung des Patienten/der Patientin bei. Außerdem ist eine gute Aufklärung eine wichtige Grundlage für die dringend notwendige Mitarbeit des Patienten/der Patientin. Im Weiteren hat die Psychotherapie die Aufgabe, die bereits beschriebenen gefühlsmäßigen Reaktionen (Angst, Ärger Hilflosigkeit) auf die plötzlich entstandenen körperlichen und psychischen Veränderungen aufzufangen. Insbesondere Patienten/-innen mit CRPS an der Hand sind

von einem Tag zum anderen in fast allen Verrichtungen des täglichen Lebens eingeschränkt. Das betrifft nicht nur berufliche und soziale Aktivitäten, sondern auch alltägliche Verrichtungen wie z. B. Waschen, Anziehen, Essen und Auto fahren. Entsprechend einschneidend ist die Erkrankung für die Lebensführung und das Selbstwertgefühl der Betroffenen. Gleichzeitig müssen diese Patienten/innen oftmals in ihrem sozialen Umfeld erfahren, dass ihnen wenig Verständnis für ihre Behinderung entgegen gebracht wird, weil der erkrankten Hand (oder dem Fuß) so wenig anzusehen ist. Das geht mit Scham und oftmals maßloser Enttäuschung sowie Ärger einher, was meist dazu führt, dass sich die betroffenen Patienten/-innen sozial zurückziehen. Zur psychischen Stabilisierung haben sich v. a. Entspannungs- und Imaginationsverfahren sowie die Wiedererlangung angenehmer Aktivitäten bewährt.

In der **zweiten Phase** der psychotherapeutischen Behandlung ist den Patienten/-innen in verständlicher und ausreichender Weise zu erklären, worauf es bei den jetzt angesetzten ergotherapeutischen und krankengymnastischen Übungen ankommt. Damit es unter dieser Behandlung nicht zu unerwünschten Effekten kommt (Überbelastung oder übermäßige Schonung), sollten dem Patienten/der Patientin Techniken vermittelt werden, die zur besseren Wahrnehmung der eigenen körperlichen Belastbarkeit und zur Regulation eines angemessenen körperlichen Ent- und Belastungsverhaltens beitragen. Hier sind v. a. Verhaltensanalysen und -übungen sowie Techniken zur Überwindung von Bewegungsangst sinnvoll. Viele Patienten/-innen mit CRPS beobachten aber nicht nur unter körperlicher, sondern auch unter psychischer Belastung einen Schmerzanstieg, der unmittelbar mit einer Hautverfärbung und starkem Zittern (Tremor) einhergehen kann. Entsprechend zielt die Schmerzpsychotherapie darauf ab, die jeweiligen psychischen Belastungen herauszufinden und dem Patienten/der Patientin geeignete Verhaltensweisen im Umgang mit diesen anzubieten.

In der **dritten Phase** der Behandlung unterstützt die Schmerzpsychotherapie den Patienten/die Patientin v. a. darin, Geduld und Ausdauer aufzubringen. Es sind Phasen von Behandlungsstillstand und Resignation zu überstehen und die Aufmerksamkeit immer wieder auf (kleine) Fortschritte zu lenken. Eine weitere Aufgabe besteht darin, für und mit dem Patienten realistische Pläne zur beruflichen und privaten Wiedereingliederung zu erarbeiten. Das Ziel kann darin bestehen, frühere körperliche, soziale und berufliche Aktivitäten ganz allmählich wieder zurück zu gewinnen. In den meisten Fällen sind jedoch aufgrund bleibender Bewegungseinschränkungen und Restschmerzen geeignete Alternativen zu finden, die in bewältigbaren Teilschritten erprobt und dann in das alltägliche Leben eingepasst werden müssen. Wenn Patienten ihre beruflichen Verpflichtungen und privaten Aktivitäten nur noch teilweise oder gar nicht mehr ausüben können, sind damit oft gravierende Veränderungen (soziale oder finanzielle Probleme) für die gesamte Familie verbunden. Auch diese Sorgen sollten in einer Psychotherapie angesprochen werden, um kompetente Ansprechpartner vermitteln zu können.

> **Wichtig**
> Die psychotherapeutischen Maßnahmen müssen auch im Verlauf immer wieder mit den medizinischen und physiotherapeutischen Maßnahmen abgestimmt werden.

Hat bereits vor Ausbruch der CRPS-Erkrankung eine psychische Störung vorgelegen, benötigen diese Patienten eine spezielle psychotherapeutische Versorgung, die über die oben beschriebene Behandlung hinausgeht.

Fazit
Die Therapie des CRPS erfordert einen sehr gut koordinierten Einsatz verschiedener medizinischer, psychologischer und physiotherapeutischer Experten. Wie bei keinem anderen Krankheitsbild ist es hierbei absolut entscheidend, eine individuell angepasste

Abfolge der Therapiemaßnahmen einzuhalten. Eine grundsätzlich richtige Therapie kann die Symptome verschlimmern, wenn sie zum falschen Zeitpunkt einsetzt. Eine zu frühe Maßnahme kann ebenso schädlich sein wie eine zu späte.

> **WebTipp**
>
> Info: ► www.crps-netzwerk.org.

2.12 Chronischer Unterbauchschmerz der Frau

Friederike Siedentopf

Von chronischen Unterbauchschmerzen spricht man, wenn über mehrere Monate andauernde schwere und quälende Schmerzen vorliegen, bei denen eine körperliche Erkrankung nicht als ausreichende Erklärung für die Schmerzen festgestellt werden kann. Dabei können die Schmerzen sowohl zyklisch (im zeitlichen Zusammenhang mit der Menstruation), nicht-zyklisch (ohne zeitlichen Zusammenhang zur Menstruation) als auch situationsbedingt sein. Begleitend und ggf. verstärkend bestehen im Zusammenhang mit den chronischen Schmerzen oft psycho-soziale Konflikte. Chronische Unterbauchschmerzen können dabei auch zeitverzögert nach einer psychisch belastenden Lebenssituation entstehen.

Belastungssituationen machen sich häufig als körperliche Schmerzen in verschiedenen Körperregionen bemerkbar. Solche Schmerzen bezeichnet man als psychosomatisch (mit-)bedingte Schmerzen. Die entsprechende Erkrankung nennt man *„somatoforme Schmerzstörung"*. Auch bei chronischen Unterbauchschmerzen liegt häufig eine somatoforme Schmerzstörung vor (siehe auch den Beitrag zu „Somatoforme Schmerzstörung").

Man geht heute davon aus, dass in Deutschland etwa jede 10. Frau an chronischen Unterbauchschmerzen leidet. Dabei treten die Schmerzen vermehrt bei Frauen unter 40 Jahren auf. Eine einheitliche internationale Definition zum chronischen Unterbauchschmerz gibt es bisher nicht. Dies ist auf die Vielgestaltigkeit dieses Krankheitsbildes mit immer wieder unterschiedlichen Symptomen und Ursachen zurückzuführen.

▪ Unklare Ursache

Die Ursache von chronischen Unterbauchschmerzen bei der Frau ist unklar. Allerdings können sie in Kombination mit psychischen und körperlichen Befunden auftreten, wobei auch hier oft unklar bleibt, ob eine ursächliche Beziehung der Befunde zu den bestehenden Schmerzen vorliegt.

Häufige psychische und körperliche Befunde, die neben einer somatoformen Schmerzstörung im Zusammenhang mit chronischen Unterbauchschmerzen gefunden werden, sind:

— Endometriose (manchmal schmerzhaftes Wachstum der Gebärmutterschleimhaut auch außerhalb der Gebärmutterhöhle im Becken oder Bauchraum)
— Chronische Entzündungen des kleinen Beckens
— Verwachsungen im Bauch nach Entzündungen oder Operationen
— Entzündungen des Urogenitaltrakts (Harn- und Geschlechtsbereich: z. B. Scheide, Eileiter, Eierstöcke, Gebärmutter, Niere, Harnblase, Harnleiter)
— Reizdarmsyndrom (siehe Beitrag: „Magen-Darm-Schmerz")
— Chronisch-entzündliche Darmerkrankungen (Colitis ulcerosa, Morbus Crohn)
— Fibromyalgiesyndrom (siehe Beitrag:" Fibromyalgie-Syndrom")
— Depression
— Angsterkrankungen

Im Folgenden sollen die gynäkologischen (Frauen-)Erkrankungen und Befunde, die häufig mit dem Symptom „chronischer Unterbauchschmerz" einhergehen, näher erklärt werden:

▪ Endometriose

Der Name der Erkrankung leitet sich von Endometrium ab, der medizinischen Bezeichnung für die Gebärmutterschleimhaut. Normalerweise kleidet diese Schleimhaut nur das Innere der Gebärmutterhöhle aus. Bei Endometriose handelt es sich um eine häufige und gutartige Erkrankung von Frauen. Sie ist durch Auftreten von Gebärmutterschleimhaut außerhalb der Gebärmutterhöhle charakterisiert. Endometriose kommt meist im unteren Bauch- bzw. Beckenraum vor, kann aber grundsätzlich überall im Körper bestehen. Diese versprengten Endometrioseherde wachsen während des Monatszyklus analog zur Gebärmutterschleimhaut. Damit verbunden sind krampfartige Schmerzen sowie oft chronische Bauch- und Rückenschmerzen, die vor und während der Menstruation auftreten können. Die wichtigsten Symptome der Endometriose sind chronische Schmerzen und Unfruchtbarkeit. Ihre Ursache ist unklar (s. ▶ Abschn. 2.13).

▪ Chronische Entzündungen des kleinen Beckens und Verwachsungen im Bauch nach Entzündungen oder Operationen

Entzündungen der inneren Genitalorgane (z. B. der Eileiter und Eierstöcke) und Operationen können im kleinen Becken und Bauchraum zu bindegewebigen Strukturen im Sinne von Narbenbildungen führen. Diese nennt man Adhäsionen. Diese Verwachsungen oder Adhäsionen können als Reparaturmechanismen des Körpers verstanden werden, die nach Operationen oder Entzündungen auftreten, bei denen es in der Regel zu Gewebeverletzungen gekommen ist. Es ist denkbar, dass Adhäsionen wiederum Schmerzen hervorrufen können, u. a. weil sie aus anderem Gewebe als dem ursprünglichen bestehen, also z. B. eine geringere Elastizität (Dehnbarkeit) aufweisen als das Ursprungsgewebe. Aus diesem Grund sollen auch wiederholte Operationen wenn möglich vermieden werden, da sie ggf. mehr schaden als nutzen. Eine eindeutige Beziehung zwischen der Ausprägung von Verwachsungen und dem Schmerzgrad besteht nicht. So gibt es teilweise Patientinnen mit starken Verwachsungen und geringen oder gar keinen Beschwerden und Patientinnen mit nur geringen Verwachsungen und sehr starken Schmerzen.

■ **Entzündungen des Harn- und Geschlechtsbereichs (Urogenitaltrakt)**

können zu chronischen Beckenschmerzen führen. Im chronischen Zustand handelt es sich oft um eine dann somatoforme urologische Erkrankung (siehe auch den Beitrag zu „Somatoforme Schmerzstörung"), die nach einer psychosomatischen Blasenentleerungsstörung im Zusammenhang mit chronischer Anspannung entstanden ist. Typischerweise sind es meist jüngere Frauen, die unter seit Monaten oder Jahren bestehenden Schmerzen unterschiedlicher Qualität (Brennen, Ziehen, Druck etc.) im Bereich des Urogenitaltrakts leiden. Diese Beschwerden sollten dann durch einen Urologen abgeklärt werden.

■ *Empfohlene Untersuchungen*

Nach einem ausführlichen Gespräch, in dem auch belastende Aspekte des Alltags oder mögliche Konfliktsituationen zur Sprache kommen sollten, wird eine gründliche körperliche Untersuchung empfohlen. In jedem Fall sollte eine gezielte frauenärztliche Untersuchung in Kombination mit einem Scheiden-Ultraschall stattfinden. Derzeit wird empfohlen, bei anhaltenden Schmerzen über mehr als 6 Monate eine Bauchspiegelung (Laparoskopie) durchzuführen. Mehrfache Operationen sind dabei in der Regel nicht sinnvoll und sollten vermieden werden. Auch Röntgenaufnahmen, eine Computertomographie und eine Kernspintomographie sollten nur in Ausnahmesituationen stattfinden. Je nach Beschwerdebild werden ergänzende Untersuchungen durchgeführt.

Wichtig ist die psychologische Begleitung schon des diagnostischen Prozesses, da die Schmerzen oft eine große psychische Belastung sind. Häufig können das die behandelnden Frauenärzte und -ärztinnen

tun, die eine Ausbildung in Psychosomatischer Grundversorgung haben. Sie sollten auch die ersten Ansprechpartner sein und die weitere Diagnostik und Therapie im Sinne eines Lotsen koordinieren.

■ **Behandlungsmöglichkeiten**

Wie bei allen chronischen Schmerzerkrankungen sollten auch bei der Behandlung chronischer Unterbauchschmerzen Ärzte aus verschiedenen Fachgebieten gut zusammenarbeiten. Bei Patientinnen mit chronischen Unterbauchschmerzen führt ein multimodales Behandlungskonzept am ehesten zum Erfolg. In diesem Konzept werden medizinische, physiotherapeutische und psychologische Maßnahmen kombiniert. Es kann sinnvoll sein, diese Maßnahmen zunächst mit einem stationären Aufenthalt in einer Fachklinik zu verbinden, um sie dann ambulant weiterzuführen. Eine für Frauen spezifische Behandlungsweise gibt es nicht, aber es gibt durchaus Kliniken, die sich auf die Behandlung und Rehabilitation bei Frauenkrankheiten, wie z. B. der Endometriose, spezialisiert haben.

Vermieden werden sollte in jedem Fall eine ‚Operationskarriere' mit wiederholten chirurgischen Eingriffen, die dann meist nicht die Klärung der Schmerzursache erbringen, sondern durch wiederholte Gewebeschädigung zur Verstärkung der chronischen Schmerzen beitragen.

2.13 **Endometriose**

Sylvia Mechsner

■ **Was ist Endometriose?**

Endometriose ist eine gutartige, aber chronische Erkrankung, die während der gebärfähigen Lebensphase der Frau auftreten kann.

Dabei siedelt sich Gewebe, ähnlich dem der Gebärmutterschleimhaut (Endometrium) außerhalb der Gebärmutterhöhle auf dem Bauchfell im kleinen Becken an.

Auch die Gebärmutterwand selber, Eierstöcke, Darm oder Blase können betroffen sein. In seltenen Fällen sind auch andere Organe betroffen, wie z. B. die Lunge. In den meisten Fällen werden diese Endometrioseherde (s. ◘ Abb. 2.15) von den Geschlechtshormonen beeinflusst und machen wiederkehrende (zyklische) Veränderungen durch. Die Folge davon sind Entzündungsreaktionen, die Bildung von Zysten (krankhafter, mit Flüssigkeit gefüllter sackartiger Hohlraum im Gewebe) und die Entstehung von Vernarbungen und Verwachsungen. Endometriose ist außerdem eine der häufigsten Ursachen für Unfruchtbarkeit.

Das Vorkommen der Endometriose wird mit 2–20 % aller Frauen im gebärfähigen Alter angegeben und stellt somit eine der häufigsten gutartigen gynäkologischen Erkrankungen dar. Wir gehen von ca. 2 Mio. betroffenen Frauen in Deutschland aus. Nicht alle Frauen haben Beschwerden, dennoch besteht bei ca. 50 % ein anhaltender Therapiebedarf. Neben der starken körperlichen Einschränkung durch Schmerzen stellt das Wiederauftreten der Erkrankung in 50–80 % der Fälle, auch nach operativer und hormoneller Therapie, ein großes Problem dar.

Äußerst problematisch ist, dass das Zeitintervall vom Auftreten der Symptome bis zur Diagnosestellung im Mittel 6–8 Jahre betragen kann. Diese Problematik ist unter anderem durch die Unkenntnis der Zusammenhänge der Schmerzmechanismen der Endometriose, aber auch durch die mangelnde Bekanntheit dieser Erkrankung unter Ärzten bedingt. Die häufig „unauffälligen" körperlichen Untersuchungsbefunde erschweren die Diagnose und setzen eine ausführliche Aufnahme des Gesundheitszustands voraus.

■ **Symptome**

Die Symptome und Folgen sind vielfältig und können einzeln oder kombiniert auftreten. Dabei stehen die Beschwerden nicht immer in direktem Verhältnis zum Grad der Ausbreitung. Das heißt, kleinere Herde können heftige Beschwerden verursachen, während Frauen mit ausgedehnten Herden unter Umständen nichts von ihrer Krankheit bemerken.

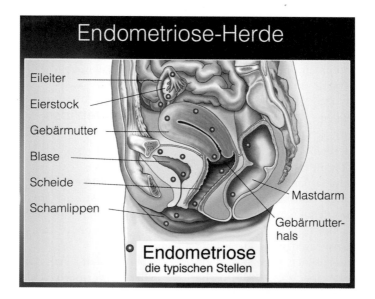

◘ **Abb. 2.15** Endometriose-Herde im Unterbauch der Frau. (© Henrie/stock.adobe.com)

Zu den Leitsymptomen gehören Schmerzen, die unterschieden werden in
- Regelschmerzen (Dysmenorrhoe),
- starke Blutungen (Hypermenorrhoe)
- chronisch wiederkehrende regelmäßige (zyklisch) und unregelmäßige (azyklische) Unterbauchschmerzen,
- Schmerzen beim Geschlechtsverkehr
- Schmerzen beim Stuhlgang (Dyschezie) und/oder Schmerzen beim Wasserlassen (Dysurie), dies aber typischerweise zyklisch, d. h. während der Blutung.

Verbunden mit diesen Symptomen können sein:
- Müdigkeit und Erschöpfung
- Vermehrtes Auftreten von Allergien und anderen Autoimmunerkrankungen
- Erhöhte Infektanfälligkeit während der Menstruation

Die Regelschmerzen treten meist schon recht früh nach Einsetzen der Periode ein und nehmen meist über die Zeit noch zu. Oft sind diese auch mit starken sogenannten vegetativen Begleitsymptomen kombiniert, d. h. dass der Körper mit Kreislaufschwankungen, Übelkeit, Erbrechen bis hin zu Regel-assoziierten Durchfällen reagiert.

Oft werden aufgrund von starken Regelschmerzen und sehr starken Blutungen (Hypermenorrhoe) Hormonpräparate verschrieben. Bei den meisten Frauen mit der späteren Diagnose Endometriose führt die reguläre Einnahme der Pille zu einer Abbruchblutung, die ebenso oder nur etwas weniger schmerzhaft ist, als ohne Pille. Das ist ein weiterer wichtiger Hinweis auf Endometriose. Andere Frauen entwickeln erst in späteren Jahren, manchmal sogar erst nach erfolgten Geburten, Regelschmerzen. Dann kann eine Endometriose (Adenomyosis uteri) dahinter stecken. Ebenso bei Unterbauchschmerzen, die die Regelblutung schon mehrere Tage vorher ankündigen.

Im Verlauf der Erkrankung können sich die Unterbauchschmerzen ausdehnen und zu den regelmäßig wiederkehrenden Schmerzen z. B. vor/während oder nach der Blutung noch andere unregelmäßige Unterbauchschmerzen auftreten. Dies kann auch der Fall sein, wenn Frauen die Pille nehmen. Diese unregelmäßigen Unterbauchschmerzen verwirren manchmal und erschweren die Diagnose als Endometriose.

Die Schmerzen beim Geschlechtsverkehr hingegen sind oft eher nicht zyklisch, sondern unregelmäßig, teilweise auch abhängig von der Stellung. Die Schmerzen sind dabei typischerweise in der Tiefe lokalisiert und weniger am Scheideneingang.

Weiterhin gibt es eine Reihe von unspezifischen Begleitsymptomen, die die Diagnosestellung und das klare klinische Bild (Gesamtheit der Symptome) oft erschweren. Dazu gehören insbesondere unspezifische Darm- und Blasenfunktionsstörungen wie Blähbauch und Bauchschmerzen, Stuhlgangs-assoziierte Beschwerden. Auch eine Schmerzausstrahlung in den Rücken und/oder die Beine wird häufig beschrieben. Gelegentlich kann es auch zu zyklischen Schulterschmerzen z. B. bei einer Zwerchfell-Endometriose kommen.

- **Diagnose**

Folgende Untersuchungen sollten bei einem Verdacht auf Endometriose durchgeführt werden:
- Eingehende Befragung über die Schmerzsymptomatik (Anamnese).
- Sorgfältige gynäkologische Tast- und Ultraschalluntersuchung.
- Je nach Symptomen und Fragestellung kann auch eine Untersuchung mit anderen Verfahren sinnvoll sein, z. B. eine Ultraschalluntersuchung des Enddarmes, eine Darmspiegelung oder bildgebende Verfahren wie die Kernspintomographie.
- Bauchfellherde können mit Sicherheit nur mit einer Bauchspiegelung bestätigt werden.
- Gewebeentnahme mit einer genauen Beschreibung der betroffenen Organe und Stadieneinteilung.

> **Wichtig**
> Betroffene können bei der Diagnosefindung helfen, indem Sie sich genau beobachten, wann und in welcher Situation die Schmerzen auftreten und ob es einen zeitlichen Zusammenhang zum Zyklus gibt. Hier kann ein Schmerztagebuch helfen.

▪ **Ursachen**

Obgleich die Krankheit schon 1861 beschrieben wurde, gibt es noch keine gesicherten Theorien zur Entstehung der Endometriose.

Aktuelle Überlegungen sind, dass die Erkrankung primär in der Gebärmutter beginnt. Durch verstärkte Bewegungsabläufe kommt es zu einer Gewebeschädigung in der Schicht zwischen Gebärmutterschleimhaut und Muskulatur, die dabei freigesetzten Botenstoffe aktivieren Wundheilungsprogramme, infolgedessen dann lokal Östrogen gebildet wird. Dieses Hormon steuert und verstärkt wiederum die Bewegungsbereitschaft der Gebärmuttermuskulatur mit immer stärkeren Bewegungen. Möglicherweise werden dabei Stammzellen aktiviert, die ihre Nische verlassen und dann in die Muskulatur einwandern und dort Endometrioseherde in der Gebärmuttermuskulatur bilden (Adenomyosis Uteri) oder durch die Eileiter in den Bauchraum gelangen und sich dort zu Bauchfellherden entwickeln.

▪ **Therapie**

Da es sich um eine chronische Erkrankung handelt, die die Betroffene Frau in der Regel viele Jahre begleitet, muss ein individuelles Behandlungskonzept erstellt werden, in dem definiert wird, welche Ziele für die Patientin vorrangig sind. Für viele Frauen steht die Erreichung von Schmerzfreiheit oder die Erfüllung des Kinderwunsches im Vordergrund. Bei der meist langjährigen Behandlung muss bedacht werden, dass Körper und Psyche zusammen betroffen sind, warum eine gute Aufklärung wichtig ist.

Die Patientinnen sind häufig einem enormen Leidensdruck ausgesetzt, sodass die Behandlung durch die Frauenärztin/den Frauenarzt in vielen Fällen nicht ausreicht. Sinnvoll ist oft die Zusammenarbeit eines Teams aus den Bereichen der Schmerztherapie, Psychosomatik und ganzheitlicher Medizin, um mit der Patientin den für sie besten Weg im Umgang mit der Erkrankung zu finden.

▪ **Operation**

Die diagnostische Laparoskopie (Bauchspiegelung) ist gleichzeitig der erste Schritt einer chirurgischen Therapie.

Bei der Operation können die Herde entfernt werden. Die Entfernung ganzer Organe wie z. B. Eierstock/Gebärmutter ist im Allgemeinen nicht notwendig, dennoch können diese Operationen sehr komplex sein und sollten von einem erfahrenen Operateur/in durchgeführt werden.

▪ **Hormontherapien**

Die Gabe von Hormonen zielt auf die Hormonabhängigkeit der Endometrioseherde ab. Die erwünschte Wirkung ist hier die Verhinderung der Freisetzung von Botenstoffen. Es geht also darum, die Aktivität der Endometrioseherde zu stoppen. Da man mit einer generellen Hormoneinnahme nicht nur gezielt die verstreuten Endometriosezellen erreicht, sondern auch die Schleimhaut der Gebärmutter, kommt es zum Ausbleiben der Monatsblutung.

▪ **Schmerztherapie**

Durch die Gabe von Schmerzmedikamenten wird der durch die Endometriose verursachte Schmerz behandelt. Diese Medikamente haben keinen Einfluss auf den Verlauf der eigentlichen Erkrankung. Man spricht daher von einer „symptomatischen Therapie".

▪ **Schmerzmechanismen**

Leider sind nicht alle Patientinnen nach erfolgter Operation und/oder Hormontherapie beschwerdefrei, daher muss man die

Schmerzmechanismen, die hier zugrunde liegen verstehen.

Neben den lokalen Herden ist die zunehmende Empfindlichkeit (Sensitivierung) von umliegenden freien Nervenendigungen des Bauchfells von entscheidender Bedeutung bei der Schmerzweiterleitung. Ruhende Schmerzfasern werden dabei in einen aktiven Zustand überführt und können dann dauerhaft stimuliert sein.

Zudem scheinen Mechanismen im Rückenmark und Gehirn zu einer Schmerzüberempfindlichkeit zu führen, die das individuell unterschiedliche Schmerzerleben erklären können. Sehr häufig entwickeln Frauen mit zunehmend chronischen Schmerzen auch eine Beckenbodenverspannung. Durch Schonhaltung kommt es zu Muskelverspannungen, die auch zu Fehlstellungen des Bewegungsapparates führen. Damit geht dann eine Schmerzsteigerung einher. Eine dauerhafte Aktivierung der Beckennerven führt zu Störungen in der Schmerzwahrnehmung.

Häufig kommt es zu einer Überempfindlichkeit im Beckenbereich, dabei werden an sich normale Berührungen bereits als starke Schmerzen empfunden. Dies wird z. B. bei der gynäkologischen Untersuchung deutlich, wenn der Beckenboden abgetastet wird und dies extrem schmerzhaft empfunden wird, auch die Bewegung der Genitalorgane, wie Bewegungen der Gebärmutter, sind dann sehr schmerzhaft.

Dies ist ein sehr wichtiger Punkt im Schmerzverständnis, denn dann sollte dringend eine **multimodale Schmerztherapie** empfohlen werden (s. ▶ Abschn. 5.1 „Interdisziplinär-multimodale Schmerztherapie").

WebTipp

Endometriose-Vereinigung Deutschland:
▶ www.endometriose-vereinigung.de
Endometriose – Onmeda:
▶ www.onmeda.de

Besonderheiten bei Schmerz

Heinz-Dieter Basler, Michael Dobe, Hans-Günter Nobis,
Esther Pogatzki-Zahn, Jürgen Wild, Regine Klinger,
Anke Diezemann und Thomas Menge

© Springer-Verlag Berlin Heidelberg 2020
H.-G. Nobis et al. (Hrsg.), Schmerz – eine Herausforderung,
https://doi.org/10.1007/978-3-662-60401-4_3

3.1 Schmerz und Schlaf

Hans-Günter Nobis

Schon 1905 schrieb Dubois:

„Der Schlaf ist wie eine Taube: Streckt man die Hand ruhig aus, setzt sie sich darauf; greift man nach ihr, fliegt sie fort."

Schlaf ist ein biologisches Grundbedürfnis wie Hunger oder Durst. Erholsamer Schlaf ist daher eine der wichtigsten Voraussetzungen für körperliche, geistige und seelische Gesundheit. Kein Wunder also, dass der Mensch etwa ein Drittel seines Lebens schlafend verbringt. Bei Schlafproblemen erscheint der Griff zur Schlaftablette oft als einzige Lösung, aber nicht selten verkehrt es sich ins Gegenteil und der Schlafsuchende gerät in einen Teufelskreis.

Besonders nächtliche Schmerzen verhindern einen ungestörten Schlaf. Bis zu 80 % aller Patienten mit chronischen Schmerzen leiden gleichzeitig an ausgeprägten Schlafstörungen, so das Ergebnis von Studien.

■ **Schlafphasen**

Das Einschlafen erfolgt über mehrere Stufen der „Versenkung", die wir nicht bewusst miterleben. Bei einer dieser Stufen kann es passieren, dass wir erleben, wie unser Körper eine Traumbewegung so „mit-lebt", dass wir von der Muskelbewegung erwachen. Auch kann es bei stärkeren äußeren oder inneren Reizen zu reflektorischen Muskel-„Zuckungen" oder „Nervenentladungen" kommen, die von den Betroffenen oft wie ein „Stromschlag" empfunden werden - besonders nach einem stressigen Tag oder nach einer „gespannten" Abendgestaltung (belastende Filme, Streit, usw.).

Wenn sich das Gehirn mehr und mehr von den Außenreizen distanziert hat, auch gegenüber Schmerzreizen, folgen im stetigen Wechsel **„Tiefschlaf"** und **„leichte" Schlafphasen.** Die Länge der jeweiligen Phasen ist altersabhängig. So nimmt der Anteil des Tiefschlafes im Alter ab.

Die Erforschung des Tiefschlafes bestätigte, dass sich in diesen Phasen besonders der Körper erholt, stärkt, aber sich auch gegen Krankheiten wehrt, weshalb das Fiber am Abend steigt. Tiefschlaf-„Mangel" führt also zu einer allgemeinen körperlichen Schwächung – auch des Immunsystems. Gerade diese Tatsache macht den Schlaf so bedeutend für die Gesundheit.

Tiefschlafmangel führt auch zu einer Erniedrigung der Schmerzschwelle, anders ausgedrückt, es kommt zu einer Erhöhung der „Schmerzempfindlichkeit" (s. ◧ Abb. 3.1).

Ein Beispiel: Versuchspersonen, die man daran hinderte, in den Tiefschlaf zu sinken, wurden empfindlicher für Muskel-Skelett-Schmerzen und klagen häufiger über Gelenkschmerzen und -steife. Auch Menschen in Schichtarbeit leiden oft unter einer mangelnden Erholung durch Schlaf.

> **Tipp**
>
> Nur der Schlaf in der Nacht und in einem regelmäßigen Rhythmus ermöglicht Tiefschlaf von guter Qualität.

Wir haben also jede Nacht einen natürlichen Wechsel von tiefem und „flachem" Schlaf. Der „flache" Schlaf, aus dem wir leichter aufwachen können, z. B. durch Geräusche, Schmerzen oder Kälte hat zu Unrecht einen schlechten Ruf. Er repräsentiert die Phasen, in denen wir hauptsächlich träumen, weshalb sie auch Traumphasen oder REM-Phasen genannt wird. REM-Phase meint „Rapid-Eye-Movement" und beschreibt die schnelle Augenbewegung während des Träumens. Erinnern können wir uns allerdings nur an Träume, aus denen wir „erwachen" (s. ◧ Abb. 3.2).

Bei vielen Schmerzpatienten ist oft auch dieser Traumschlaf beeinträchtigt. Träume sind nicht immer ein „Spiegel der Seele", der uns unsere tiefsten Wünsche und Ängste offenbart, oftmals sind sie nur „bildreiche" Reaktionen auf Nervenreize. Doch manche Träume handeln von unserer psycho-sozialen

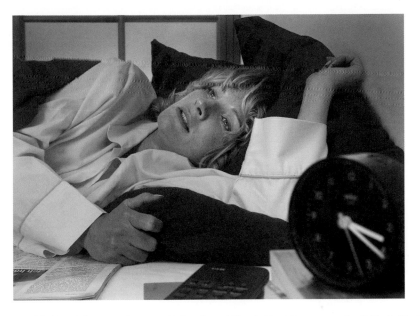

◼ Abb. 3.1 Je schlechter Schmerzpatienten schlafen, desto höher ist ihre Schmerzempfindlichkeit. (© eiles / DAK)

Lebenssituation. Träume haben eine geistig „reinigende", verarbeitende und psychisch stabilisierende Wirkung, auch im Hinblick auf „belastende" Lebenssituationen. So wurde gezeigt, dass der Traumschlaf wesentlich die geistige Leistungsfähigkeit (u. a. Denken, Konzentration, Lernen) und seelische Ausgeglichenheit mitbeeinflusst.

> **Übrigens**
>
> Menschen, die in der Nacht vor einem Eingriff schlecht schliefen, litten nach der Operation verstärkt unter Schmerzen.

■ **Schlafstörungen**

Die berichteten Schlafstörungen sind verschieden:

1. Nicht einschlafen können,
2. Zerhackter Schlaf oder
3. schon in den frühen Morgenstunden wach werden, obwohl man noch hätte schlafen wollen.

Schlafstörungen können die unterschiedlichsten Gründe haben. Äußere Umstände (ungesunder Lebenswandel, Lärmbelästigung usw.) beeinträchtigen die Nachtruhe ebenso wie körperliche Ursachen u. a. Schmerzen, Schilddrüsenüberfunktion, Erkrankungen des Herz-Kreislaufsystems.

Experten sagen allerdings, dass bis zu 90 % aller Schlafprobleme „psychisch" bedingt sind. Bereits alltäglicher Kummer oder auch Begeisterung können uns innerlich derart „aufwühlen", dass sich vorübergehend kein Schlaf einstellen will.

Auf welche Art und Weise Schmerzen Einfluss auf das Schlafgeschehen nehmen, wurde erst in den letzten Jahren verstärkt untersucht. Besonders in der Einschlafphase wird der Mensch davon beeinflusst, mit welchen Empfindungen, Gedanken und Stimmungen er ins Bett geht. So können starke Schmerzen, aber auch sorgenvolle Gedanken und belastende Gefühle wie Angst, Trauer oder Wut so „aufwühlen", dass man erst mit erheblicher Verzögerung in den Schlaf findet.

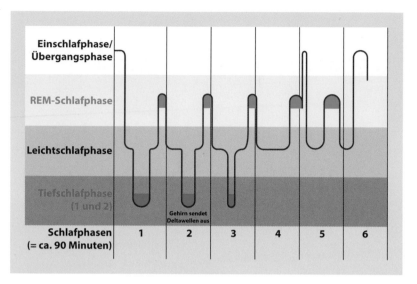

◘ Abb. 3.2   Verteilung der Schlafstadien

Die Ursachen von Durchschlafstörungen sind weniger gut untersucht. Neben Umweltfaktoren (u. a. Lärm, Zimmertemperatur, Matratzenqualität, Alkoholgenuss) spielen körperliche Ursachen wie beispielsweise Schmerzen eine Rolle. Inwieweit Schlafunterbrechungen bzw. Wachphasen Zeichen einer Schlafstörung sind, ist oft erst nur durch eine Untersuchung im Schlaflabor erkennbar, denn jeder Mensch in jedem Alter hat „normale" Schlafunterbrechungen, die nur oft nicht mehr am Morgen erinnert werden.

Schließlich sei noch betont, dass unsere Ernährungsgewohnheiten einen weitaus größeren Einfluss auf die Schlaffähigkeit nehmen, als wir allgemein ahnen. Wir, das vernetzte Wesen aus Körper, Geist und Seele, reagieren hoch sensibel auf Unterlassungssünden hinsichtlich der Versorgung mit wichtigen Vitaminen und Mineralstoffen.

Als häufigste und oft unterschätzte Ursachen sind Trauer (Depression) und Ängste zu nennen, die dem Betroffenen in ihrem Ausmaß so nicht bewusst sein müssen.

Übrigens

Der Schlaf im Alter wird als besonders „leicht" empfunden („habe die ganze Nacht kein Auge zu gemacht"). Das ist absolut normal, denn 50 % des Gesamtschlafes einer Nacht verbringt der Erwachsene in flachen Schlafphasen, die bei alten Menschen sogar noch weiter zunehmen. Dadurch entsteht der Eindruck, „man habe die ganze Nacht gegrübelt", oft sind es dann aber nur lebensnahe Träume gewesen.

Beispiele

Eine Frau, Mutter von zwei erwachsenen Kindern, meldete sich mit Durchschlafstörungen, die genau seit einem halben Jahr bestanden. Ärztliche Untersuchungen ergaben keine körperlichen Auffälligkeiten. So wurde sie jeweils am Ende der Untersuchungen von den Ärzten befragt, ob sie Stress, Probleme oder Sorgen hätte. Immer wieder bestätigte sie, dass sie eine glückliche Ehefrau, geschätzte Kollegin und stolze Mutter sei. Dann aber stellte sich heraus, dass beide Kinder ein halbes Jahr zuvor den Haushalt verlassen hatten, um zu studieren. Diesen „Abschied" und das daraus resultierende „Gefühl der Trauer" („bin wie in ein Loch gefallen") hatte die Frau noch nicht verarbeitet.

Eine andere Frau hörte im Halbschlaf ein eigenartiges „Knistern" und dachte zunächst an die großen Bäume vor dem Fenster. Doch sie hatte die teuren Sonnenschirme auf der Terrasse gelassen! In der Sorge um die Schirme wurde sie richtig wach und sah, dass nicht ein Sturm die Bäume „schüttelte", sondern dass ein nahe liegender Bauernhof lichterloh brannte. In der Folgezeit stellten sich bei ihr, besonders bei stürmischem Wetter, Durchschlafstörungen ein. Die Fragen der Ärzte nach Sorgen und Stress verneinte sie, und auch körperliche Ursachen konnten nicht gefunden werden. Was war passiert? Im „Unterbewusstsein" hatte sich das „Knistern" als „gefährliches" Geräusch eingeprägt, und immer, wenn die Bäume vor dem Fenster in stürmischer Nacht „knisterten", wurde ihr Schlaf – infolge ihrer „versteckten Angst" unruhiger.

Erst das klärende Gespräch („sprechende Medizin") war das Mittel der Wahl war, um die Schlafstörungen wieder ganz zurückzudrängen.

- **Schlafmittel**

Der Griff zur Schlaftablette erscheint oft als einzige Lösung, um wieder ruhig schlafen zu können. Wichtig zu wissen ist, dass einige Schlafmittel massiv in das Schlafgeschehen eingreifen. Sie verkürzen nicht nur den Tiefschlaf, sondern verringern auch das Traumgeschehen, sodass sich insgesamt die Qualität der körperlichen, seelischen und geistigen Erholung verschlechtert.

Klassische Schlafmittel aus der Gruppe der sogenannten Benzodiazepine können den Schlaf durch ihre beruhigende, Muskel entspannende und Angst lösende Wirkung kurzfristig verbessern. Ihre Wirkung lässt jedoch häufig nach, sodass die Dosis erhöht werden muss, was langfristig zu einer „Medikamentengewöhnung" oder gar zur Abhängigkeit führen kann. Diese Medikamentengruppe ist zur Behandlung schmerzbedingter Schlafstörungen nicht geeignet.

Wenn Menschen nach längerer Einnahme von Schlafmitteln das Medikament absetzen, kommt es nicht selten vor, dass sie mehrere Nächte hintereinander von „Alpträumen" (Entzugserscheinungen) belastet werden, die so zu einem sehr unruhigen Schlaf führen. Mancher Schlafgestörte glaubt dann, er würde mit dem Schlafmittel besser schlafen und gerät nur tiefer in den Teufelskreis der Abhängigkeit. Der Entzug sollte daher mithilfe eines Arztes erfolgen und durch biologische Alternativen abgemildert werden.

- **Schmerzmittel und Schlaf**

Auch Wirkstoffe von Schmerzmitteln können die Schlafphasen negativ beeinflussen. Opioide beeinträchtigen den Tief- und Traum-Schlaf – also genau jene Schlafstadien, die für unsere Erholung so wichtig sind. Benötigen Schmerzpatienten langfristig Opioide, kann es nach den Erfahrungen von Experten zu schlafbezogenen Atmungsstörungen kommen. Gefährdet sind vor allem Menschen, die aufgrund von Lungenkrankheiten oder einem Schlafapnoe-Syndrom ohnehin schlecht schlafen. Hier kann eine Maskenbeatmung helfen. Schmerzmittel mit Koffein am Abend genommen, können diese mit ihrer aufputschenden Wirkung das Einschlafen erschweren. Acetylsalicylsäure (ASS) kann Sodbrennen verursachen und den Schlaf in den frühen Morgenstunden beeinträchtigen.

Daher ist es sinnvoller, den Schmerz durch geeignete Schmerzmedikamente oder alternative Lösungen so zu reduzieren, dass der Schlaf in seiner Struktur und Funktion nicht beeinträchtigt wird. Umgekehrt gilt, dass eine wirksame Behandlung der Schlafstörungen die allgemeine Befindlichkeit von Schmerzpatienten verbessert und so letztlich die Schmerzbehandlung unterstützt.

3

Fazit

Je schlechter Schmerzpatienten schlafen, umso stärker empfinden sie ihr Leiden. Begleitsymptome wie Depressionen und Ängste äußern sich stärker. Die Folgen dieser Schlafstörungen führen schnell zu einer erheblichen Tagesschläfrigkeit mit Stimmungsschwankungen und damit zu Spannungen in Familie und Beruf und erheblichen Beeinträchtigung im Leistungsvermögen.

Schlafstörungen von Schmerzpatienten sollten in jedem Fall sehr ernst genommen werden.

Übrigens

Die eigene entspannte Einstellung zum Schlaf ist und bleibt die beste Voraussetzung, wirklich schlafen zu können. Im Zeitalter der „Perfektion" müssen wir akzeptieren lernen, dass auch unser Schlaf natürlichen Schwankungen unterliegt.

3.2 Schmerz bei Kindern und Jugendlichen

Michael Dobe

Schmerzen sind auch bei Kindern und Jugendlichen (im Folgenden: Kinder) ein häufiges Phänomen. Im Schnitt leidet jedes fünfte Kind mindestens einmal pro Woche unter Schmerzen – am häufigsten Kopfschmerzen, gefolgt von Bauch- und Rückenschmerzen. Meist werden die Kinder durch diese Beschwerden kaum belastet. Sie wenden automatisch Schmerzbewältigungsstrategien an, wie z. B. Ablenkung und das Einlegen von Ruhepausen.

Wenn Ihr Kind über Schmerzen klagt, sollten Sie die Schmerzen ernst nehmen und Ihr Kind bei der Schmerzbewältigung unterstützen. Zum Beispiel können Sie es ermuntern, sich aktiv abzulenken oder eine kurze Ruhepause vorschlagen, wenn der Alltag sehr stressig war. Ausruhen sollte auf Dauer nicht die Methode der Wahl sein, da vermehrte Schonung bei Schmerzen mittelfristig zu häufigeren und stärkeren Schmerzen führen kann. Bitte fragen Sie Ihr Kind im Alltag nicht, ob es Schmerzen hat, da Ihr Kind dadurch an die Schmerzen erinnert wird.

Wenn Kinder häufiger über Schmerzen klagen, sollte ein Kinderarzt aufgesucht werden. Zum Glück kann er in den meisten Fällen eine organische Ursache ausschließen. Das bedeutet allerdings nicht, dass sich Ihr Kind die Schmerzen einbildet oder simuliert, sondern lediglich, dass im Körper keine Organstörung beispielsweise durch eine Entzündung oder einen Tumor vorliegt oder ihr Kind an einer Krankheit leidet, die die Schmerzen erklären (beispielsweise Rheuma). Leichtere Verspannungen in Nacken oder Rücken oder Verkrampfungen im Darm können aber starke Schmerzen verursachen, ohne dass dort etwas „kaputt" ist. Diese Schmerzen sprechen allerdings auf Schmerzmittel nicht oder nur wenig an. Es ist daher ratsam, Kindern Schmerzmedikamente nur nach Rücksprache mit dem Kinderarzt oder einem ärztlichen Kinderschmerztherapeuten zu verabreichen und – wegen möglicher Nebenwirkungen – die Einnahme nach Rücksprache mit dem Arzt auch wieder zu beenden, wenn der gewünschte Effekt nicht eingetreten ist. In manchen Fällen, wie z. B. bei der kindlichen Migräne, reichen allgemeine Maßnahmen wie aktive Ablenkung oder die Veränderung von Lebensgewohnheiten als alleinige Maßnahmen nicht aus, und es ist zusätzlich eine medikamentöse Schmerztherapie beim Auftreten von Migräneattacken erforderlich.

■ **Chronische Schmerzen: Alle Folgen im Blick**

Etwa 5 % aller Kinder leiden an sogenannten chronischen Schmerzen, d. h., sie leiden über mindestens drei Monate mehrmals pro Woche unter Schmerzen, die das Leben zur Qual machen können und sie in ihrer Alltagsaktivität (z. B. Schulbesuch) stark einschränken. Die vielen medizinischen Untersuchungen bleiben in der Regel ohne fassbares Ergebnis oder erklären nicht, warum das Kind unter Schmerzen leidet. Gut gemeinte Ratschläge von besorgten Freunden, Verwandten oder auch Lehrern belasten Kind und Eltern zusätzlich.

> **Übrigens**
>
> Kinder helfen sich bei Schmerzen oft instinktiv selbst, indem sie sich ablenken oder eine Ruhepause einlegen. Treten die Schmerzen allerdings häufiger auf, sollte auf jeden Fall ein Kinderarzt aufgesucht werden.

In diesen Fällen besteht Handlungsbedarf. Kinder mit chronischen Schmerzen sind gefährdet, im Leben nicht mehr mit zu kommen oder eine psychische Störung zu entwickeln. Vor allem Ängste, Schulprobleme und Depressionen können die Folge unzureichend behandelter chronischer Schmerzen sein. Umgekehrt zeigen viele Studien, dass eine hohe emotionale Belastung des Kindes, z. B. aufgrund familiärer oder schulischer Konflikte, zu chronischen Schmerzen beitragen kann. Auch eine vermehrte, auf körperliche Beschwerden gerichtete Besorgnis der Eltern oder chronische Schmerzen bei einem Elternteil erhöhen die Wahrscheinlichkeit, dass ein Kind chronische Schmerzen entwickelt.

Eine gute Schmerztherapie sollte alle diese Faktoren berücksichtigen. Eine Hilfe bietet auch der speziell an den Bedürfnissen chronisch schmerzkranker Kinder ausgerichtete Ratgeber „Rote Karte für den Schmerz" (s. Servicteil/Buchempfehlungen). Bessern sich die Schmerzen langfristig nicht, sollten Sie eine auf Kinderschmerztherapie spezialisierte Einrichtung aufsuchen.

3.3 **Schmerz im Alter**

Heinz-Dieter Basler

Chronische, also langfristig anhaltende Schmerzen nehmen im höheren Lebensalter zu. Sie werden jedoch seltener als bei jüngeren Menschen angemessen behandelt. Dies ist zum Teil darauf zurückzuführen, dass ältere Personen häufig nicht nur unter Schmerzen, sondern auch unter zahlreichen anderen Symptomen und Erkrankungen leiden. Die Folge ist, dass der Schmerz wegen anderer, mitunter lebensbedrohlicher Erkrankungen nicht das einzige Ziel der therapeutischen Bemühungen sein kann. So müssen die Schmerzmedikamente sorgfältig mit anderen erforderlichen Medikamenten abgestimmt werden, was nicht nur die Therapie, sondern auch die Diagnostik erschweren kann.

Besondere Probleme mit der Schmerzdiagnostik und -therapie ergeben sich, wenn die geistigen (kognitiven) Fähigkeiten eingeschränkt sind, d. h. bei Demenz. Je älter die Menschen sind, desto größer wird die Wahrscheinlichkeit, dass die geistigen Fähigkeiten beeinträchtigt sind und dass mehrere Medikamente eingenommen werden. Hinzu kommt ein im Alter veränderter Stoffwechsel, sodass je nach biologischem Alter des Patienten andere Therapiestrategien als bei Jüngeren eingesetzt werden müssen.

■ **Schmerz thematisieren**

Ein weiteres Hindernis der Schmerztherapie im Alter beruht auf der Vorstellung, dass Schmerzen im Alter normal seien. Die Folge: Ältere berichten weniger spontan als Jüngere über Schmerzen. Da diese Auffassung auch Ärzten nicht fremd ist, fragen sie umgekehrt ältere Patienten oft nicht nach Schmerzen. Schmerz bei Älteren wird also häufig übersehen. Das bestätigt eine Befragung von Patienten über 70 Jahren: 15 % gaben erst auf Nachfrage ihrem Hausarzt nicht bekannte Schmerzen an und waren dementsprechend nicht behandelt. In Alten- und Pflegeheimen ist dies noch häufiger

3

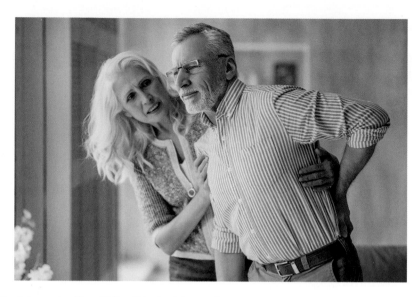

◘ Abb. 3.3   Schmerz im Alter. (© Vasyl/stock.adobe.com)

der Fall. Für eine gute Schmerzbehandlung von älteren Patienten ist es daher wichtig, dass Betroffene wenn irgend möglich Personal und Ärzte über ihre Schmerzen informieren und dass Ärzte und Pfleger aktiv nachfragen, ob Schmerzen vorliegen (◘ Abb. 3.3).

Diese Kommunikation ist bei geistig verwirrten oder dementen Personen, die nicht mehr in der Lage sind, den erlebten Schmerz zu benennen, kaum möglich. Die Folge: Weil der Schmerz nicht erkannt wird, erhalten sie auch keine Schmerzmedikamente. Das muss nicht so sein. Denn auch an bestimmten Verhaltensweisen wie Stöhnlauten oder dem Zusammenziehen der Stirn bei einem Lagewechsel lässt sich erkennen, dass Schmerzen vorliegen (s. dazu auch Gute Frage). Eine Hilfe für Angehörige und Pflegende können hier Beobachtungsbögen (Punkteskalen) sein, zum Beispiel die erarbeitete BESD-Skala (**BE**urteilung von **S**chmerzen bei **D**emenz) (siehe unter: ▶ www.schmerzgesellschaft.de/topnavi/die-gesellschaft/arbeitskreise/schmerz-und-alter/downloads).

> **Wichtig**
> Schmerz bei Älteren wird häufig übersehen! Ärzte und Pfleger sollten aktiv nachfragen, ob Schmerzen vorliegen.

■ **Schmerzmedikamente altersgerecht einsetzen**

Grundsätzlich können alle Medikamente, die bei jüngeren Personen in der Schmerztherapie eingesetzt werden, auch bei älteren zur Anwendung kommen. Durch den bei älteren Menschen veränderten Stoffwechsel ist aber das Risiko unerwünschter Wirkungen erhöht. Deshalb sind bestimmte Vorsichtsmaßnahmen sinnvoll. Insbesondere Ältere sollten frei in der Apotheke erhältliche Schmerzmedikamente nicht über längere Zeit ohne Rücksprache mit dem Arzt einnehmen. Bei unkontrolliertem Dauergebrauch der antientzündlich und schmerzlindernd (analgetisch) wirksamen Medikamente der Stufe 1 des Schmerztherapie-Stufenschemas der Weltgesundheitsorganisation

(▶ Abschn. 2.5 und 5.2.1) können unerwünschte Wirkungen wie Magenbluten, Leber- und Nierenschädigung auftreten. Werden sie in der Therapie chronischer Schmerzen langfristig eingesetzt, sollte regelmäßig die Magen-, Leber- und Nierenfunktion untersucht werden.

Erfordern die Schmerzen die Verordnung von Schmerzmitteln der Stufe 3, sogenannten Opioiden, so gilt es zu bedenken, dass sich der Organismus des älteren Patienten erst an ihre Effekte gewöhnen muss. Sie sollen daher zunächst unterdosiert, d. h. in einer Dosierung gegeben werden, die den Schmerz noch nicht kontrolliert. Nach und nach wird die Dosis dann bis zur wirksamen Dosis gesteigert. Würde die Therapie mit einer Dosis begonnen, wie sie bei Jüngeren üblich ist, könnte das zu Benommenheit und Gleichgewichtsstörungen führen. Das schrittweise Vorgehen soll die Sturzgefahr unter der Therapie gering halten. Unter einer Therapie mit Opioiden kann es insbesondere bei älteren Patienten zu Verstopfung (Obstipation) kommen, die idealerweise ab Beginn der Therapie vorsorglich mitbehandelt werden sollte.

- **Nicht-medikamentöse Verfahren: eine wichtige Ergänzung**

Der Schmerz kann häufig erst dann ausreichend beherrscht werden, wenn die Schmerzmedikation durch nicht-medikamentöse Therapieverfahren ergänzt wird. Besonders wichtig ist hierbei ein körperliches Training, das in Häufigkeit und Belastung der Leistungsfähigkeit des älteren Menschen angepasst werden muss. Jede Form von körperlicher Aktivität, welche die Beweglichkeit, Kraft und Ausdauer fördert, ist geeignet. Eine Unterstützung durch Physiotherapeuten oder Sporttherapeuten ist hilfreich. Weiterhin können je nach Situation auch psychologische Verfahren, vor allem in Form von Entspannungsverfahren

und Hilfen zur Bewältigung des Schmerzes, zum Einsatz kommen. Es gilt, die Aufmerksamkeit gezielt vom Schmerz abzuziehen und auf positive Erlebnisse zu richten, um so die Lebensqualität zu fördern.

Dennoch ist es gerade in höherem Lebensalter wahrscheinlich, dass die Schmerzen zwar gelindert, nicht aber beseitigt werden können. Es kommt also auch darauf an, mit den Schmerzen zu leben und sich von den häufig damit verbundenen Ängsten und traurigen Verstimmungen nicht beherrschen zu lassen. Im Rahmen einer Akzeptanztherapie (▶ Abschn. 5.3.6) kann gelernt werden, sich selbst auch mit weiterhin vorhandenen Schmerzen zu akzeptieren und sein Augenmerk auf die verbleibenden positiven Dinge zu lenken. Hierbei können Übungen zu Förderung der Achtsamkeit helfen, durch welche die Wahrnehmung gezielt auf das breite Spektrum des Erlebens gerichtet und eine Distanzierung vom Schmerz erzielt werden kann.

Wenn die Schmerztherapie den Erfordernissen des höheren Alters angepasst wird, kann sie ähnliche Erfolge vorweisen wie bei jüngeren Personen. Betroffene sollten in Zusammenarbeit mit dem Arzt ein Schmerztagebuch führen, in dem die Behandlung und deren Erfolge dokumentiert werden (▶ Abschn. 4.5).

Gute Frage

Wie erkennt man Schmerzen bei Patienten mit Demenz?
- **Indirekte Hinweise** sind gequälte Laute, Stöhnen, Weinen oder Schreien, unerklärliche Aggression, verzerrte Mimik, Schonhaltungen, Unruhe, Abwehr der Pflege, Appetitmangel, Schlafstörungen.
- **Mögliche körperliche Hinweise** sind ein Pulsanstieg, flache Atmung, Blässe, Schwitzen und eine angespannte Muskulatur.

3.4 Schmerz bei Frauen und Männern

Esther Pogatzki-Zahn

Unterscheiden sich Frauen und Männer, wenn es um Schmerzen geht? Diese Frage wird populärwissenschaftlich sehr unterschiedlich diskutiert und erst seit wenigen Jahren wissenschaftlich seriös untersucht. Weitgehend Einigkeit besteht bei der Annahme, dass Frauen und Männer generell Schmerzen unterschiedlich äußern und wahrscheinlich unterschiedlich empfinden. Geteilter Meinung sind die Wissenschaftler aber bei der Frage, wie diese Unterschiede zu erklären sind. Sind Männer, wie häufig vermutet, weniger schmerzempfindlich, weil Schmerzäußerungen in vielen Kulturen als Zeichen von Schwäche angesehen werden und die Erziehung dementsprechend darauf abzielt, dass Männer ihre Schmerzen unterdrücken? Werden Frauen andererseits ermutigt, ihre Gefühle zu äußern und auch Schmerzen mitzuteilen? Oder hatten Männer entwicklungsgeschichtlich einen direkten Überlebensvorteil („der Mann als Jäger"), wenn sie Schmerzen in bestimmten Situationen weniger stark wahrnahmen? Dies würde bedeuten, dass Männer auch biologisch schmerzunempfindlicher wären als Frauen. Andererseits wird im Volksmund behauptet, dass Männer „wehleidiger" seien als Frauen und die Menschheit längst ausgestorben sei, wenn die Fortpflanzung davon abhinge, dass Männer Kinder bekämen und den Geburtsschmerz ertragen müssten. Für diese widersprüchlichen Eindrücke gibt es bis heute weder eindeutige Beweise noch Gegenbeweise.

Neue Erkenntnisse zeigen aber, dass das Geschlecht eine Rolle beim Empfinden von Schmerzen, dem Auftreten von Schmerzerkrankungen, dem Verlauf von Schmerzen und wahrscheinlich auch dem Therapieerfolg spielt. Studien zur Häufigkeit von Schmerzen zeigen eindeutig, dass Frauen generell mehr unter Schmerzen leiden als Männer. Dies trifft auf (fast!) alle Arten von Schmerzen zu, wie beispielsweise Kopfschmerzen, Migräne und verschiedene Formen von Muskel-, Gelenk- und Knochenschmerzen. Ebenso berichten Frauen über intensivere und länger andauernde Schmerzen und geben mehr von Schmerzen betroffene Körperbereiche an, wenn sie an einer schmerzhaften Erkrankung leiden. Alter, soziale und psychische Faktoren spielen dabei eine begleitende Rolle, sind aber für die Geschlechterunterschiede nicht maßgeblich. So unterscheiden sich Frauen und Männer beispielsweise hinsichtlich der Häufigkeit der Migräne im Alter zwischen 20 und 45 Jahren stärker voneinander; aber auch in allen anderen Altersgruppen ist der Geschlechterunterschied anzutreffen, allerdings in geringerem Ausmaß.

Frauen haben aber nicht nur häufiger Schmerzen, sie sind auch schmerzempfindlicher, wie experimentelle Untersuchungen gezeigt haben. So schätzen Frauen beim Verabreichen eines Hitze- oder Druckreizes die Schmerzintensität höher ein als Männer oder halten den Schmerz weniger lange aus und ziehen daher den Arm nach einem Schmerzreiz früher weg als Männer, obwohl der Schmerzreiz gleich stark war. Ebenfalls scheinen Frauen eine niedrigere Schwelle für schmerzhafte Reize zu haben als Männer, sodass sie einen weniger starken Reiz schon als schmerzhaft empfinden. Diese meist in Experimenten an gesunden Versuchspersonen erhobenen Daten sprechen dafür, dass das Nervensystem von Frauen und Männern unterschiedlich „eingestellt ist". Die „Schmerzsensoren", also jene Nervenfasern, die Schmerzreize aufnehmen und an das Rückenmark weiterleiten, scheinen bei Frauen „empfindlicher" eingestellt zu sein als bei Männern. Darüber hinaus gibt es Hinweise dafür, dass die Schmerzverarbeitung im zentralen Nervensystem, also im Rückenmark und im Gehirn, bei Frauen deutlich sensibler ist, was Prozesse wie die Schmerzchronifizierung begünstigt. Im Vergleich zu Frauen können Männer vermutlich ihre körpereigene Schmerzhemmung besser aktivieren.

> **Übrigens**
>
> Frauen leiden generell häufiger unter (fast!) allen Arten von Schmerzen als Männer. Sie weisen zudem eine höhere Schmerzempfindlichkeit und eine niedrigere Schmerzschwelle auf. Zusammengenommen erklärt dies, warum Frauen auch häufiger unter chronischen Schmerzen leiden.

- **Vulnerabel durch Hormone?**

Die Frage, warum Frauen eine erhöhte Schmerzempfänglichkeit (Vulnerabilität) aufweisen, wurde bisher nur zum Teil beantwortet. Es wird vermutet, dass bei Frauen der Schutz vor Schmerz und Schmerzchronifizierung „schlummert", durch besondere Situationen aber aktivierbar ist. Einer der wichtigsten Schalter für eine solche Aktivierung ist die Schwangerschaft, bei der Frauen plötzlich unempfindlicher für Schmerzreize werden. Ein wesentlicher Faktor scheinen die Hormone Östrogen und Progesteron zu sein, die Einfluss auf die Schmerzempfindlichkeit und Schmerzverarbeitung haben. So ist beispielsweise die Migräne eine typische Erkrankung von Frauen im gebärfähigen Alter. Hormonale Veränderungen in der Schwangerschaft führen dagegen eher zu einer Unempfindlichkeit gegenüber Schmerzen. Das Nervensystem der Frau scheint demnach unter Einfluss der Hormone darauf ausgerichtet zu sein, die Frau unter der Schwangerschaft und Geburt maximal vor Schmerzen zu bewahren, während diese Schmerz-Hemmung in der „schwangerschaftsfreien" Zeit evolutionär nicht notwendig war, d. h. keinen Überlebensvorteil brachte, und damit nicht aufrechterhalten wurde. Hormone sind wahrscheinlich aber nur ein Aspekt, um die Geschlechterunterschiede bei Schmerzen zu erklären. Erforscht werden auch genetische Faktoren.

- **Auch Gene bestimmen das Schmerzempfinden**

Eines der bekanntesten Beispiele für einen genetischen Zusammenhang ist das unterschiedliche Ansprechen von Frauen mit rotem Haar und blasser Haut auf bestimmte schmerzhemmende Wirkstoffe. Beide, Frauen und Männer mit diesen äußeren Merkmalen, weisen eine bestimmte (gleiche) Genvariante auf; aber nur bei Frauen hat dies eine Bedeutung für den Schmerz, obwohl dieses Gen nicht auf einem Geschlechtschromosom liegt. Diese Frauen reagieren besser auf bestimmte Schmerzmittel als Frauen ohne die Genvariante und Männer, egal ob sie diese Genvariante besitzen oder nicht. Andere genetische geschlechtsrelevante Unterschiede werden gerade identifiziert, sind aber insgesamt bisher noch relativ wenig bekannt.

- **Unterschiedliche Wirkung von Schmerzmitteln bei Frauen und Männern**

Untersuchungen zur unterschiedlichen Medikamentenwirkung bei Männern und Frauen sind relativ spärlich zu finden. Bis 1988 wurden die meisten Medikamentenstudien ausschließlich an Männern durchgeführt, weil man bei ihnen keine Schwangerschaft ausschließen und keine Einflüsse von Hormonschwankungen in Betracht ziehen muss. Dies steht aber im Gegensatz zur klinischen Praxis, denn der Medikamentenverbrauch ist bei Frauen deutlich höher. Trotzdem werden an Männern gewonnene Studienergebnisse auch heute noch häufig auf Frauen übertragen, was nicht nur eine unangemessene Dosierung, sondern auch Unverträglichkeiten zur Folge habe kann. Für einige Schmerzmittel konnten in jüngerer Zeit Unterschiede in der Wirkung zwischen Frauen und Männern gezeigt werden; sogar gegensätzliche Effekte sind dabei möglich. Diese haben aber bisher nicht Einzug in die klinische Therapie von Schmerzen gefunden, u. a. auch deshalb, weil sie anderen

Substanzen nicht überlegen sind. Vor allem Aufschriften wie „besonders wirksam bei Menstruationsschmerzen" auf Verpackungen z. B. von bestimmten Schmerzmitteln sind absolut irreführend; diese Medikamente sind, wie andere Produkte der gleichen Substanzgruppe auch, keine speziellen Schmerzmittel für Frauen oder Frauenleiden und im Vergleich zu anderen Schmerzmitteln nicht überlegen bei Menstruationsschmerzen.

Fazit

Diese ersten Erkenntnisse zu Geschlechterunterschieden zeigen sehr eindrücklich, dass sich dieses Gebiet der Schmerztherapie noch in den Kinderschuhen befindet. Frauen und Männer scheinen sowohl biologisch als auch soziokulturell bedingt eine unterschiedliche Schmerzempfindlichkeit zu haben. Dies ist wahrscheinlich – neben der Erklärung dafür, warum Frauen eher unter chronischen Schmerzen leiden – auch von praktischer Bedeutung für alle Bereiche der Schmerztherapie, von der Krankheitsverhinderung (Prävention) über die Diagnosestellung bis hin zur Behandlung der Patienten.

3.5   Schmerz und Partnerschaft

Jürgen Wild

Viele Erkrankungen sind mit Schmerzen verbunden. Schmerzen belasten zunächst einmal den Betroffenen selbst. Schmerzen sind unangenehm, können auch quälend sein. Im körperlichen Bereich beeinträchtigen sie das Leistungsvermögen und behindern so Aktivitäten in Beruf und Freizeit. Im psychischen Bereich können sie Gefühle wie Ärger (bis hin zur Wut), Trauer (bis hin zur Depression) und Besorgnis (bis hin zur Angst) auslösen. Schmerz ist immer ein individuelles Gefühlserlebnis und dadurch unmittelbar nur für den Betroffenen selbst wahrnehmbar. Der Partner kann Schmerzen des Betroffenen nur indirekt wahrnehmen. Zu diesen indirekten Anzeichen gehören u. a. Gereiztheit, Traurigkeit, Verlangsamung, Erschöpfung, Konzentrationsstörungen, Rückzug, eher seltener Stöhnen oder ein gequälter Gesichtsausdruck.

- **Schmerzen und ihre Wirkung auf die Partnerschaft**

Dies alles hat natürlich Auswirkungen auf das partnerschaftliche Zusammenleben, denn Stimmungen und Befindlichkeit des einen Partners wirken auch „ansteckend" auf das Befinden des anderen Partners. So reagiert vielleicht der Schmerzgeplagte mit Ärger und Gereiztheit, wenn etwas nicht mehr richtig klappt. Vielleicht ist er zunächst wütend auf die Krankheit, auf den eigenen Körper, der nicht richtig funktioniert, aber auch auf Mitmenschen, wenn er sich von diesen z. B. unverstanden fühlt. Wenn wir diesen Ärger auf unsere Mitmenschen nicht anderweitig loswerden, kann er schnell in Enttäuschung und Traurigkeit umschlagen und dann zu sozialem Rückzug führen. Somit können auch Freundschaften darunter leiden. Die Gefahr der totalen Isolation besteht, wenn der Betroffene durch die Krankheit auch noch seine Arbeit verliert, woraus ein Teil des Selbstwertgefühls und soziale Kontakte bezogen wurden.

Die mit Schmerzen verbundenen körperlichen und seelischen Veränderungen beim Betroffenen haben wiederum auch eine negative Wirkung auf den Partner, weil dieser sich vielleicht angegriffen, heruntergezogen oder bei geplanten gemeinsamen Aktivitäten behindert fühlt. Nach anfänglichem Mitgefühl kann sich eine zunehmende Ungeduld entwickeln. Die Enttäuschung des unverstandenen Schmerzbetroffenen ist damit vorprogrammiert. Da Menschen, die leiden, oft sogar eine erhöhte Verständniserwartung an ihre Mitmenschen haben, ist die Enttäuschung oft doppelt schwer. Wenn der Betroffene nun auch noch mit Verärgerung, Vorwürfen oder Eingeschnapptsein reagiert, kann das beim Partner wiederum Aggressivität oder Fluchtimpulse auslösen. Entweder gibt es jetzt Streit, oder der Partner flüchtet sich in Garage, Hobbyraum oder Garten. Bei gutmütigen Partnern kommt es auch zu Hilflosigkeit: „Ich weiß nicht mehr, wie ich mit ihr/ihm umgehen soll".

Chronisch Kranke haben oft auch Angst, vom Partner verlassen zu werden. „Ich weiß nicht, wie lange die/der es noch mit mir aushält." Besonders dann, wenn der Partner die Beschwerden des anderen nicht mehr ertragen kann, also selbst zermürbt oder erschöpft ist – nach dem Motto: „Ich kann das nicht mehr hören."

■ **Schmerz und Verständnis**

Eine Partnerschaft kann chronische Schmerzen beeinflussen – im Positiven wie im Negativen. Unter den Bedingungen von chronischer Krankheit und Schmerz neue Zugänge zueinander zu finden und gegenseitiges Verständnis zu entwickeln, ist zunächst einmal recht schwer:

Vor dem Betroffenen steht an erster Stelle die Aufgabe, sich dem anderen zu öffnen, obwohl es ihm schlecht geht und er mit Enttäuschungen zu kämpfen hat. Er muss Wege finden, sich dem anderen so mitzuteilen, dass der ihn versteht. Dabei besteht die Schwierigkeit, dass ein Mensch, der keine Schmerzen, Erschöpfung bei Alltagsverrichtungen oder Konzentrationsstörungen hat, sich dies nur schwer vorstellen kann. Empfehlenswert ist, keine Forderungen an den gesunden Partner zu stellen („Du musst Dich mit meiner Krankheit mehr beschäftigen") oder Vorhaltungen zu machen („Du hast überhaupt kein Verständnis für mich"). Hinderlich ist auch ein Klagetonfall. Schildern Sie in einer möglichst entspannten Gesprächssituation ihre körperlichen und psychischen Probleme, ohne dies mit Forderungen, Vorhaltungen oder Klagen zu verbinden. So geben Sie dem Partner die Möglichkeit, von sich aus Schlussfolgerungen zu ziehen.

Ohne Vorwürfe kann er besser Verständnis entwickeln, weil er keine Kraft in den Selbstschutz stecken muss.

Die Nichtbetroffenen haben die Aufgabe, sich auf unangenehme Themen einzulassen. Schmerz und Krankheit werden von Gesunden oft weit weg geschoben, um mit ihren eigenen Ängsten, Enttäuschungen und Ärger fertig werden zu können. Erst die Bereitschaft auf beiden Seiten, sich dem anderen zu öffnen, macht eine Suche nach gemeinsamen Lösungen für die Alltagsgestaltung möglich.

■ **Trotz Schmerz Alltag gestalten**

Gegenseitiges Verständnis ist die Grundlage für eine partnerschaftliche Beziehungsgestaltung im Alltag. Wenn das Verhalten des Schmerzkranken nicht mehr als „sich hängen lassen", „mangelnde Anstrengungsbereitschaft" oder „übertriebene Empfindlichkeit" gedeutet wird, kann das Paar in der Alltagsgestaltung realistische Ziele anstreben. Bei Planungen und Alltagsaktivitäten sind Entweder/Oder- bzw. Totallösungen (z. B. Hausarbeit ganz an den Partner delegieren, nicht mehr gemeinsam in den Urlaub fahren, nicht mehr zu Familienfeiern fahren) zu vermeiden. Wichtig sind Kompromisse. Man kann absprechen, wer welche Hausarbeiten übernimmt, und sich dabei flexibel halten. An „guten Tagen" kann man mehr machen, an „schlechten Tagen" weniger. Im Urlaub muss man ja nicht alles zusammen machen. Das Urlaubsziel sollte so gewählt werden, das beide etwas finden (z. B. Thermalbad für den kranken und Alpin-Ski für den gesunden Partner; man muss auch nicht alle Tagesausflüge mitmachen). Bei Familienfeiern kann man zwischendrin einen kleinen Spaziergang als Ausgleich zu Sitzen und Gesprächslärm machen. Wenn es gar nicht geht, kann man auch eher nach Hause fahren, dann ist man ja auch dabei gewesen. Wichtig ist, dass auch der Schmerzkranke seinem gesunden Partner Raum für Aktivitäten gibt, an denen er sich nicht mehr beteiligen kann. Der gesunde Partner sollte dem Betroffenen helfen, sich vom Schmerz abzulenken, oder das Schmerzverhalten „ignorieren". Ablenken hieße in diesem Fall etwa zu sagen: „Komm, raff Dich auf, Du weißt doch, wenn wir erst mal unterwegs sind, geht es Dir besser". Oder der Partner ignoriert das Schmerzverhalten, indem er motiviert: „Ich hole die Räder und warte draußen auf Dich."

Beide Seiten sollten grundsätzlich nicht erwarten, vom anderen immer verstanden zu werden, aber sie sollten miteinander im Gespräch bleiben. So kann sich Partnerschaft sogar neu entwickeln, und die Beziehung kann reifer und reicher werden. Bei größeren Schwierigkeiten besteht die Möglichkeit, sich Hilfe von außen zu holen. Hilfe bei Partnerschaftsproblemen bieten am besten geschulte Fachkräfte in Beratungsstellen zu Ehe- und Lebensfragen. Auch Selbsthilfegruppen können Hilfestellung geben, denn Gespräche mit Betroffenen und Angehörigen von Betroffenen schaffen Verständnis, und ein Austausch schafft Erleichterung (s. auch ▶ Abschn. 7.1).

3.6 Schmerz und Sexualität

Anke Diezemann

Sexuelle Gesundheit stellt einen zentralen Erlebens- und Verhaltensbereich dar. Sexuell nicht aktive Menschen berichten von einer niedrigeren Lebensqualität, Einbußen im Bereich der Intimität und Paarverbundenheit, verminderter Leistungsfähigkeit und einer geringeren Befriedigung im persönlichen, beruflichen und emotionalen Bereich.

Viele Patienten mit chronischen Schmerzen wie rheumatischen Erkrankungen, dem Fibromyalgiesyndrom, Schmerzen am ganzen Körper, Rückenschmerzen, Kopfschmerzen, Unterbauchschmerzen und Schmerzen im Becken und Genitalbereich berichten von folgenden sexuellen Beeinträchtigungen:

– **Mangelndes sexuelles Verlangen** einher: Männer sind hiervon weniger betroffen als Frauen. Die sexuelle Aktivität wird seltener initiiert oder der Geschlechtsverkehr wird eher resignativ geduldet. Häufig liegt auch eine Mangel an sexuellen Phantasien vor.

– Eine **Abneigung gegenüber dem sexuellen Kontakt** beschrieben, verbunden mit Angst oder auch Ekelgefühlen beim Geschlechtsverkehr, vor dem Geruch, den Flüssigkeiten, den Ausdünstungen. Dies kann vor allem im Rahmen von sexuellen Traumatisierungen vermehrt auftreten. Frauen mit einer Veränderung der Schleimhaut in der Scheide (Vulvodynie) z. B. nach häufigeren Pilzinfektionen beschreiben diese Störung auch in Verbindung mit Ängsten vor einer erneuten Infektion. Diese Probleme mit der Schleimhaut werden vermehrt von Patientinnen mit einem Fibromyalgiesyndrom beschrieben.

– Die **Störung der sexuellen Erregung** geht mit der Unfähigkeit bei der Frau einher, eine Befeuchtung der Scheide und Anschwellung der äußeren Genitale zu erlangen oder aufrechtzuerhalten. Der Geschlechtsverkehr ist möglich, dabei werden aber weniger Lustgefühle und weniger Orgasmen empfunden. Die Erektionsstörung beim Mann geht mit der Unfähigkeit eine adäquate Erektion zu erreichen oder aufrechtzuerhalten einher.

– Bei der Dyspareunie treten **Schmerzen, Irritationen, Jucken, Brennen beim Sexualverkehr** auf. Dies kann die äußeren und inneren Genitalien betreffen. Zu beobachten sind dabei häufig Entzündungen und Verkrampfungen des Beckenbodens bei beiden Geschlechtern.

– Beim Vaginismus kommt es zu **Krämpfen (Spasmen) der Muskulatur des äußeren Drittel der Scheide und auch in der Beckenbodenmuskulatur.** Dies macht das Eindringen des Penis, eines

gynäkologischen Untersuchungs-
instrumentes (Spekulum) oder auch
Tampon zum Teil nicht möglich. Die
Frauen können aber sexuell erregbar sein
und Orgasmen haben, kommen aber erst
bei einem bestehenden Kinderwunsch in
Behandlung.

- Die **Verzögerung oder das Ausbleiben
  vom Orgasmus** wird als Orgasmusstörung
  bezeichnet. Dieser tritt auch nicht beim
  Petting oder der Masturbation auf und
  geht häufig mit einer Hemmung und
  Angst einher, sich fallen zu lassen.
- Bei der **frühzeitigen Ejakulation** kommt es
  kaum zur Kontrolle über die Ejakulation,
  welche auch vor dem Eindringen in die
  Scheide und ohne Erektion erfolgen kann.
  Dies kann bei minimaler Stimulation
  auftreten.

- **Vielfältige körperliche und psychosoziale Faktoren haben einen Einfluss**

Folgen der Schmerzerkrankung können
einen wesentlichen Einfluss auf die Sexualität
haben: z. B. die Steifigkeit in der Bewegung,
Verspannung der Muskulatur, Erschöpfung,
Schlafstörung, Gewichtszunahme, Einfluss

von Medikamenten (z. B. Opiate und Antidepressiva).

Körperliche Faktoren der Erkrankung
wie Entzündungen, Nervenschädigung,
aber auch Veränderungen im Stoffwechsel
und Gefäßsystem, Hautprobleme, hormo-
nelle Veränderungen sind wichtige Ein-
flussfaktoren. Eine erhöhte Empfindlichkeit
bei Schmerzreizen kann mit einer schmerzhaften Sexualität einhergehen.

Psychologische Faktoren können z. B.
Angst vor der Bewegung und ein all-
gemeines Schonungsverhalten, mangelndes Vertrauen in den eigenen Körper, aber
auch Scham (z. B. weil sich der Körper nach
einem Unfall oder Gewichtszunahme verändert hat), ein verringertes Selbstwertgefühl
oder auch depressive Stimmung sein. Der
mit der Schmerzerkrankung einhergehende
Stress wie berufliche Veränderungen, finanzielle Sorgen können die Lust auf Sexualität
mindern. Aber auch Veränderungen in der
Partnerschaft verhindern eventuell weiterhin einen genussvolle Sexualität zu erleben:
der Partner ist evtl. auch verunsichert, das
Paar findet keinen Weg mit der Problematik
umzugehen (s. ◘ Abb. 3.4).

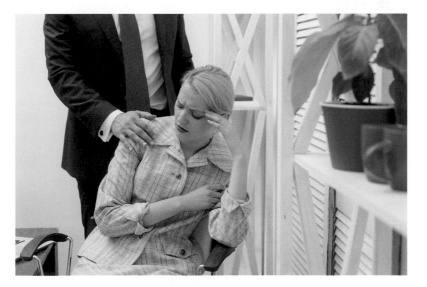

◘ **Abb. 3.4**   Schmerz ein Lustkiller. (© Roman Stetsyk/stock.adobe.com)

■ **Sexualität ist häufig kein Thema in der Schmerztherapie**

Viele der betroffen Patienten berichten dem Therapeuten nicht von diesen Beeinträchtigungen: bei Zeitmangel, wenig Ruhe für das Gespräch mit Wahrung der Privatsphäre des Patienten und auch dem offenen Rahmen, der für Fragen in diesem intimen Bereich notwendig ist, wird ein Gespräch über die sexuellen Probleme eventuell gar nicht möglich. Viele Patienten oder auch Therapeuten schämen sich, darüber zu sprechen. Manche Betroffene sehen in dem Schmerz-Arzt evtl. nicht den richtigen Ansprechpartner.

In einer umfassenden Schmerztherapie sollten alle Aspekte der Beeinträchtigung der Lebensqualität beachtet werden. Auch wenn der Schmerztherapeut kein Sexualmediziner ist, kann er die Betroffenen an den Gynäkologen, Urologen, Sexualmediziner, Sexualtherapeuten und Physiotherapeuten weiter überweisen. Bei sexuellen Beeinträchtigungen ist wie bei chronischen Schmerzen eine Zusammenarbeit mehrerer Fachbereiche sinnvoll und erfolgversprechend.

3.7 Schmerz und Placebo

Regine Klinger

■ **Placeboanalgesie – Faszination der körpereigenen Schmerzhemmung**

Hinter dem Begriff Placeboanalgesie (Analgesie = kein Schmerz) verbirgt sich eine einmalige Einrichtung der Natur: die im Menschen angelegte Fähigkeit, selber etwas gegen Schmerzen zu tun. In der Forschung zur Placeboanalgesie hat man bereits wichtige Erkenntnisse darüber gewonnen, welche Mechanismen diesem Phänomen zugrunde liegen. Die aktuelle Forschung ist schon so weit, dass daraus ein Nutzen für den klinischen Alltag abgeleitet werden kann.

■ **Was ist ein Placeboeffekt?**

Der Begriff Placebo kommt aus dem Lateinischen und bedeutet „Ich werde gefallen". Ein Placebo ist ein pharmakologisch betrachtet wirkstofffreies Präparat, das unter bestimmten Bedingungen eine ähnliche Wirkung entfalten kann wie die echte Arznei. Ein Placeboeffekt kann aber auch bei anderen Handlungen im medizinischen Kontext auftreten. Wenn z. B. ein Arzt oder eine Ärztin sehr positiv auf die Patienten am Krankenbett eingeht und Ihnen Zuversicht im Hinblick auf Ihre Schmerzen vermittelt, erleben diese ihre Schmerzen als weniger schlimm.

Für die klinische Nutzung des Placeboeffektes ist ein Punkt wirklich wichtig: Ein Placeboeffekt kann auch durch ein wirksames Medikament selbst ausgelöst werden. Wir wissen durch die Placeboforschung, dass sich die Wirksamkeit eines Schmerzmedikamentes *immer* durch zwei Komponenten zusammensetzt: Einerseits werden Beschwerden durch den pharmakologischen Wirkstoff im Medikament gelindert. Der zweite Teil der Schmerzlinderung entsteht durch die Erwartungshaltung des Patienten. Das nennt man dann den „Placeboeffekt". Die Studien zeigen, dass dieser die Wirksamkeit eines Medikaments im günstigsten Fall um fast 30 % erhöhen kann. Allein weil der Patient an die Effektivität (Wirksamkeit) der Behandlung glaubt.

■ **Die Erwartung kann Schmerzen lindern und den Behandlungserfolg erhöhen**

Der Placeboeffekt ist wissenschaftlich klar messbar: Er löst eine Reihe nachweisbarer physiologischer Vorgänge im Körper aus. Im Bereich der Schmerzforschung konnten Placeboeffekte in vielen Experimenten beobachtet werden. Im Rahmen von Studien wird z. B. Schmerzpatienten ein Medikament zur Linderung ihrer Schmerzen verabreicht. Die eine Gruppe erhält Tabletten mit hochwirksamen Substanzen und bekommt darüber auch die Information, dass es ein effektives Schmerzmedikament sei. Die andere Gruppe erhält dagegen eine wirkstofffreie Tablette, aber die gleiche Information und kann deswegen eine positive Erwartung bezüglich der Schmerzlinderung aufbauen. Wenn beide Gruppen jetzt einer Untersuchung mit bildgebenden Verfahren unterzogen werden, kann beobachtet werden, dass auch bei der Placebogabe ähnliche Hirnstrukturen aktiv werden wie bei dem „wahren" Medikament. Es kommt zur Ausschüttung körpereigener (endogener) Opioide, sogenannter Endorphine. Diese spielen für die Schmerzverarbeitung eine wichtige Rolle. Das heißt: Selbst die Patienten, die keinerlei pharmakologischen Wirkstoff erhalten, empfinden eine zwar etwas geringere, aber messbare Schmerzlinderung. Wenn diese Schmerzlinderung bedeutsam höher ist, als bei einer Gruppe von Patienten, die gar keine Schmerzbehandlung erfahren, dann spricht man von Placeboanalgesie.

■ **Die Placeboanalgesie ist spezifisch**

Wir kennen heute insgesamt zwölf verschiedene körperliche Systeme und Bereiche, in denen Placeboeffekte nachgewiesen wurde. Zum Beispiel bei der Parkinson-Krankheit: Ihr liegt ein Mangel an Dopamin zugrunde, ein Nervenstoff, der dann durch Medikamente ausgeglichen werden muss. Die Vergabe von Placebos unter der Instruktion, dass es sich um ein Medikament zur Behandlung der Parkinson Symptome handele, konnte auch hier einen Placeboeffekt auslösen. Ähnliches beobachten wir bei Medikamenten gegen Depressionen, die etwa durch das körpereigene „Glückshormon" Serotonin gelindert werden. Und auch bei Diabetes erhöhen Placeboreaktionen die Insulinausschüttung. Der jeweilige Placeboeffekt imitiert quasi die Wirkung „seines" speziellen Medikamentes.

■ **Die Rolle der Vorerfahrungen bei Placeboeffekten: Schlechte Erfahrungen mit Medikamenten**

Schlechte Vorerfahrungen mit Medikamenten können den Placeboeffekt mindern. In der Tat kann ein Placeboeffekt tatsächlich unterdrückt werden durch negative Gedanken. Wir sprechen dann von der Noceboreaktion – zu Deutsch: „Ich werde schaden". Die Wirkung, die ein Medikament eigentlich haben sollte, wird dann herabgesetzt oder Nebenwirkungen werden verstärkt. Eine an sich wirksame Therapie kann dann nicht helfen oder sogar das Gegenteil erzeugen.

■ **Die Chance, einen Placeboeffekt aufzubauen: Selbstwirksamkeit stärken – Erwartungen realistisch aufbauen**

Grundsätzlich kann man seine negativen Erwartungen verändern oder Erwartungen in die positive Richtung aufbauen. Dabei spielen 3 Vorgänge eine Rolle:
1. Die Information und auch Art und Weise der Information
2. die Beobachtung der Behandlungserfolge anderer Patienten und
3. eigene Erfahrungen und Umstände, unter denen Medikamente genommen werden.

In diesen 3 Konstellationen liegt auch die Chance, einen Placeboeffekt aufzubauen. Und hier kommt das ins Spiel, was wir in der Forschung Selbstwirksamkeit nennen. Der Patient kann lernen, seine Haltung gegenüber einer Therapie durch eigenes Zutun zu beeinflussen. Der Ehrgeiz jedes Arztes oder jeder Ärztin und speziell ausgebildeter Schmerzpsychologen sollte darauf zielen, die Selbstwirksamkeit des Patienten zu fördern.

■ **Wie kann das gelingen?**

Einstellungen und Erwartungen, die wir gegenüber einer Therapie haben, sind nicht nur eine Frage der Persönlichkeit. Wir erwerben sie im Laufe des Lebens auch durch

Erfahrung und Beobachtung. Das beste Beispiel: Ein Patient sitzt beim Zahnarzt auf dem Behandlungsstuhl und hört aus dem Nebenzimmer die Schreie eines Patienten. Die Erwartung an die eigene Behandlung wird weniger hoffnungsvoll. Der gegenteilige Effekt tritt ein, wenn mehrfach die Erfahrung gemacht wird, dass ein bestimmtes Medikament die eigenen z. B. Kopfschmerzen wirksam lindert. Dann kann häufig sogar allein der Anblick der Tablette den Schmerz eindämmen. Denn unser Gehirn erhält durch die vertraute Form und Farbe des Präparats das Signal „Gleich wird es besser" – und reagiert entsprechend mit der Ausschüttung von Schmerz stillenden Stoffen. Diesen Lernvorgang nennen wir Konditionierung. Ihn können Ärzte in Zusammenarbeit mit dem Patienten aktiv steuern.

Wenn es dem Schmerztherapeuten gelingt, die richtige Ansprache zu wählen, ist das schon die erste Hälfte des Erfolges. Insbesondere in Krankenhäusern kommt es noch viel zu oft vor, dass Patienten Medikamente ohne weitere Erklärung in die Hand gedrückt bekommen. Stattdessen ist eine Empfehlung, die sich aus der Placeboforschung ableitet, die sogenannte „open medication": Wenn der Arzt oder die Ärztin seinem oder ihrem Patienten erklärt, um welchen Wirkstoff es sich handelt und wo genau dieser im Körper ansetzt, kann der Betroffene sich den Vorgang verbildlichen. Er kann ihn verstehen, nachvollziehen und vertraut dadurch auf seine Wirkung. Wenn er die Tabletten dann jedes Mal bewusst einnimmt, in einer angenehmen Situation, sich die Wirkung in Erinnerung ruft, Form, Farbe und Oberfläche mit allen Sinnen wahrnimmt, kann er selbst einen Placeboeffekt in seinem Körper hervorrufen.

■ **Lernen, die Kontrolle über das eigene schmerzhemmende System zu gewinnen**
Besser sollte es heißen, Kontrolle über den „inneren Schmerzmanager" zu erlangen. Dies ist auch bei Patienten mit chronischen Rückenschmerzen eindrücklich möglich, wie

eine Untersuchung belegte. Die Patienten erlebten durch die Behandlung eine so deutliche Rückenschmerzlinderung. Was sie zu dem Zeitpunkt nicht wussten: Sie hatte „nur" eine Behandlung mit Placebo erhalten. Die Schmerzlinderung lag über 50 % und damit höher als in manch anderer Studie, in der „echte" Opiate verabreicht wurden Das Placebo, das vermeintliche „Medikament", wurde genau erklärt in seiner Wirkweise und diese Information hat dann die entscheidende Erwartung aufgebaut, die dann in Folge die Selbstwirksamkeit in Gang setzte. Einige der Patienten konnten diesen Effekt langfristig aufrechterhalten.

■ **Verschreibung von Placebos anstelle echter Medikamente?**
Unwissentlich Placebos zu verordnen ist ethisch-moralisch überhaupt nicht zu vertreten und es würde auch auf Dauer gar nichts nützen. Im Gegenteil: Patienten können ihre Selbstwirksamkeit nur in einer Atmosphäre absoluten Vertrauens und gegenseitigen Einvernehmens mit dem Arzt erlangen. Das Konzept der sogenannten „Open-Placebo"-Verschreibung wird derzeit noch beforscht. Das bedeutet, dass mit dem Patienten die Wirkmechanismen von Placebos besprochen werden, die Verbindung zu der Selbstwirksamkeit aufgezeigt wird und mit dem Patienten überlegt wird, ob er oder sie gegebenenfalls Placebos einsetzen möchte. Dieser offene Weg kann eventuell für die Schmerzbehandlung interessant werden und viele Patienten auch vor einem Übergebrauch an Schmerzmitteln schützen.

Viel wichtiger ist aber das Konzept der „Open-Medikation", also den Patienten anzuleiten, die Wirkung der Schmerzmedikamente durch eigenes Zutun zu optimieren. Hierfür ist eine vertrauensvolle Patient-Behandler-Atmosphäre wesentlich. Das ist ein sehr individueller Prozess. Wer zu ihm passt, muss jeder Patient für sich selbst herausfinden. Das Erlernen von Techniken zur Steigerung der Selbstwirksamkeit vermitteln speziell für Schmerzpsychotherapie ausgebildete Psychotherapeuten.

3.8 Wachstumsschmerzen bei Kindern

Thomas Menge

Der Wachstumsschmerz war in der Medizin lange umstritten, weil es bis zum heutigen Tag keine Methode gibt, diese Schmerzen als Wachstumsschmerzen sicher zu erkennen. Er lässt sich auch heute nur durch den Ausschluss anderer, schwerwiegender Erkrankungen diagnostizieren (sog. Ausschlussdiagnose). Seine Existenz wurde daher von vielen Ärzten bestritten und auf andere medizinische Ursachen oder das Bedürfnis von Kindern zurückgeführt, Aufmerksamkeit zu erregen.

Wachstumsschmerzen treten etwa ab dem Grundschulalter bei etwa einem Drittel aller Kinder auf (◘ Abb. 3.5). Es gibt aber auch Fälle, in denen die Beschwerden bereits im Kleinkindesalter in Erscheinung treten und bis in die Pubertät andauern. Von den Beschwerden sind Jungen und Mädchen betroffen. Die Schmerzen haben meist einen dumpf-drückenden Charakter und sind fast immer in den Beinen, in der Regel beidseitig, in Kniegelenksnähe oder im Fuß-Knöchelbereich, aber nicht in den Gelenken selbst lokalisiert. Brennender oder klopfender Schmerzcharakter wird von den Kindern eher selten beschrieben. Sie treten immer am Abend oder in der Nacht auf, praktisch nie am Tage. Äußere Veränderungen an den schmerzenden Stellen sind nicht zu sehen. Es handelt sich um Ruheschmerzen, die nur selten und unregelmäßig mit vorausgegangener körperlicher Belastung in Verbindung stehen. Sie treten sehr unregelmäßig auf, im Durchschnitt etwa zwei bis drei Mal in der Woche, es handelt sich nie um einen über mehrere Tage andauernden Schmerz Die Häufigkeit der Schmerzen kann stark variieren. Das Kind ist am folgenden Morgen beschwerdefrei und die körperliche Belastung nicht eingeschränkt.

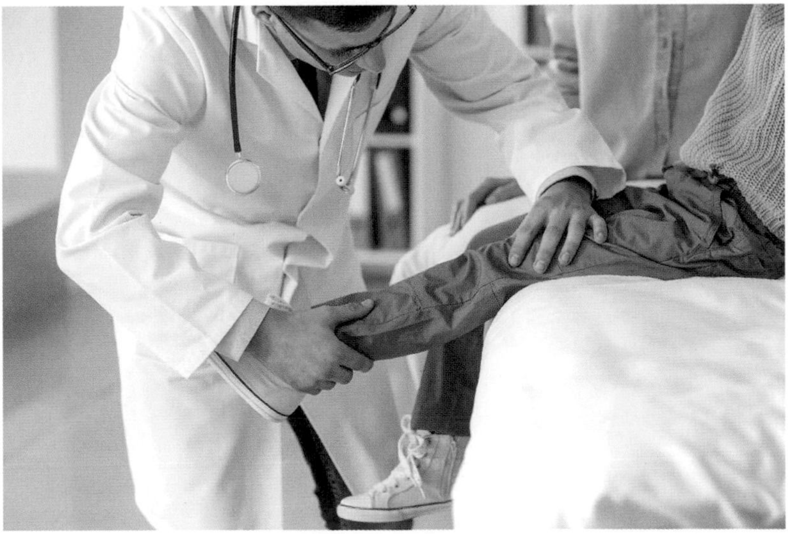

◘ Abb. 3.5 Wachstumsschmerzen treten oft ab dem Grundschulalter auf. (© Pixel-Shot/stock.adobe.com)

Der genaue Mechanismus der Schmerzentstehung ist bis heute nicht geklärt. Möglich sind Minderbelastbarkeiten des Knochengerüstes bei noch unzureichender Knochendichte, genetische Faktoren oder eine generell erhöhte Schmerzempfindlichkeit. Eine Beeinflussung durch psychosoziale Faktoren (Kummer, Schulstress o. Ä.) wird zusätzlich für möglich gehalten.

Wichtig für die betroffenen Kinder und deren Eltern ist die Tatsache, dass es sich bei diesen Schmerzen um ein absolut harmloses und nur vorübergehend auftretendes Phänomen handelt. Die Beschwerden verschwinden auch ohne spezielle Behandlung nach einigen Jahren.

Als Behandlung hilft teilweise schon persönliche Zuwendung, in Form von tröstendem, gutem Zureden und lokalen Massagen der schmerzenden Region. Wenn der Schlaf nachhaltig beeinträchtig wird, kommen als erstes lokale Wärme oder Kälte in Fragen. In der Regel wird schon das Aufbringen von milder Wärme eine Linderung bringen. Auch das Aufbringen von Kälte (schmerzbetäubender Effekt) kann helfen und kann deshalb ausprobiert werden. In besonders hartnäckigen Fällen ist die Gabe eines leichten, für Kinder und Jugendliche im Wachstumsalter geeigneten Schmerzmittels, z. B. Paracetamol vertretbar, um einen ungestörten Schlaf zu ermöglichen.

Wichtig ist dieses Beschwerdebild, weil es andere, wesentlich gefährlichere Krankheitsbilder maskieren kann, die unbedingt diagnostiziert und dann einer konsequenten Behandlung zugeführt werden müssen.

Hier sind u. a. zu nennen:
- Knochentumore
- eine beginnende rheumatische Erkrankung
- eine Entzündung durch Bakterien oder Viren
- eine bisher übersehene knöcherne Verletzung, z. B. als sogenannter Ermüdungsbruch nach ungewohnt intensiver körperlicher Belastung

Diese ernsthaften Erkrankungen können durch einen spezialisierten Arzt oft schon durch genaues Befragen des Kindes ausgeschlossen werden, dann sind auch weitere Untersuchungen nicht erforderlich. Im Zweifelsfall werden die schwerwiegenden Erkrankungen durch Blutuntersuchungen oder das Kind nicht belastende Magnetfeld-Untersuchungen (MRT) ausgeschlossen. Daher empfiehlt es sich bei wiederkehrenden oder anhaltenden untypischen Beschwerden in den Beinen, einen Orthopäden oder Kinderorthopäden aufzusuchen, der bei entsprechendem Verdacht die erforderlichen weiterführenden Untersuchungen in die Wege leiten kann.

Schmerzdiagnostik

Rainer Freynhagen, Christian Geber, Raimond Hoche, Wolfgang Richter und Roman Rolke

© Springer-Verlag Berlin Heidelberg 2020
H. G. Nobis et al. (Hrsg.), *Schmerz – eine Herausforderung,*
https://doi.org/10.1007/978-3-662-60401-4_4

4.1 Schmerzanamnese

Wolfgang Richter

In die aktuelle Schmerzdiagnostik sollten möglichst alle bedeutsamen vorangegangenen Befunde (auch bildgebende Diagnostika, wie Röntgenbilder, Doppler-, MRT-, Kernspin-, CT- oder szintigraphische Untersuchungen) ebenso wie Befundberichte der Vorbehandlungen einbezogen werden. Sie liefern den Therapeuten erste Hinweise auf die der Schmerzsymptomatik möglicherweise zugrunde liegenden Auslöse- und Aufrechterhaltungsfaktoren – z. B. Funktionsstörungen des muskuloskelettalen Systems (Muskeln, Bänder, Sehnen und Gelenke) oder krankhafte Veränderungen des Nervensystems (z. B. Polyneuropathie oder neurologische Veränderungen nach Hirninfarkt) oder auch Stoffwechselstörungen (z. B. rheumatoide Prozesse, Zuckerkrankheit). Ebenso ist es hilfreich und notwendig, einen vorab von Ihrem Arzt ausgehändigten Deutschen Schmerzfragebogen vor der ersten Untersuchung ausgefüllt einzureichen, in den auch ergänzend persönliche Fragen zu Ihrer Person, zu Stimmung und Befindlichkeit integriert sind.

Die Anamnese-Erhebung bietet Ihnen in Ihrer Schmerztherapie die vielleicht einzigartige Möglichkeit, dass Ihre Schmerzsymptomatik umfassend hinsichtlich aller relevanten medizinisch-körperlichen, psychischen und sozialen Aspekte analysiert werden kann. In der Schmerztherapie erfordert dies in der Regel eine mind. zweistündige Befragung und Untersuchung durch die Sie hier unterstützenden Ärzte und Psychotherapeuten. Bewusst wird hierbei in der Schmerztherapie hinreichend viel Zeit eingeräumt, die Sie sich auch selbst reservieren sollten.

Patienten mit chronischen Schmerzen bringen häufig eine lange „Leidensgeschichte" mit, wenn sie eine Schmerztherapie aufsuchen – geprägt von der Entwicklung des Schmerzproblems über einen Zeitraum von Wochen, Monaten oder Jahren und den ganz unterschiedlichen Erfahrungen mit Anwendungen oder Medikamenten, die mehr oder weniger gut geholfen haben. Diese „Schmerzgeschichte" sollte der Therapeut möglichst gut kennen, um bestmöglich helfen zu können. Dazu befragt er den Patienten nach der Entwicklung und Art der Schmerzen (Anamnese). Er erfasst im Gespräch wesentliche Aspekte, die bei der Suche nach den Schmerzursachen und deren Behandlung entscheidend sind.

Zur Erstaufnahme darf Sie selbstverständlich eine Begleitperson Ihres Vertrauens (Ehepartner, Kinder, Eltern, eine Vertrauensperson oder Betreuer) begleiten und kann auf Ihren Wunsch in die Befragung einbezogen werden. Natürlich können Sie die Untersuchung auch allein aufsuchen, um Ihre Problematik persönlich darzustellen, hinsichtlich Aspekten, die ausschließlich Sie selbst dem Behandler unter dem Vertrauensschutz der Schweigepflicht mitteilen möchten.

Im Rahmen der Schmerzanamnese geht es dann um die folgenden Fragen:

- **Wo,** d. h., an welchen Körperstellen, treten die Schmerzen auf? Wo sind die am stärksten belastenden Schmerzregionen? Oft lässt hier eine sog. Schmerzzeichnung durch Markierung der betroffenen Schmerzgebiete wichtige Merkmale der Schmerzen erkennen.
- **Wie häufig** treten Schmerzen auf – andauernd, mehrfach täglich oder mehrfach pro Woche, andauernd mit zusätzlichen Anfällen, am Tag und/oder in der Nacht?
- **Wie stark** sind die Schmerzen? Hilfreich können hier sogenannte Schmerzskalen sein (▶ Abschn. 4.3).
- **Welcher Art** sind die Schmerzen – eher brennend, stechend, ziehend, bohrend oder reißend? Oder sind die Schmerzen treffender als quälend, elend oder furchtbar zu beschreiben?
- **Wann** haben die Schmerzen begonnen – gab es konkrete Auslöser, wie eine Verletzung, einen Gips oder einen Unfall? Gab es andere persönliche Ereignisse und Bedingungen, die mit dem Schmerzbeginn

in Zusammenhang stehen, wie beispielsweise Kränkungen und Enttäuschungen, Erschöpfung und Burnout, eine Trennung, Scheidung, Todesfälle oder aber Überforderungen, Mobbing am Arbeitsplatz, Kündigung und Arbeitslosigkeit?

- **Wie stark** behindern die Schmerzen bestimmte Tätigkeiten und Aktivitäten in Alltag und Beruf? Unter welchen Bedingungen treten die Schmerzen verstärkt auf?
- **Welche Folgen** haben die Schmerzen auf Stimmung, Lebensqualität und Erleben im Krankheitsverlauf und auch aktuell?
- **Wie** haben sich die **Schmerzen** im Verlauf der Erkrankung **verändert?**
- **Was** kann die Schmerzen **vermindern?** Welche Behandlungen – beispielsweise welche Medikamente, Operationen, ambulante oder auch stationäre Therapien, physikalische oder andere Anwendungen – wurden durchgeführt und mit welchem Erfolg?
- **Welche eigenen Maßnahmen** der Schmerzlinderung kennen Sie und wie und mit welchem Effekt wenden Sie diese im Alltag an?

Da für die Entstehung und Aufrechterhaltung chronischer Schmerzen vielfältige Faktoren bedeutsam sein können, sind die gesamten Lebensumstände im Zusammenhang mit der Vorgeschichte des Betroffenen für die Wahl der Schmerztherapie wichtig. Sowohl körperliche als auch seelische Verletzungen der jüngeren Zeit oder in der Vergangenheit (sogenannte Traumatisierungen, Kränkungen oder Missachtung), Verlusterfahrungen (Trennung, Todesfall) oder besondere Belastungen (Überforderungen, Pflege eines Angehörigen, eigene Erkrankungen) können zum Schmerzgeschehen beitragen.

Die möglichst offene Beantwortung auch vielleicht persönlicher Fragen ist daher hilfreich. Im Einzelfall kann zur Einordnung der Beschwerden auch die Beantwortung spezieller Fragebögen sinnvoll sein, die helfen sollen, besondere Aspekte der Erkrankung zu ver-

stehen. Dabei handelt es sich stets um Ihre individuelle Sichtweise.

Bitte seien Sie gewiss, dass Schmerztherapeuten Ihre Beschwerden immer unvoreingenommen ernst nehmen – auch wenn Sie vielleicht in der Vergangenheit schon einmal andere Erfahrungen gemacht haben sollten. Schildern Sie deshalb Ihre Belastungen ebenso unvoreingenommen, ohne diese besonders zu betonen oder gar beweisen zu müssen, oder auch einzelne Aspekte zurückzuhalten.

> **Wichtig**
> Sie selbst sind stets erster Experte für Ihre Schmerzen. Vielleicht können Sie mithilfe Ihrer Therapeuten auch zum Experten Ihrer eigenen Schmerzbewältigung werden!

4.2 Schmerzfragebögen

Rainer Freynhagen und Christian Geber

Bereits vor dem direkten Gespräch mit dem Arzt oder Psychotherapeuten und der Untersuchung sollte der Patient einen Schmerzfragebogen ausfüllen. Darin werden die mit den Schmerzen einhergehenden Symptome standardisiert erfasst, was eine wichtige Orientierung für den Therapeuten darstellt. Manche Schmerzfragebögen enthalten Zeichnungen, die helfen, die betroffenen Körperstellen und die Ausbreitung der Schmerzen anschaulich darzustellen. Schmerzfragebögen gibt es in elektronischer und in Papierform. Sehr häufig verwendet werden z. B. der umfangreiche „Deutsche Schmerzfragebogen" (s. ► www.schmerzgesellschaft.de/schmerzfragebogen) oder der kurze pain*Detect*-Fragebogen zur Erkennung von Nervenschmerzen, dessen erste Seite in ◘ Abb. 4.1 gezeigt wird.

- **Wozu Schmerzfragebögen?**
Fragebögen unterstützen Patienten sehr gut dabei, ihre ganz persönlichen Empfindungen

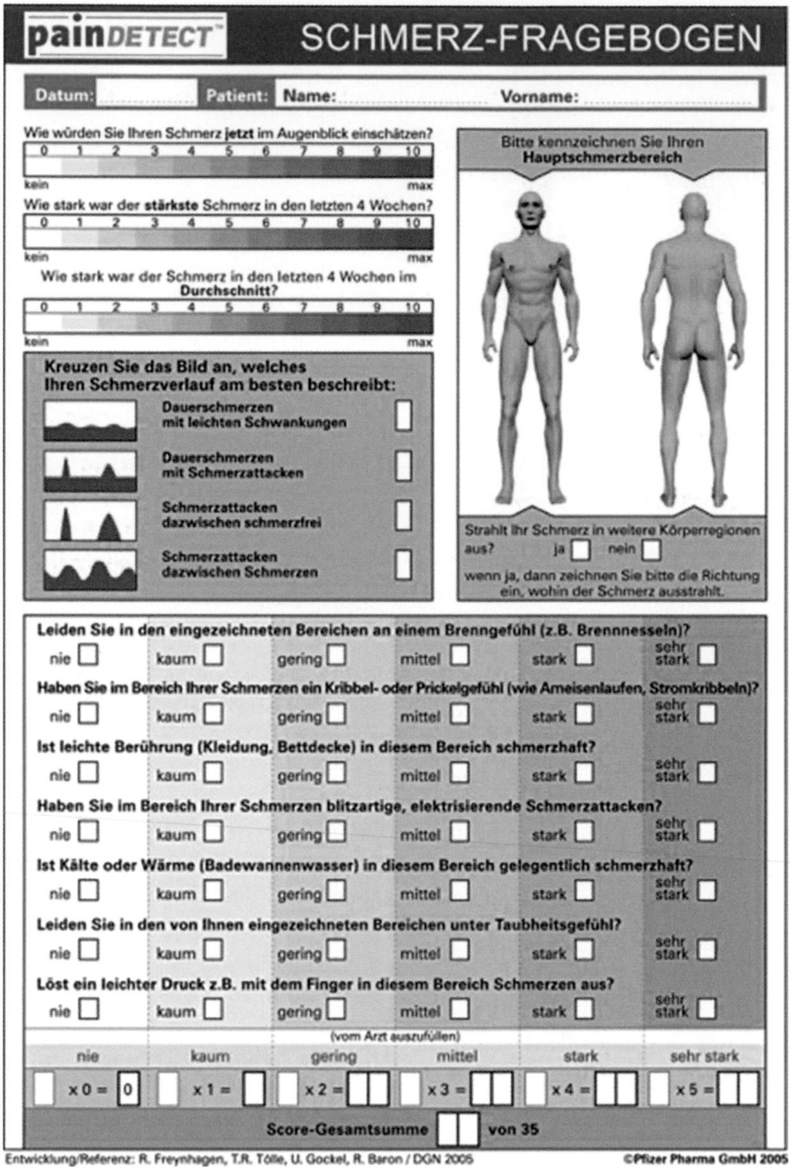

4

▪ **Abb. 4.1**   Erste Seite des pain*Detect*-Fragebogens. (© Rainer Freynhagen)

in passende Worte zu kleiden. Je genauer sie die Schmerzen beschreiben, desto einfacher ist es für den Therapeuten,die mögliche Ursache der Schmerzen zu finden und eine erfolgreiche Behandlung einzuleiten. Fragebögen helfen manchmal auch dem Gedächtnis auf die Sprünge und fragen nach Schmerzinformationen, die der Patient sonst möglicherweise im Gespräch mit seinem Arzt vergessen hätte. Fragebögen helfen zudem dem Arzt, das Erstgespräch zu gliedern. Sie fragen wichtige Vorinformationen zur Geschichte des Schmerzes ab und können helfen, teure und belastende

Doppeluntersuchungen zu vermeiden. Die Angaben des Patienten ermöglichen darüber hinaus eine erste Beurteilung der Schmerztoleranz des Patienten (größte Schmerzstärke, die der Patient auszuhalten bereit ist) und der Verarbeitung des Schmerzerlebens – beispielsweise eine Abschätzung der emotionalen Stimmung und des Einflusses auf Lebensqualität, Schlaf und Alltagsbewältigung. Damit liefern sie eine wesentliche Grundlage für die ärztliche und/oder psychotherapeutische Therapieentscheidung.

> **Übrigens**
>
> Die Daten aus den Fragebögen unterliegen selbstverständlich der ärztlichen Schweigepflicht und dem Bundesdatenschutzgesetz.

Aufgrund der guten Vergleichbarkeit der Angaben eignen sich Schmerzfragebögen auch sehr gut dazu, den Verlauf und Erfolg einer Behandlung zu beurteilen. Sie erlauben damit eine Qualitätssicherung, welche die Versorgung von Schmerzpatienten verbessern kann – auch im Rahmen klinischer Studien. Schmerzfragebögen sind also ein wichtiges Werkzeug für den Arzt.

4.3 Messung der Schmerzstärke

Raimond Hoche

Wie stark die aktuell erlebten Schmerzen sind, kann einem Menschen nicht ohne weiteres von außen angesehen werden. Dieser Umstand erschwert es oftmals, dass Schmerzpatienten von ihrem Umfeld (Familie, Arbeitsplatz) mit ihrem Schmerzproblem verstanden und angenommen werden. Manchmal kann der Gesichtsausdruck Hinweise auf die gerade erlebten Schmerzen geben, was in der Versorgung von Neugeborenen zur Abschätzung der Schmerzstärke herangezogen wird.

> **Übrigens**
>
> Schmerzen sind zwar ein individuelles und von jedem Menschen anders empfundenes Sinnes- und Gefühlserlebnis. Dennoch können sie gemessen werden. Bis heute gibt es allerdings kein sicheres Verfahren, um ohne Mithilfe des Patienten die genaue Schmerzstärke zu ermitteln.

Aber schon beim Kleinkind wird versucht, die Schmerzmessung durch Einsatz von Schiebereglern genauer zu erfassen. Dabei schiebt das Kind den Schieber auf eines von mehreren verschiedenen Gesichtern, die einen eher lächelnden oder schmerzverzerrten Gesichtsausdruck zeigen. Wird der Schieber umgedreht, kann auf der Rückseite die Schmerzstärke auf einer visuellen Analogskala (VAS) abgelesen werden. Die Skala reicht von der Startmarkierung „0 = kein Schmerz" bis zur Markierung „10 = stärkster vorstellbarer Schmerz" und erlaubt die Erfassung der aktuellen Schmerzstärke des jungen Patienten. Bei älteren Kindern, Jugendlichen und Erwachsenen wird auf den Umweg über die „Smileys" verzichtet und meist direkt nach der Schmerzschätzung als Zahl zwischen „0" und „10" gefragt (numerische Analogskala).

Zur Messung der empfundenen Schmerzstärke stehen also verschiedene Messmethoden (Skalen) zur Verfügung, die je nach Alter und Kultur des Patienten zum Einsatz kommen (◘ Abb. 4.2).

▪ Schmerzmessung am Krankenbett

In der Klinik sollte der Schmerz mehrmals täglich am Krankenbett gemessen werden, und zwar etwa eine Stunde nachdem der Patient sein Schmerzmittel eingenommen hat. So lässt sich einschätzen, wie hoch der Bedarf an Schmerzmitteln ist und ob eventuell die Dosierung verändert werden muss. Auch der Erfolg einer Schmerztherapie kann so beurteilt werden.

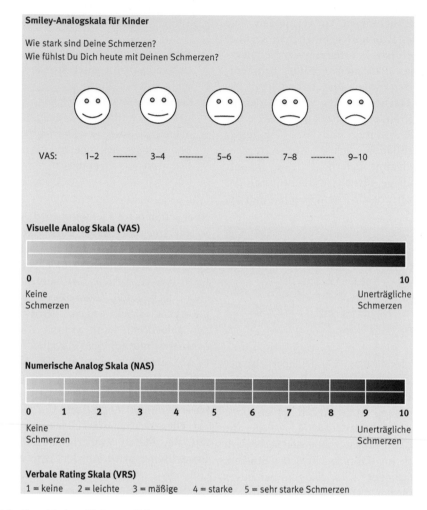

Smiley-Analogskala für Kinder

Wie stark sind Deine Schmerzen?
Wie fühlst Du Dich heute mit Deinen Schmerzen?

VAS: 1–2   ·········   3–4   ·········   5–6   ·········   7–8   ·········   9–10

Visuelle Analog Skala (VAS)

0   10
Keine   Unerträgliche
Schmerzen   Schmerzen

Numerische Analog Skala (NAS)

0   1   2   3   4   5   6   7   8   9   10
Keine   Unerträgliche
Schmerzen   Schmerzen

Verbale Rating Skala (VRS)
1 = keine   2 = leichte   3 = mäßige   4 = starke   5 = sehr starke Schmerzen

◘ **Abb. 4.2**   Verschiedene Skalen zur Schmerzmessung

> **Wichtig**
> Durch die regelmäßige Schmerzmessung wird die Schmerztherapie ständig den individuellen Bedürfnissen des Patienten angepasst. So wird verhindert, dass der Schmerz dauerhaft (chronisch) wird.

Für die Erfassung der Schmerzstärke im Verlauf ist es wichtig, immer dieselbe standardisierte Skala zu verwenden und sowohl den Schmerz in Ruhe (Ruheschmerz) als auch unter Belastung (Belastungsschmerz) zu messen. Damit besondere Schmerz-ereignisse mit dem tageszeitlichen Verlauf oder bestimmten Beanspruchungen in Zusammenhang gebracht und gezielt behandelt werden können, werden die Messwerte aufgezeichnet, entweder in Form einer Tabelle oder eines Schmerztagebuchs. Ein weiteres wichtiges Ziel der regelmäßigen Schmerzmessung ist es, durch die wiederholte Anpassung der Therapie an die individuellen Erfordernisse einer Chronifizierung der Schmerzen vorzubeugen, also dem Übergang vom akuten in einen lang anhaltenden oder dauerhaften Schmerz, vorzubeugen.

4.4 Messung der Schmerzempfindlichkeit

Roman Rolke

Für eine möglichst passgenaue Therapie ist es wichtig, dass der Arzt oder Therapeut außer der Schmerzstärke auch die Schmerzempfindlichkeit des Patienten kennt. Gemessen wird sie mithilfe der sogenannten „Quantitativen sensorischen Testung" (QST) über Haut oder Muskelgewebe. Diese Messmethode wurde im Rahmen des Deutschen Forschungsverbunds Neuropathischer Schmerz (DFNS) an zahlreichen Zentren in Deutschland vereinheitlicht. Bei sieben verschiedenen Tests werden insgesamt 13 QST-Werte bestimmt. Alle Tests sind völlig harmlos.

- **Wie läuft die „quantitative sensorische Testung" ab?**

Die in der QST verwendeten Testgeräte ahmen mechanische Reize wie Druck, Berührung oder Vibrieren, und Temperaturreize wie „warm" oder „kalt" nach. Manche der Reize – z. B. eine leichte Hautberührung mit einem dünnen Härchen – sind so gering, dass sie nicht oder gerade eben gespürt werden.

Der Patient wird gefragt, ob er beispielsweise die leichte Hautberührung überhaupt wahrnimmt. Durch wiederholte Hautberührungen mit dickeren und dünneren Härchen wird so die Wahrnehmungsschwelle für diesen Reiz ermittelt und mit den Messwerten gesunder Menschen verglichen. Spürt ein Patient die Berührung mit einem dickeren Härchen nicht, die andere gesunde Personen seines Alters wahrnehmen, kann dies auf eine Nervenschädigung hinweisen. Zusammen mit anderen Informationen zur Krankengeschichte kann ein solcher Befund zur Diagnose „Nervenschmerz" beitragen und wichtige Hinweise für die angemessene Schmerztherapie geben, beispielsweise die Wahl des am ehesten passenden Schmerzmedikaments.

Neben leichten Berührungsreizen werden weitere Reize eingesetzt, beispielsweise harmlose Nadelreize, die als „piksend" empfunden werden, oder Druckreize. Sie werden mithilfe eines Druckalgometers hervorgerufen, das einen gleichmäßig zunehmenden Druck auf Haut und tiefere Gewebe wie die Muskulatur erzeugt. Dadurch kann jener Druck ermittelt werden, der gerade als leicht schmerzhaft empfunden wird – die individuelle „Schmerzschwelle". Auf die gleiche Weise kann sich der Untersucher mit Hilfe von Temperaturreizen an die individuelle Schmerzschwelle herantasten. Während der Testung soll der Patient sofort einen Stoppschalter drücken, sobald er einen Temperaturreiz als schmerzhaft heiß oder kalt verspürt. Aber keine Sorge! Alle beschriebenen Schmerzreize liegen von ihrer Intensität her an der Schwelle zur Wahrnehmbarkeit von Schmerzen und werden sofort beim Erreichen der ersten leicht schmerzhaften Wahrnehmung gestoppt, sodass jeder Patient sie gut aushalten kann.

- **Warum ist die QST so wichtig?**

Die QST liefert wichtige Informationen zur Funktion der Nervenfasern in der Haut und zur Weiterverarbeitung der Schmerzempfindung in Rückenmark und Gehirn. Die QST ergänzt dabei andere neurologische Messverfahren, zum Beispiel die Neurographie (Bestimmung der Nervenleitgeschwindigkeit). Während mit der Messung von Nervenleitgeschwindigkeiten überwiegend die Funktion dicker Nervenfasern untersucht wird, erfasst die QST insbesondere Störungen der dünneren Nervenfasern in der Haut. Dies ist von großer Bedeutung, weil Schmerz vor allem über diese dünnen Nervenfasern wahrgenommen wird. Die QST allein erlaubt zwar keine Schmerzdiagnose, liefert aber wichtige Zusatzinformationen zum individuellen Schmerzprofil. Daraus kann dann auf eine verminderte Nervenfunktion durch eine Nervenschädigung geschlossen werden. Oder es ergeben sich Hinweise auf eine Nervenüberempfindlichkeit bei anderen Schmerzerkrankungen, die ohne eine bedeutsame Nervenschädigung entstehen (z. B. Kopfschmerz, muskulärer Rückenschmerz, Fibromyalgie).

> **WebTipp**
>
> Die Quantitative Sensorische Testung (QST) zur Ermittlung der individuellen Schmerzschwelle ist bisher nur in spezialisierten Zentren des DFNS möglich. Wo das nächste Zentrum liegt, können Sie unter ▶ www.neuro.med.tu-muenchen.de/dfns/ nachlesen.

4.5 Schmerztagebücher

Wolfgang Richter

Zum besseren Verständnis der Schmerzsymptomatik ist es für Therapeut und Patient vorteilhaft, in einem Schmerztagebuch, Wochenblatt oder Monatskalender täglich Informationen zum Auftreten (die Häufigkeit) sowie zur Stärke (Intensität) und Dauer der Schmerzen aufzuzeichnen. Am vorteilhaftesten ist es, wenn man ein standardisiertes Formular mit regelmäßig gleichen und damit vergleichbaren Fragen verwendet.

Zur Erfassung von Besonderheiten bei Schmerz gibt es spezielle Tagebuch-Versionen (s. ◘ Abb. 4.3), die beispielsweise auch erfassen können, wann die Schmerzen einsetzen oder die eingenommenen Medikamente ihre Wirkung zeigen (z. B. spezieller Kopfschmerz-Kalender oder tägliches Aktivitäten-Tagebuch mit Angaben der stündlichen Hauptaktivitäten).

Die Angaben in Schmerztagebüchern ermöglichen es dem behandelnden Arzt, rückblickend den Behandlungs- und Symptomverlauf zu beurteilen. Sie sollten möglichst bereits vier Wochen vor Behandlungsbeginn begonnen und zu den jeweiligen Therapieterminen mitgebracht werden. Damit die Angaben nicht zu allgemein ausfallen und bloße Wiederholungen vermieden werden, empfiehlt es sich, die Angaben tageweise unabhängig von den vorangehenden Eintragungen immer wieder aktuell neu vorzunehmen.

Vorteilhaft ist es, wenn die Beobachtungen rückwirkend für vier Tagesabschnitte (nachts, vor- und nachmittags sowie abends) aufgeschrieben werden, möglichst im Zusammenhang mit schmerzverstärkenden Ereignissen wie Ärger, Aufregungen oder körperlichen Belastungen oder auch positiv schmerzreduzierenden Ereignissen oder Verhaltensweisen.

Für die **Nachtzeit** gilt: Haben Sie nachts durchgeschlafen und waren schmerzfrei, kennzeichnen Sie dies mit der Schmerzintensität Null, anderenfalls mit der jeweiligen Stärke der Schmerzen, die Sie dann zusätzlich in der Rubrik „Dauer" durch Ankreuzen der jeweiligen Stunden anzeigen können. Dadurch werden auch Ein- und Durchschlafstörungen im Zusammenhang mit Schmerzen im Tagebuch sichtbar.

Da der Zusammenhang von Schmerzverstärkungen mit äußeren Anlässen nicht immer unmittelbar festzustellen ist, ist es sinnvoll, solche Ereignisse (die sog. täglichen kleinen Ärgernisse) auch unabhängig vom Auftreten der Schmerzbeschwerden zu notieren. Ihre Beobachtungen können dann im gemeinsamen Gespräch mit dem Therapeuten in einer sogenannten Situations- oder Verhaltensanalyse besser verstanden werden. Hierbei werden Auslöse-Situationen (sog. Stressoren) mit Ihren Reaktionen (Körper, Gefühlen, Gedanken, Verhalten) in der jeweiligen Situation in Zusammenhang gebracht.

Ebenso sollten alle aktiv durchgeführten schmerzlindernden Aktivitäten, wie Wärmezufuhr, Entspannungstherapien, sportliche Aktivitäten, eigene krankengymnastische Übungen oder die Anwendung von Elektrostimulationstherapie aufgezeichnet werden. Dies dient einerseits einer eigenen Kontrolle und Motivierung zur Anwendung eigener Bewältigungsverfahren, anderseits der Überprüfung ihrer Wirksamkeit.

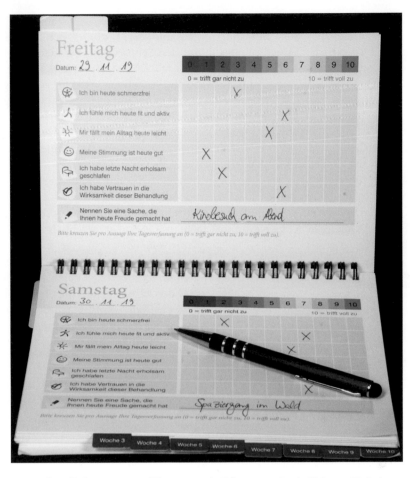

◩ Abb. 4.3 Wertvolle Hilfe für Patient und Therapeut: ein Schmerztagebuch. (© Roman Rolke)

Zudem kann sich Ihre Stimmung in Abhängigkeit von den Schmerzen verändern und kann auch schmerzlindernd oder -verstärkend wirken. Veränderungen der Stimmung sollten deshalb ebenfalls in den täglichen Tagebuchaufzeichnungen festgehalten werden. Für eine numerische Einordnung haben sich entsprechende Messskalen bewährt (z. B. „0" = sehr schlechte Stimmung bis „10" = sehr gute Stimmung). Damit das Ausfüllen des Schmerztagebuchs nicht zu aufwendig ist, sind manche Angaben durch Messskalen vereinheitlicht, andere können individuell aufgeschrieben werden (z. B. belastende Tageserlebnisse).

Schmerztagebücher sollten über längere Zeit kontinuierlich geführt und aufbewahrt werden. Denn sie dienen auch der Erfolgskontrolle, insbesondere bei neu begonnenen Therapieverfahren.

Grundsätzlich ist es sinnvoll, die Angaben unmittelbar aufzuzeichnen, um die gegenseitige Beeinflussung einzelner Einschätzungen zu vermindern. Zu diesem Zweck wurden auch elektronische Tagebücher zur direkten Eingabe ohne Rückschaltfunktion erprobt. Solche Aufzeichnungen ermöglichen dann auch eine computerisierte Auswertung.

Die Anwendung internetbasierter Tagebücher (beispielsweise über das Handy/Tablet mit sog. Apps) ist aus Gründen der Sicherheit personengebundenen Daten nur unter Voraussetzung spezieller Abschirmungs-Maßnahmen zu empfehlen.

Standardisierte Formen von Schmerztagebüchern werden von verschiedenen Anbietern kostenfrei zur Verfügung gestellt, können vom Arzt oder Psychotherapeuten ausgegeben werden, u. U. selbst erstellt oder auch über das Internet auf den eigenen Rechner heruntergeladen werden. Mit dem behandelnden Therapeuten sollte abgesprochen werden, welches Schmerztagebuch für die jeweils spezielle Schmerzsymptomatik am besten geeignet ist.

> **Übrigens**
>
> Schmerztagebücher dienen vor allem einem wichtigen Ziel der Schmerztherapie: der Erfahrung von **Selbstwirksamkeit** in der Bewältigung der Beschwerden.

Angesichts all der zu beantwortenden Fragen und der Lenkung der Aufmerksamkeit auf den Schmerz könnte man sich fragen, ob dadurch Schmerzen verstärkt werden können. Solche negativen Effekte von Tagebüchern konnten bislang nicht belegt werden.

Die Praxis von Tagebuchführungen zeigt vielmehr, dass diese Selbstbeobachtungen eher zum Aufbau schmerzreduzierender Verhaltensweise beitragen und Zusammenhänge zwischen dem eigenen Verhalten und dem Schmerzerleben erkennen helfen. Durch das Führen und die Besprechung von Schmerztagebuch-Aufzeichnungen kann ein Zuwachs an eigener Einflussnahme auf den Schmerz gelingen. Damit dienen Schmerztagebücher einem wichtigen Ziel der Schmerztherapie: der Verbesserung der eigenen Einflussnahme. Die Patienten machen die Erfahrung, selbst etwas erreichen zu können, was als Selbstwirksamkeit bezeichnet wird.

Schmerztherapie

Claudia Borrmann, Gideon Franck, Kornelia Gees,
Toni Graf-Baumann, Monika Hasenbring, Hans Joachim Hoß,
Peter Hoffmann, Dominik Irnich, Nicolas Jakobs, Bernhard Klasen,
Markus Klein, Peter Kropp, Kay Niemier, Hans-Günter Nobis, Heike
Norda, Anke Pielsticker, Ralph Spintge, Thilo Wagner,
Ralph Windwehe, Roman Rolke, Sonja Hiddemann, Claudia
Winkelmann, Friederike Keifel, Marc Werner und Sigrid Bosmann

© Springer-Verlag Berlin Heidelberg 2020
H.-G. Nobis et al. (Hrsg.), Schmerz eine Herausforderung,
https://doi.org/10.1007/978-3-662-60401-4_5

5.1 Interdisziplinär-multimodale Schmerztherapie

Hans-Günter Nobis

Die Mehrzahl der Behandlungen bei chronischem Schmerz findet heute immer noch in den Praxen von Allgemein- und Fachärzten statt. Wenn die Behandlung der Schmerzen für beide Seiten erfolglos verläuft, beschränkt sich diese oft nur noch auf die Verordnung von Schmerzmittel oder anderen Medikamenten wie z. B. Antidepressiva. Häufig werden auch noch passive Maßnahmen der Physiotherapie eingesetzt, obwohl nachgewiesen ist, dass nur aktive physiotherapeutische Maßnahmen wirksam helfen.

Die rein medizinische Diagnostik, insbesondere die apparative, hat immer noch einen hohen Stellenwert, obwohl es gerade im Schmerzbereich starke Zweifel an der Zuverlässigkeit gibt, inwiefern die z. B. durch ein Röntgengerät gefundenen körperlichen Veränderungen eine ausschlaggebende Bedeutung bei der Verursachung und Aufrechterhaltung von Schmerzen haben. Der prominente Schmerzforscher und orthopädische Chirurg Waddell sah die Notwendigkeit für eine Operation, zum Beispiel bei chronischem Rückenschmerz, bei nur 1 % der Fälle. Bei unklarer Befundlage sinkt die Erfolgsquote bei OPs auf unter 40 %. In nicht unerheblich vielen Fällen kommt es nicht nur zu keiner Verbesserung, sondern sogar zur Verschlimmerung der Schmerzen.

> Viele Studien z. B. mit Rückenschmerzpatienten haben gezeigt, dass nach einem multimodalen Programm deutlich mehr Teilnehmer an den Arbeitsplatz zurückkehrten als nach einer herkömmlichen Behandlung.

Die ersten grundlegenden Untersuchungen zur Behandlung von anhaltenden Schmerzen basierten auf Erfahrungen mit US-Soldaten des 2. Weltkrieges. Der amerikanische Arzt John Bonica beschrieb im Jahr 1953 das Phänomen, dass Soldaten oft weniger Schmerzmittel bei großen Verletzungen einforderten als Patienten mit gleichartigen Verletzungen nach Unfällen in der Heimat. Die Erklärung: Die Soldaten waren nun nicht mehr in unmittelbarer Lebensgefahr, also „erleichtert". Der Hintergrund dieses Phänomens wurde durch die „Gate-Control-Theorie" bekannter. Die Herren Melzack (Psychologe/Kanada) und Wall (Biologe/England) konnten 1965 nachweisen, dass der Mensch über ein körpereigenes Schmerzhemmsystem verfügt.

Nun bekamen psychologische Faktoren bei der Schmerzerklärung eine ebenso wichtige Rolle zugesprochen wie körperliche. So kommt es beispielsweise bei sehr starker gefühlsmäßiger Erregung oder bei großen Verletzungen dazu, dass die betroffene Person diese Schmerzen zunächst nicht wahrnimmt oder Patienten nach gleichen Eingriffen sehr unterschiedliche Schmerzintensitäten angeben. Neben biologischen werden also auch gedankliche, gefühlsmäßige und soziale Einflüsse aktiv, die das Schmerzgeschehen schwächen oder verstärken. Man spricht deshalb vom „bio-psycho-sozialen Schmerz", der also eine interdisziplinäre Sicht auf den Schmerz notwendig machte.

> Neuer Behandlungsansatz: Linderung von Schmerzen aber auch die Verbesserung der durch Schmerz eingeschränkten körperlichen, psychischen und sozialer Fähigkeiten.

Schmerzen und deren Chronifizierung als Folge bio-psycho-sozialer Faktoren zu sehen veränderte auch die bisherigen Behandlungsansätze. Nicht mehr nur die Linderung von Schmerzen steht im Vordergrund, sondern auch die Verbesserung der durch Schmerz eingeschränkten körperlichen, psychischen und sozialer Fähigkeiten.

Ziele einer „multimodalen" Behandlung im körperlichen Bereich sind die Steigerung von Fitness, Belastungskapazität, Koordination und Körperwahrnehmung. Außerdem sollen die Patienten lernen, ihre persönlichen Belastungsgrenzen besser zu kontrollieren. Mit den psychotherapeutischen Verfahren will man die emotionale Beeinträchtigung verringern, das auf Ruhe und Schonung ausgerichtete Krankheitsverhalten sowie die Einstellungen und Befürchtungen in Bezug auf Aktivität und Arbeitsfähigkeit verändern. Besonders wichtig sind dabei die Aufklärung des Patienten und die Feststellung möglicher psychosozialer und beruflicher Belastungen (s. dazu auch Ziele einer multimodalen Schmerztherapie).

Konsequenterweise waren nun auch Behandlungsbausteine aus unterschiedlichen Fachrichtungen gefordert. So kommen, wenn möglich, bei einer „interdisziplinär-multimodalen" Behandlung gleichzeitig auf Schmerz spezialisierte Ärzte, Psychologen, Pflegekräfte, Physio- und Sporttherapeuten, Bewegungs- und Ergotherapeuten sowie Sozialarbeiter zum Einsatz (s. ◘ Abb. 5.1).

Angeboten wird eine multimodale Schmerztherapie z. B. von Schmerzkliniken, Schmerztageskliniken und Schmerz-Rehakliniken. Die Deutsche Schmerzgesellschaft kommt allerdings zu der Feststellung, dass die interdisziplinär multimodale Schmerztherapie in der Gesundheitsversorgung eher die Ausnahme darstellt. Es wurde kritisch angemerkt, dass zwar viele Behandlungsstätten mit einer „Interdisziplinär-multimodalen Schmerztherapie" werben, aber festzustellen war, dass sich die Angebote in der geforderten Qualität erheblich unterschieden.

Ziele einer multimodalen Schmerztherapie

- Alltagtätigkeiten wiederaufnehmen
- Arbeitsfähigkeit wiederherstellen und Arbeitsaufnahme fördern
- Körperliche Schwächen abbauen
- Bewegungsangst verringern
- Risikoverhalten verändern (z. B. Schonverhalten, Durchhalteverhalten)
- Zu gesundheitssportlicher Aktivität im Alltag hinführen

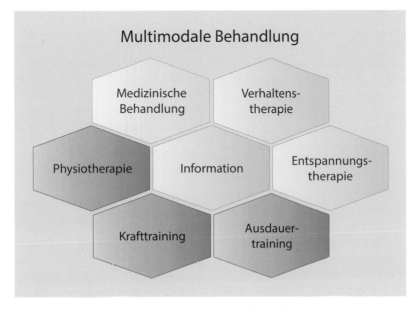

Multimodale Behandlung

Medizinische Behandlung

Verhaltenstherapie

Physiotherapie

Information

Entspannungstherapie

Krafttraining

Ausdauertraining

◘ **Abb. 5.1** Bausteine einer multimodalen Behandlung. (© Joachim Korb)

5.2 Medizinische Therapieverfahren

5.2.1 Medikamentöse Schmerztherapie

Sonja Hiddemann und Roman Rolke

■ **Ein wertvoller Baustein in der Schmerzbehandlung: Medikamente**

Schmerzmittel sind ein wichtiger Baustein im Rahmen einer Schmerzbehandlung. Bei langanhaltenden Schmerzen sollte die medikamentöse Therapie durch weitere Verfahren wie beispielsweise Psychotherapie oder Physiotherapie (Krankengymnastik) ergänzt werden, denn Medikamente gegen Schmerzen beseitigen in der Regel nicht begleitende seelische Belastungen oder beispielsweise körperliche Fehlhaltungen bei Muskelverspannung. Zusätzlich können Schmerzmittel auch belastende Nebenwirkungen haben. Im Vordergrund steht deshalb bei einer medikamentösen Schmerzeinstellung das Herausfinden des bestmöglichen Gleichgewichts zwischen einer guten Schmerzlinderung und gleichzeitig noch gut aushaltbaren Nebenwirkungen.

Die Behandlung mit Schmerzmedikamenten gelingt dabei nicht bei jeder Schmerzerkrankung gleichermaßen gut. Die Wirksamkeit der Medikamente unterscheidet sich je nach zugrunde liegender Schmerzursache. Abhängig von der Schmerzdiagnose werden unterschiedliche Medikamentengruppen zur Behandlung eingesetzt. Am wichtigsten ist die Unterscheidung zwischen Gewebeschmerzen (= nozizeptive Schmerzen) und Nervenschmerzen (= neuropathische Schmerzen). Gewebeschmerzen sprechen auf die meisten Schmerzmedikamente an. Nervenschmerzen werden dagegen meist mit Wirkstoffen behandelt, die zuvor verletzte Nerven wieder beruhigen, wie dies beispielsweise ausgewählte Medikamente tun, die sonst gegen Depression oder epileptische Anfälle wirken.

Neben der Einteilung in die Schmerzursache und die Dauer (akut oder chronisch) des Schmerzes, gibt es noch weitere Besonderheiten in der Medikamentenbehandlung von Schmerzerkrankungen. Hierzu zählen besondere Empfehlungen zur Vorgehensweise bei Tumorschmerzen und Medikamente, die nur bei Kopfschmerzen helfen.

■ **Der Umgang mit Schmerzmitteln braucht realistische Ziele**

Viele Menschen hoffen bei langanhaltenden Schmerzen auf ein Wundermittel, das den Schmerz wegzaubert und gleichzeitig hervorragend verträglich ist. Zu den wichtigen Erfahrungen in der medikamentösen Schmerzbehandlung gehören demgegenüber Geduld und Kompromissbereitschaft. Oft dauert es einige Tage oder wenige Wochen bis es zu einer ausreichend guten Schmerzeinstellung kommt. Das liegt meist an den Nebenwirkungen, die Schmerzmittel haben können, beispielsweise Müdigkeit, Schwindel oder Übelkeit. Diese Nebenwirkungen sind bei einer kleinen Medikamentenmenge gering und nehmen rasch an Stärke zu, wenn die Behandlung mit einer zu hohen Startdosis begonnen wird. Aus diesem Grunde beginnen die meisten Schmerzspezialisten die Behandlung mit niedrigen Schmerzmittelmengen und erhöhen dann im Abstand von Tagen in kleinen Schritten die Dosis bis entweder eine gute Schmerzeinstellung erreicht ist oder Nebenwirkungen auftreten, die der Schmerzpatient nicht mehr auszuhalten bereit ist. Um dieses Gleichgewicht zu finden, braucht es Zeit und Geduld!

> Die medikamentöse Schmerztherapie ist zumeist ein Balanceakt zwischen „guter Wirksamkeit" und „guter Verträglichkeit".

Dabei kann es möglich sein, dass selbst beim geschickten Kombinieren verschiedener Schmerzmittel, also dem gleichzeitigen Einnehmen unterschiedlicher Schmerzwirkstoffe mit verschiedenen Ansatzpunkten zur

Schmerzbehandlung, keine vollständige Schmerzfreiheit zu erreichen ist. Wenn „Schmerzfreiheit" als realistisches Ziel nur selten zu erreichen ist, was darf eigentlich von einer wirksamen Schmerztherapie erwartet werden? Experten und Schmerzstudien gehen davon aus, dass eine Behandlung gut wirkt, wenn sich die Schmerzstärke um mehr als ein Drittel lindern oder, noch besser, mehr als halbieren lässt. Demgegenüber wünschen sich die von Schmerzen betroffenen Patienten meist viel, viel mehr! Realistische Erwartungen sollten von den behandelnden Ärzten offen angesprochen werden, damit nicht zu hohe Erwartungen an die Schmerztherapie mit Medikamenten und am Ende Enttäuschung entstehen. Das Ziel ist nicht immer die bestmögliche Schmerzlinderung, sondern die bestmögliche Sicherheit, Verträglichkeit und damit vor allem Lebensqualität!

Bitte beachten
Schmerzen haben eine Warn- und Schutzfunktion im Körper. Diese Warnfunktion sollte nicht durch Schmerzmittel unterdrückt werden, um dann den Körper weiter zu überlasten. Ein Beispiel für einen Fehlgebrauch ist ein Marathonläufer, der Schmerzmittel einnimmt, um die Belastung des Rennens besser durchzustehen.

Noch ein Hinweis zum Thema Geduld: oft wird die Frage gestellt, wie schnell eigentlich die unterschiedlichen Schmerzmittel wirken. Das hängt tatsächlich von jedem Wirkstoff ab. Generell gilt, dass die meisten Tabletten innerhalb von 30 bis 60 Min. zu wirken beginnen.

Es werden schnell freisetzende (sog. unretardierte) Wirkstoffe unterschieden, deren Wirkung rascher einsetzt, aber meist nur für bis zu 4 h andauert. Beispiele sind Metamizol, Paracetamol, Ibuprofen, Morphin, Hydromorphon. Demgegenüber stehen die sog. Retardzubereitungen, deren Wirkung verlangsamt eintritt und deren Wirkung in der Regel 12 h helfen. Somit müssen tagsüber und nachts nicht regelmäßig Tabletten eingenommen werden. Mit solchen Wirkstoffzubereitungen, meist in Tablettenform, reichen dann 2 Einnahmen für die Schmerzbehandlung aus, beispielsweise Morphin retard am Morgen und Abend. Für das häufig verwendete Metamizol mit einer Wirkdauer von 4 h gibt es leider in Deutschland keine Retardzubereitung. Entsprechend sollte dieser Wirkstoff eigentlich sechsmal täglich eingenommen werden ($6 \times 4\,h = 24\,h = 1$ Tag). Die meisten Schmerzspezialisten empfehlen aber 4 oder 5 Einnahmen, damit der Schmerzpatient nicht mitten in der Nacht für eine Tabletteneinnahme aufstehen muss. Andersherum ist es ein Ärgernis, wenn Patienten von starken Schmerzen gequält sind, weil sie Metamizol nur zweimal oder dreimal täglich vom Arzt verschrieben bekommen haben. Es ist klar, dass in diesem Fall eine Wirkung nur an $2 \times 4\,h = 8\,h$ oder $3 \times 4\,h = 12\,h$ am Tag vorhanden ist.

Bitte fragen Sie als Schmerzpatient Ihren Arzt, ob die Medikamentenauswahl auch wirklich den ganzen Tag einschließlich Schlafenszeit abdeckt!

■ **Die Schmerzbehandlung hängt mit der Schmerzdauer zusammen**

Es macht einen Unterschied, ob Schmerzen plötzlich (akut) auftreten, beispielsweise bei einer Sportverletzung, oder langanhaltend (chronisch) bestehen. Akutschmerzen sind sehr oft Gewebeschmerzen, deren Behandlung weiter unten beschrieben wird. Chronische Schmerzen sind meist anders. Hier dauern Schmerzen über ein nachvollziehbares Maß nach Auftreten einer Verletzung an oder treten im Rahmen einer chronischen Erkrankung auf. In Studien und Regelwerken zur Einteilung für Experten wird für Kopfschmerzen oft ein Zeitraum der Schmerzdauer von mehr als 3 Monaten, bei allen anderen Schmerzen von mehr als 6 Monaten angenommen. Bei solchen chronischen Schmerzen verliert der Schmerz seine natürliche Warnfunktion. Die Schmerzen selbst werden zu einer Schmerzerkrankung!

Auch dann, wenn das Schmerzgeschehen seinen Ursprung in körperlichen Problemen hatte, können zusätzliche seelische Begleiterkrankungen auftreten wie Ängste, Depressionen oder schwere Schlafstörungen. Aus diesem Grunde ist es häufig sinnvoll, verschiedene Behandlungsansätze klug miteinander zu verbinden, etwa Medikamente einzusetzen, die vorhandene Depressionen behandeln, gleichzeitig aber auch wirksam sind gegen Nervenschmerzen. Natürlich wird in so einem Fall auch eine Schmerzpsychotherapie gebraucht, die sinnvoll durch Krankengymnastik oder andere Verfahren ergänzt werden kann, etwa Biofeedback (Glossar).

■ **Medikamentöse Behandlung von Gewebeschmerzen**

Gewebeschmerzen sind die häufigsten Schmerzen und werden fachmedizinisch auch als nozizeptive Schmerzen bezeichnet. Hierbei können Schmerznerven in allen Geweben des Körpers reagieren. Zu diesen Gewebeschmerzen zählen beispielsweise Kopfschmerzen, Rückenschmerzen, Gelenkschmerzen, Bauchschmerzen und viele mehr. Zur Behandlung von Gewebeschmerzen werden Medikamente eingesetzt, die zu den „leichteren" Schmerzmitteln gehören und meist direkt am Entstehungsort der Schmerzen wirken. Hier finden sich unterschiedliche Wirkstoffe mit unterschiedlichen Ansatzpunkten.

Eine Gruppe sind die nicht-steroidalen Antirheumatika (NSAR). Der Name dieser Wirkstoffgruppe beschreibt, dass diese Medikamente sich chemisch nicht von Steroiden herleiten, also Kortison-ähnlichen Substanzen. Diese Medikamente sind nicht nur schmerzstillend, sondern auch stark entzündungshemmend und haben deshalb eine besondere Wirkung gegen rheumatische Beschwerden. Im Körper hemmen NSAR die Entstehung von Prostaglandinen. Diese sind Botenstoffe einer Entzündung und sind Auslöser von Entzündungsschmerzen am Ort der Schmerzentstehung, beispielsweise einer Gelenkschwellung nach einer Sportverletzung. Daher eignen sie sich besonders gut bei allen Arten von Schmerzen, die durch eine entzündliche Veränderung ausgelöst werden, wie z. B. Rheuma, wenn es zu einer einer falschen Reaktion des körpereigenen Abwehrsystems gegen Gelenkbestandteile kommt. Die bekanntesten Vertreter sind Acetylsalicylsäure (ASS), Diclofenac und Ibuprofen. Diese Medikamentengruppe kann sehr effektiv sein, aber bei längerem Gebrauch über Wochen erhebliche Nebenwirkungen aufweisen. Häufige und schwerwiegende Nebenwirkungen sind Entzündungen und Blutungen der Schleimhaut von Magen und Darm. Diese Komplikation tritt oft unbemerkt vom Patienten auf und kann durch den Blutverlust sehr bedrohlich werden. Die neueren Medikamente dieser Gruppe, die Coxibe, sind deutlich besser magenverträglich. Trotzdem kann es auch durch die Einnahme von Coxiben zu Blutungen im Magen oder Darmbereich kommen. Bei längerer Einnahme von NSAR und Coxiben besteht bei vorbelasteten Patienten ein erhöhtes Risiko für das Auslösen eines Schlaganfalls oder Herzinfarktes. Deshalb gilt besonders für Herzpatienten Vorsicht bei der Einnahme dieser Medikamente. NSAR und Coxibe können zu einer Beeinträchtigung der Nierenfunktion führen, die zumeist auf die Dauer der Einnahme begrenzt ist. Wenn über lange Zeit sehr große Mengen von NSAR eingenommen werden (im Bereich von einem oder mehreren Kilogramm) kann ein Ausfall der Nierenfunktion eintreten, so dass eine Blutwäsche mittels Dialyse erfolgen muss.

> **Wichtig**
> Grundsätzlich, und auch wegen des Risikos für Herz-/Kreislaufereignisse, sollte eine längere Einnahme von nicht-steroidalen Antirheumatika mit dem behandelnden Arzt sorgfältig abgewogen werden.

Weitere Schmerzmittel, die am Ort der Schmerzentstehung im Gewebe wirken, sind Paracetamol und Metamizol. Der Wirkstoff Metamizol wird auch als Novaminsulfon bezeichnet. Diese Substanzen wirken nicht entzündungshemmend, sind aber bei allen Schmerzformen einsetzbar. Paracetamol ist das schwächste Schmerzmittel. Es zeigt aber ebenso wie Metamizol und Ibuprofen eine gute fiebersenkende Wirkung.

In höheren Dosierungen kann Paracetamol eine Leberschädigung hervorrufen, weshalb eine Dosierung von 4 g täglich nicht überschritten werden sollte. Metamizol/Novaminsulfon hat eine entspannende Wirkung auf den Magen-Darm-Trakt, weshalb es häufig bei Bauchschmerzen oder Krämpfen der Gallenwege sowie ableitenden Harnwege eingesetzt wird. Es ist in der Regel gut verträglich. Beim Einnehmen des Medikaments in Tropfenform kann es wegen des Geschmacks zu Übelkeit kommen, die verschwindet, wenn auf Tabletten umgestellt wird. Weitere Nebenwirkungen sind vermehrtes Schwitzen und eine Abnahme des Blutdrucks. Es gibt eine seltene, aber schwerwiegende Nebenwirkung, die mit einem Abfall der weißen Blutkörperchen einhergeht. Dieser Abfall geht mit einer Schwächung der körpereigenen Abwehr (Immunsystem) einher, so dass es zu fieberhaften Infekten kommen kann. Deshalb sollte bei längerem Gebrauch und dem Auftreten einer Entzündung eine Blutentnahme mit Blutbildkontrolle erfolgen.

- ■ **Medikamentöse Behandlung von Nervenschmerzen**

Die Behandlung von Nervenschmerzen (s. auch ▶ Abschn. 2.3) unterscheidet sich von anderen Schmerzarten, die infolge einer Gewebeschädigung entstehen. Nervenschmerzen entstehen im Unterschied hierzu als direkte Folge einer Schädigung von Gefühlsnerven. Es können Gefühlsstörungen wie Taubheit oder eine Überempfindlichkeit auftreten. Zu den Nervenschmerzen zählt z. B. die Trigeminusneuralgie mit einschießenden, teils elektrisierenden Gesichtsschmerzen oder die diabetische Polyneuropathie, eine durch die Zuckerkrankheit bedingte Schädigung vieler kleiner Nerven zumeist an Füßen und Unterschenkeln. Nervenschmerzen werden häufig als elektrisierend, einschießend oder brennend beschrieben. Zur Behandlung von Nervenschmerzen werden andere Medikamente eingesetzt als beim Gewebeschmerz, da Nervenschmerzen auf NSAR und Coxibe nicht gut ansprechen. Es hat sich gezeigt, dass Medikamente, die eigentlich zur Behandlung anderer Erkrankungen entwickelt worden sind, bei Nervenschmerzen sehr wirksam sein können. Hierzu zählen beispielsweise Medikamente gegen epileptische Anfälle (sog. Antikonvulsiva) oder Medikamente gegen Depressionen (sog. Antidepressiva). Diese Medikamente werden in der Regel in Tablettenform eingenommen und greifen beruhigend in die Funktion der Nervenzellen ein. Sie beeinflussen die Aktivität der Nervenzellen und der schmerzleitenden Nervenbahnen. Sie normalisieren die für neuropathische Schmerzen typischen Veränderungen und Störungen der Nervenfunktion. Antikonvulsiva (z. B. Gabapentin und Pregabalin), sowie Antidepressiva (z. B. Amitriptylin oder Duloxetin) werden daher bei neuropathischen Schmerzerkrankungen nicht gegen Depression und Anfälle, sondern gezielt zur Schmerzlinderung eingesetzt. Die Wirkung entsteht durch eine Hemmung der Schmerzweiterleitung im Rückenmark. Die zuvor genannten Antikonvulsiva und Antidepressiva können jahrelang eingenommen werden, ohne dass bleibende Organschäden entstehen. Allerdings können alle diese Medikamente Nebenwirkungen haben, die zumeist im Gehirn ausgelöst werden. Am häufigsten kann es zu Müdigkeit, Schwindel und manchmal Gedächtnisstörungen kommen. Glücklicherweise verschwinden diese Nebenwirkungen regelhaft mit der Zeit oder bei Reduktion der eingenommenen Medikamentenmenge.

Es gibt auch die Möglichkeit, einige Formen von Nervenschmerzen mit örtlicher und oberflächlicher Behandlung am Schmerzort zu therapieren. Die Medikamente werden dann in Form eines Pflasters oder als Creme auf die Haut aufgebracht, um bestimmte Bestandteile der Nervenzelloberfläche zu beeinflussen und die Schmerzentstehung oder -weiterleitung zu verhindern.

Hierzu zählt das Medikament Lidocain, ein örtliches Betäubungsmittel – wie es auch der Zahnarzt in einer Spritze zur Betäubung verwendet. Ein andersartiges Pflaster enthält den Wirkstoff Capsaicin. Der Wirkstoff Capsaicin wird aus der Chilischote gewonnen und ist für die Schärfe mancher Speisen verantwortlich. Capsaicin kann nach Pflasterbehandlung auf der Haut dazu führen, dass sich geschädigte Nervenfasern aus der betroffenen Haut zurückziehen und damit die Nervenschmerzen in diesem Bereich für 2–3 Monate verschwinden. Danach wachsen die Nervenfasern wieder nach. Bei Wiederauftreten der Schmerzen kann dann erneut ein Capsaicin-Pflaster geklebt werden. Diese Form der Behandlung ist besonders dann sinnvoll, wenn es einen kleinen oberflächlichen Schmerzbereich gibt, etwa bei einem Nervenschmerz nach einer Gürtelrose, der auch als postherpetische Neuralgie bezeichnet wird.

Lassen sich Nervenschmerzen durch die zuvor genannten Medikamente nicht ausreichend behandeln, können mittelstark oder stark wirksame Schmerzmittel aus der Gruppe der Opioide zum Einsatz kommen. Diese Medikamente sind mit Morphin verwandt, einem Medikament, das sich vom Schlafmohn herleitet. An den Opioiden ist besonders, dass sie sowohl bei Gewebeschmerzen wie auch bei Nervenschmerzen wirken. Mehr Informationen über Opioide finden sich im nächsten Abschnitt.

> **Wichtig**
> Die unregelmäßige häufige Einnahme eines Schmerzmittels, z. B. nach Bedarf, kann eine Chronifizierung von Schmerzen fördern.

■ **Sonderfall: Tumorschmerzen**

Eine Besonderheit in der Schmerztherapie stellt die Behandlung von Tumorschmerzen dar (s. auch ► Abschn. 2.5). Häufig handelt es sich um einen gemischten Schmerz („mixed pain"), der durch Anteile eines Gewebeschmerzes und gleichzeitig auch Nervenschmerzes

gekennzeichnet ist. Für die Behandlung hat die Weltgesundheitsorganisation (WHO) einen Stufenplan empfohlen (◘ Tab. 5.1):

- Auf der ersten Stufe stehen Medikamente wie NSAR und Coxibe gegen leichte Schmerzen, die schon im Abschnitt über die Therapie des Gewebeschmerzes beschrieben wurden.
- Auf der zweiten Stufe stehen mittelstark wirksame Medikamente aus der Gruppe der Opioide, die aber im Vergleich zur Grundsubstanz Morphin eine fünf- bis zehnfach schwächere Wirkung haben. Die wichtigsten mittelstark wirksamen Opioide sind Tilidin und Tramadol.
- Auf der dritten Stufe stehen die stark wirksamen Opioide. Es gibt hier verschiedene Wirkstoffe, die sich in der chemischen Form unterscheiden und somit auch in ihrem Wirkungs- und Nebenwirkungsprofil. Bekannte Wirkstoffe sind z. B. Morphin, Oxycodon, Hydromorphon, Tapentadol, Fentanyl oder Buprenorphin.

Opioide hemmen zentral in Rückenmark und Gehirn die Verarbeitung und Weiterleitung von Schmerzimpulsen. Als Nebenwirkung am Gehirn kann es zu Beginn einer Behandlung zu Übelkeit und Müdigkeit kommen, die aber bei regelmäßiger Einnahme in der Regel nach 2 Wochen wieder verschwunden sind. Eine Nebenwirkung, die auch bei längerer Einnahme erhalten bleibt, ist eine Verstopfung. Diese Nebenwirkung ist je nach Medikament, Dosierung und Empfindlichkeit des Patienten unterschiedlich stark ausgeprägt. Vorbeugend sollte deshalb auf einen regelmäßigen Stuhlgang geachtet und dieser ggf. mit abführenden Mitteln oder Maßnahmen herbeigeführt werden. Organschäden wie eine Nierenschädigung, Veränderungen des Blutbildes oder Magen/Darm-Blutungen sind unter der Behandlung durch Opioide nicht bekannt. Große Sorge bereitet vielen Patienten die Möglichkeit der Abhängigkeit von starken Schmerzmitteln. Es ist richtig, dass sich der Körper an die Einnahme von Opioiden

◘ Tab. 5.1 WHO Stufenschema mit Medikamentenübersicht

Stufe 1	Leichte Schmerzmittel, die keine Opioide sind, für anhaltende oder zunehmende Schmerzen
	Mögliche Nebenwirkungen/Hinweise zu Verträglichkeit
NSAR	
Ibuprofen	Magenschmerzen/Blutung, Nierenschäden, Risiko von Herz-Kreislaufereignissen
Diclofenac	Magenschmerzen/Blutung, Nierenschäden, Risiko von Herz-/Kreislaufereignissen
Andere Nichtopioide	
Metamizol	Schwitzen, Übelkeit, Blutdrucksenkung, selten anhaltender Mangel weißer Blutzellen
Paracetamol	Leber-/Nierenschädigung
Coxibe	
Celecoxib	Risiko von Herz-/Kreislaufereignissen, bessere Magen-/Darmverträglichkeit als NSAR
Etoricoxib	Risiko von Herz-/Kreislaufereignissen, bessere Magen-/Darmverträglichkeit als NSAR
Ko-Analgetika	
Antidepressiva	
Amitriptylin	Mundtrockenheit, Verstopfung, ungünstig bei älteren Menschen
Duloxetin	Zu Beginn Übelkeit und Durchfälle möglich
Antikonvulsiva	
Pregabalin	Müdigkeit, Schwindel, Konzentrationsstörungen
Gabapentin	Müdigkeit, Schwindel, Konzentrationsstörungen
Stufe 2	**Mittelstarke Opioidanalgetika für leichte bis mittlere Schmerzen**
Tramadol	Nicht täglich in Tropfenform einnehmen wegen Abhängigkeit
Tilidin/Naloxon	Nicht täglich in Tropfenform einnehmen wegen Abhängigkeit
Stufe 3	**Stark wirksame Opioidanalgetika für mittlere bis starke Schmerzen**
Tapentadol	Wenig Wechselwirkung mit anderen Medikamenten
Morphin	Ungünstig bei Nierenschwäche
Oxycodon	Auch als Oxycodon/Naloxon verfügbar, um weniger Verstopfung hervorzurufen
Hydromorphon	Günstig bei Nieren- und/oder Leberschwäche
Buprenorphin	Als Schmerzpflaster mit Wechsel alle 3,5 oder 7 Tage, günstig bei Nierenschwäche
Fentanyl	Als Schmerzpflaster mit Wechsel alle 3 Tage, günstig bei Leberschwäche und Nierenschwäche
Levomethadon	Gehört in Expertenhand, weil Dosierung nicht leicht steuerbar

gewöhnt und bei höheren Dosierungen körperliche Entzugserscheinungen auftreten können, wenn die Einnahme von Opioiden plötzlich beendet wird. Deshalb sollten diese Medikamente langsam ausgeschlichen werden, sollte die Einnahme aufgrund einer besseren Schmerzsituation nicht mehr notwendig sein. Eine Sucht im Sinn einer psychischen Abhängigkeit tritt allerdings nicht auf, wenn die Opioide zur Behandlung von Schmerzen und nicht zur Erzeugung eines Rauschzustandes eingenommen werden. Die Dosis der Medikation muss der Schmerzstärke angepasst werden. Vorsicht bei der Einnahme von Opioiden sollte dann bestehen, wenn es in der Vorgeschichte eines Betroffenen Suchtprobleme mit Alkohol oder anderen Drogen gab. Normalerweise muss wegen der fehlenden Suchtentwicklung auch nicht ständig die Dosis des Opioids erhöht werden, sobald eine gute Schmerzeinstellung gelungen ist. Ungewöhnlich hohe Opioidmengen werden nur für die eher seltenen Fälle benötigt, wo bei Menschen eine Toleranz gegenüber dieser Wirkstoffgruppe besteht. Dies bedeutet, dass erst bei sehr hohen Mengen, beispielsweise von Morphin, eine ausreichende Schmerzlinderung eintritt. Eine Ursache hierfür kann ein genetisch veränderter Opioid-Rezeptor (Bindungsstelle) in den Körpergeweben sein. Dann gelingt es dem Medikament erst bei sehr hoher Dosierung, einigermaßen gut an die Bindungsstelle anzudocken und eine Schmerzminderung auszulösen.

Auf jeder Stufe des WHO-Stufenschemas können Begleitmedikamente (sog. Ko-Analgetika) zusätzlich eingenommen werden. Diese können durch unterschiedliche andere Wirkmechanismen die Schmerzen beeinflussen, sodass ggf. die Dosierung der anderen Schmerzmittel verringert werden kann. Zu den Ko-Analgetika gehören z. B. Antidepressiva (beeinflussen Nervenschmerzen und das Schmerzerleben) oder Kortison (wirkt abschwellend, entzündungshemmend und auch gegen Übelkeit sowie Appetit anregend und Stimmung steigernd).

Früher wurde empfohlen, in der Schmerztherapie alle Stufen der Schmerzbehandlung nacheinander zu durchlaufen und auf der Stufe II und III immer ein leichtes Schmerzmittel hinzuzunehmen. Neue Ansätze empfehlen, nicht so starr an den drei Stufen des WHO-Schemas festzuhalten. Experten gehen immer mehr dazu über, bei sehr starken Tumorschmerzen sofort mit einem stark wirksamen Opioid einzusteigen. Auch ist eine Kombination mit leichteren Schmerzmitteln wie NSAR und Coxiben möglich, aber nicht zwingend vorgesehen. Es ist ganz wichtig zu verstehen, dass das WHO Stufenschema für die Behandlung von Tumorschmerzen vorgesehen ist und die medikamentöse Schmerzbehandlung bei anderen Schmerzarten anders aufgebaut ist.

- **Prinzipien einer medikamentösen Tumorschmerzbehandlung**

In der Tumorschmerztherapie ist es sinnvoll, eine lang wirksame (retardierte = verzögert freisetzende) Basismedikation eines Opioids einzusetzen. Diese Basisbehandlung mit Opioid soll täglich möglichst zur gleichen Zeit erfolgen, beispielsweise morgens und abends um 08.00 bzw 20.00 Uhr mit einer 12 h wirksamen Tablette (s. ◻ Abb. 5.2).

Da manche Menschen diese Medikamente schneller verstoffwechseln, kann gelegentlich auch eine dreimal tägliche Einnahme sinnvoll sein. Trotz zeitlich fester Einnahme der Medikation kann es aber immer wieder zu Schmerzspitzen, dem sogenannten Tumordurchbruchschmerz, kommen. Dieser Begriff ist unglücklich und kann den Eindruck erwecken, dass ein Tumor irgendwo im Gewebe „durchbrechen" würde. Das ist nicht der Fall! Es kommt lediglich zu einer vorübergehenden Schmerzverstärkung, die durchschnittlich 30 Min., manchmal aber auch nur Sekunden oder wenige Minuten andauert. Viele Experten sprechen heute

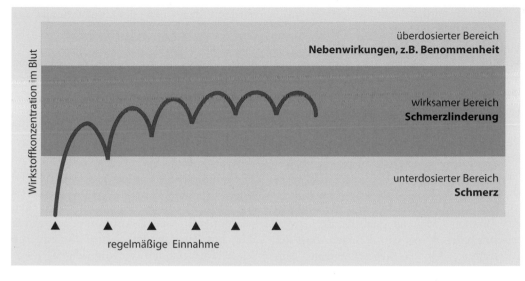

□ Abb. 5.2 Die regelmäßige Einnahme von Schmerzmitteln ist wichtig

lieber von sogenannten „episodischen" Schmerzen, damit beim Tumorschmerzpatienten keine unnötigen Ängste hervorgerufen werden. Dann ist es wichtig, ein schnell wirksames Opioid zur Hand zu haben, was die Schmerzen rasch lindert, aber nicht so lange wirksam ist. Häufig wird der gleiche Wirkstoff verwendet wie das Basisopioid. Dies ist aber nicht zwingend notwendig. Die Einnahme der schnellwirksamen Opioid-Medikation kann als Tablette, Nasenspray oder als Schmelztablette erfolgen, die unter die Zunge oder an die Wangenschleimhaut gelegt wird. Allerdings sollte die Einnahme dieser rasch wirksamen Opioide nicht unkritisch erfolgen. Eine sehr häufige tägliche Einnahme kann ein Hinweis auf einen missbräuchlichen Gebrauch sein. Hier gilt die Faustregel, dass die Einnahme von bis zu drei Opioid-Bedarfsgaben am Tag in Ordnung ist. Bei mehr Bedarfsgaben sollte ggf. die langwirksame tägliche Basismenge angepasst werden. In der Vergangenheit wurden bereits mittelstark wirksame Opioid-Tropfen vom Markt genommen, weil hierunter besonders oft eine missbräuchliche Einnahme und Abhängigkeitsentwicklung beobachtet wurden.

Nichtopioide (NSAR, Coxibe, Metamizol, Paracetamol) können auf jeder WHO-Stufe Baustein einer Tumorschmerztherapie sein. Auch Ko-Analgetika können auf jeder Stufe des WHO-Schemas zusätzlich gegeben werden. Bei starken Tumorschmerzen kann die Stufe 2 (mittelstark wirksame Opioide) übersprungen werden und direkt stark wirksame Opioide (Stufe 3) verordnet werden. Alle Opioide können bei Neueinstellung oder Dosiserhöhungen für wenige Tage zu Übelkeit oder Müdigkeit führen. Diese Beschwerden verschwinden nach 1–2 Wochen meist wieder vollständig. Dauerhaft entwickeln Opioide eine Verstopfung, die täglich vorbeugend mit einem Abführmittel zur Normalisierung des Stuhlgangs behandelt werden sollte.

● **Sonderfall: Kopfschmerzen**

Kopfschmerzen (s. auch ▶ Abschn. 2.2) sind in der Regel Gewebeschmerzen. Ein Sonderfall sind Gesichtsschmerzen vom Typ der Trigeminusneuralgie, wo es sich um attackenförmige Nervenschmerzen handelt. Im Folgenden werden einige Besonderheiten der Kopfschmerzbehandlung erläutert, die sich je nach Art der Kopfschmerzen unterscheidet.

■ **Medikamentöse Behandlung einer akuten (plötzlichen) Migräneattacke**

Für die medikamentöse Behandlung spielen Wirkstoffe eine Rolle, die während der Migräneattacke gegeben werden und solche, die im kopfschmerzfreien Zeitraum vorbeugend eingenommen werden (Prophylaxe). Neben den allgemeinen Maßnahmen wie einer Verminderung von Reizen wie Lärm, Licht, Stress und dem Achten auf regelmäßigen Schlaf, ist meist eine medikamentöse Behandlung der Schmerzen notwendig.

Die erste Wahl in der Behandlung der akuten Migräne stellen die zuvor beschriebenen NSAR dar, die auch sonst zur Behandlung von „Gewebeschmerzen" eingesetzt werden. Acetylsalicylsäure, Ibuprofen, Diclofenac und Naproxen werden häufig eingesetzt, auch in Kombination. Metamizol und Paracetamol sind bei Migränekopfschmerzen weniger wirksam als die zuvor genannten Wirkstoffe. Starke Schmerzmittel aus der Gruppe der Opioide sollen nicht eingesetzt werden. Bei starker Übelkeit können auch zusätzlich Medikamente gegen Übelkeit und Erbrechen wie beispielsweise Metoclopramid gegeben werden. Bei einem akuten Migräneanfall kommen zudem Triptane zum Einsatz. Das sind Wirkstoffe mit einer gefäßverengenden Wirkung auf kleine Arterien (Blutgefäße) im Bereich des Gehirns, speziell der Hirnhäute, was zu einer frühen Abschwächung der Migränekopfschmerzen schon während des Beginns der Attacke führen kann. Zudem haben sie eine Wirkung, die Übelkeit und Erbrechen lindert. Da es bei zu häufiger Einnahme von Triptanen und auch NSAR zu einem durch Medikamente bedingten Kopfschmerz kommen kann, sollten Triptane maximal 10-mal im Monat eingesetzt werden. Wenn ein Patient eine Gefäßerkrankung des Herzens hat (KHK = Herzkranzgefäßerkrankung) oder schon einmal einen Schlaganfall erlitten hat, dürfen Triptane nicht eingenommen werden.

Neu in der Behandlung der Migräne sind CGRP-Antikörper (CGRP = calcitonin gene related peptide). Es konnte gezeigt werden, dass bei der Entstehung der Migräne eine vorübergehende Entzündungsreaktion der Hirngefäße eine Rolle spielt. Diese Antikörper hemmen die CGRP-Wirkung an den betroffenen Gefäßen und verhindern so eine zu starke Entzündungsreaktion. Inzwischen sind die ersten CGRP-Antikörper verfügbar, die einen Stellenwert besonders in der vorbeugenden Migränebehandlung haben, also dafür sorgen, dass Betroffene mit sehr vielen Migräneattacken im Monat eine Minderung der Häufigkeit dieser Kopfschmerzattacken bekommen. CGRP-Antikörper werden aber nur angewendet, wenn die anderen Schmerzmittel keine Wirkung zeigen.

■ **Vorbeugen gegen Migräne mit Wirkstoffen, die sonst andere Beschwerden lindern**

Eine vorbeugende Migränebehandlung (Prophylaxe) wird durchgeführt, um die Häufigkeit und die Ausprägung der Attacken zu mindern. Es kommen hier verschiedene Medikamente zum Einsatz, die sonst zur Behandlung eines Bluthochdrucks oder einer Herzschwäche verwendet werden. Oft werden sogenannte Betablocker verwendet, z. B. Metoprolol, Bisoprolol und Propranolol. Ein anderes Medikament ist Flunarizin, das sonst ebenfalls in der Blutdruckbehandlung eine Rolle spielt und zu einer Gefäßerweiterung führt. Außerdem werden Medikamente verwendet, die für die Behandlung einer Epilepsie zugelassen sind. Hierzu zählen Topiramat und Valproinsäure. Bei allen diesen Medikamenten sollte aufgrund der möglichen Nebenwirkungen die Dosis langsam unter regelmäßiger ärztlicher Kontrolle gesteigert werden bis es zu einer spürbaren Minderung der Häufigkeit der Migräneattacken kommt.

■ **Medikamentöse Behandlung von Spannungskopfschmerzen**

Wie bei der Migräne handelt es sich bei Spannungskopfschmerzen um einen „Gewebeschmerz", der seinen Ursprung vermutlich in verspannten Muskeln im Hals und Kopfbereich nimmt. Für die Behandlung werden am häufigsten NSAR, Metamizol und Paracetamol verwendet. Nicht wirksam sind Opioide und Codein. Die medikamentöse Behandlung sollte durch weitere Maßnahmen wie Entspannungsübungen, Krankengymnastik oder auch leichten Ausdauersport ergänzt werden. Bei chronischen Spannungskopfschmerzen kommen wieder vorbeugend wirksame Medikamente zum Einsatz, beispielsweise Amitriptylin, das in kleiner Menge einmal abends eingenommen werden kann.

Fazit

Die medikamentöse Schmerzbehandlung ist ein wertvoller Baustein in der Schmerztherapie und braucht Zeit und Geduld. Wunder dürfen nicht erwartet werden! Es kommt bei der Einstellung auf Schmerzmittel auf das richtige Gleichgewicht zwischen Wirksamkeit gegen den Schmerz und dem Auftreten von Nebenwirkungen an! Schmerzmittel haben unterschiedliche Ansatzpunkte für die Wirkung. Die meist schwächer wirksamen NSAR und Coxibe wirken am Entstehungsort der Schmerzen und sorgen dafür, dass dort weniger Schmerzen entstehen. Im Unterschied hierzu wirken beispielsweise Opioide oder Antidepressiva am zentralen Nervensystem (Gehirn und Rückenmark) und beeinflussen die Weiterleitung von Schmerzen zu den Hirnbereichen, die für die Wahrnehmung der Schmerzen verantwortlich sind.

Schmerzmittel und ihre Gefahren

Nicolas Jakobs

- **Schmerzmittel – Fluch und Segen zugleich?**

Schmerzmittel (Analgetika) sind für viele Patienten ein Segen, helfen diese uns doch trotz Schmerzen unser tägliches Leben zu meistern. Mit ihnen ist es möglich, sich wieder für Familie, Freundschaften, Hobbies und Arbeit zu engagieren, ohne ständig durch unerträgliche Schmerzen daran gehindert zu werden. Obwohl

die sogenannten „Painkiller" intensiv beworben werden, können diese bei weitem nicht immer das halten, was versprochen wird, ja sie können uns sogar gesundheitlich schädigen. So wird von Experten angenommen, dass die regelmäßige unkontrollierte Einnahme von Schmerzmitteln zu Nieren- und Leberschäden führen kann. Selbst wenn es sich um ein rezeptfreies Schmerzmittel handelt, kann es den Körper bei unsachgemäßem Gebrauch schädigen.

Den Schmerz als Warnsignal ständig zu „betäuben" kann auch aus einem akuten Schmerz einen chronischen machen.

Sowohl vom Arzt verschriebene als auch frei verkäufliche Schmerzmittel können abhängig machen. Man schätzt, dass in Deutschland 1 bis 2 Mio. Menschen medikamentenabhängig sind. Hierbei gehören Medikamente zur Schmerzbekämpfung mit zur größten Gefahrengruppe.

- **Gefahren bei unsachgemäßem Gebrauch**

Besonders bei zentral, d. h. im gesamten Gehirn und Nervensystem wirksamen Schmerzmitteln, wie bei Opioiden, besteht die Gefahr der Abhängigkeit bei nicht sachgemäßem Gebrauch.

Opioide haben eine allgemein dämpfende aber manchmal auch eine euphorisierende (psychisch aufhellende) Wirkung auf den Menschen, sodass Stimmungen wie Ängste oder Traurigkeit zunächst verringert werden. Beide „Neben"-Wirkungen von Opioiden sind jedoch meistens nur zu Beginn einer Therapie stärker ausgeprägt.

Nicht selten können sich nach wenigen Tagen sogar die schmerzdämpfenden Eigenschaften verringern oder gar verschwinden. Oft wird dann die Dosis erhöht, um doch wieder eine Schmerzdämpfung zu erreichen. Hier ist es wichtig zu unterscheiden:
- wird das Medikament einfach nur schneller vom Körper ausgeschieden oder
- wurde durch die anfängliche Dämpfung der Selbstwahrnehmung nur die Schmerzwahrnehmung reduziert, aber nicht der Schmerz selbst?

Wichtig ist es, im Verlauf einer Schmerztherapie mit Opioiden die Wirksamkeit häufiger zu überprüfen und bei Wirkverlust entweder ein anderes Präparat auszuprobieren (Opioid-Rotation) oder aber das Opioid zu reduzieren bzw. auszuschleichen.

Aber auch nicht-opioidhaltige Schmerzmittel haben ihre Schattenseite. Bei unsachgemäßem Gebrauch können körperliche Schäden entstehen. Diese reichen von allergischen Reaktionen über Magengeschwüre zu Nieren-, Leber- oder Herzkreislaufprobleme. Es wird geschätzt, dass über 10 % der dialysepflichtigen Nierenerkrankungen durch die unsachgemäße Einnahme von Schmerzmitteln verursacht wurden.

Selbst zusätzliche Schmerzen kann die regelmäßige Einnahme von Medikamenten bewirken. Ein typisches Beispiel ist der sogenannte „analgetika-induzierte Kopfschmerz", der für über 5 % aller Kopfschmerzen verantwortlich sein soll.

> **Wichtig**
> Wenn Sie mit Ihrem Arzt die Einnahme von Schmerzmitteln abgestimmt haben, sind in der Regel weder Abhängigkeit noch Organschäden zu befürchten.

■ **Abhängigkeit und Sucht**

Sucht ist die uns allen bekannte Neigung, das zu wiederholen, was uns einmal gut getan hat oder was das Gegenteil verhindert. So ist ein erster Griff in die Tüte mit Kartoffel-Chips häufig nicht der letzte. Wollen wir immer mehr davon, wollen das Erlebte wiederholen, so verlieren wir über dieses Verhalten allmählich die Kontrolle. Wiederholen wir das Verhalten ohne viel zu überlegen quasi automatisch, so ist die Schwelle zur Sucht erreicht.

Die Grundlage für manches Suchtverhalten ist nicht selten bereits in der Kindheit erlernt worden. Es ist durchaus möglich, dass man sich das Verhalten der Eltern einfach nur abschaut oder aber durch andere

kindliche Erfahrungen empfänglicher ist, eine Sucht zu entwickeln.

Süchte können sich auf ein bestimmtes Verhalten (z. B. Spielsucht, Arbeitssucht bei Workaholics, Internetsucht, Sexsucht u. v. m.) beziehen, also „stoffungebunden" oder aber durch die Zufuhr von Substanzen („stoffgebunden") auftreten. Bei den stoffgebundenen Substanzen spricht man von Drogen, unabhängig, ob diese „illegal" wie Cannabis, Cocain, Heroin oder aber „legal" wie Alkohol, Nikotin oder verschriebene Medikamente sind.

Laut Weltgesundheitsorganisation (WHO) kann man von (stoffgebundener) Sucht sprechen, wenn bei einem Menschen im vergangenen Jahr drei der folgenden Verhaltensweisen beobachtet werden konnten:

- Es besteht ein starker Wunsch oder Zwang den Stoff/Wirkstoff zu konsumieren
- Es besteht eine verminderte Kontrollfähigkeit bis zum Verlust der Kontrolle, wann konsumiert wird, wann damit aufgehört wird und wie viel man von dem Stoff (Droge) zu sich nimmt.
- Es lassen sich körperliche Entzugserscheinungen wie Unruhe, Schweißausbrüche, Zittern oder Schmerzen feststellen, wenn nicht konsumiert wird.
- Es lässt sich eine Toleranz feststellen, das heißt, es muss immer mehr von der Substanz konsumiert werden, um den gleichen Effekt zu erzielen.
- Fortschreitende Vernachlässigung anderer Vergnügungen oder Interessen zugunsten des Konsums sowie ein erhöhter Zeitaufwand, um zu konsumieren oder sich von den Folgen zu erholen
- Obwohl negative Folgen entstehen wird weiter gemacht

> **Übrigens**
> Das Wort „Sucht" stammt von „(dahin-)siechen" ab.

■ **Medikamentenfehlgebrauch**

Eine Angewohnheit wird dann gefährlich, wenn wir sie immer wieder durchführen, ohne darüber nachzudenken. Zum Beispiel kann der automatisierte Griff zu Schmerzmitteln bei „einfachen" Kopfschmerzen, ohne vorher nicht-medikamentöse Linderung zu versuchen, dazu führen, dass der Schmerz durch eben dieses Verhalten aufrechterhalten wird.

Wenn man als Sportler vor einem Wettkampf bereits Schmerzmittel einnimmt, in der Erwartung, dass Schmerzen auftreten werden oder aber noch Schmerzen vom letzten Wettkampf bestehen und man sich nicht die Zeit nimmt, diese erst einmal auszukurieren, ist dies offensichtlich ein Fehlverhalten. Ebenso ist die regelmäßige Einnahme von Schmerzmitteln, um fit für die Arbeit, den Wochenendausflug oder sonst eine Aktivität zu sein, selbstgefährdend. Wenn Schmerzmittel eingenommen werden um besser schlafen zu können, weil diese ja müde machen (Opioide u. a.), besteht ein nicht der Bestimmung des Medikaments – der Indikation – entsprechender Gebrauch und damit ein Fehlgebrauch. Wenn ich aus Angst vor einer Auseinandersetzung oder weil ich traurig bin Schmerzmedikamente einnehme, ist der Einsatz des Medikamentes als Fehlgebrauch einzustufen. Schmerzmittel werden oft aus Hilflosigkeit eingenommen, auch dann, wenn sie kaum eine Wirkung zeigen. Der Übergang vom Fehlgebrauch zur Abhängigkeit ist dabei nicht immer klar abzugrenzen, häufig auch vom verschreibenden Arzt nicht richtig oder rechtzeitig erkannt.

> **Wichtig**
> Bei Medikamenten, die auf das Gehirn wirken, kann sich die Wirkung durch Alkohol so verstärken, dass lebensgefährliche Reaktionen möglich sind.

■ **Wie kann ich Schmerzmittelmissbrauch verhindern?**

An erster Stelle steht hier eine (selbst-) kritische Vorgehensweise. In dieser sollten sich sowohl Arzt als auch Patient über die realistischen Möglichkeiten, Dauer, Grenzen und Ziele einer medikamentösen Schmerztherapie klar sein. Gemessen an den so gemeinsam erarbeiteten Zielen kann der sachgemäße Einsatz der Medikamente erfolgen und in seiner Wirksamkeit überprüft werden. Hier ist eine verantwortungsvolle und offene Kommunikation von beiden Seiten wichtig.

Werden die Ziele erreicht, so ist alles gut. Ist das aber nicht der Fall, so sollte dies erneut besprochen werden und ein alternatives Vorgehen gemeinsam abgestimmt werden.

Wichtig ist bei der sachgemäßen Einnahme von Schmerzmitteln, sich über Folgendes bewusst zu sein:

— Die Medikamente so einnehmen, wie sie verordnet wurden. Auf keinen Fall ohne Absprache die Dosierung oder die Einnahmeabstände verändern.

— Neben einigen Medikamenten, bei denen eine schmerzlindernde Wirkung erst nach einer sogenannten Eindosierungsphase zu erwarten ist, sollten Medikamente nicht eingenommen werden, wenn keine ausreichend schmerzlindernde Wirkung einsetzt.

— Eine dauerhafte Schmerzmitteleinnahme ist nur dann sinnvoll und vertretbar, wenn sie zu einer Reduktion der Schmerzen um mindestens 1/3 führt. Sprechen Sie dies mit ihrem behandelnden Arzt ab und lassen Sie sich ggf. Alternativen aufzeigen.

— Sind Ihnen Opioide verschrieben worden, so gilt ebenfalls das zuvor gesagte. Nur weil es Opioide sind, helfen diese (leider) nicht gegen alle Arten von Schmerzzuständen.

— Hinzu kommt, das Opioide nicht selten ihre zunächst verspürte Wirkung verlieren und eine zunächst befriedigende Wirkdosis nicht mehr ausreicht. Hier wird häufig eine Dosissteigerung der

Medikamente in mehr oder weniger regelmäßigen Abständen als notwendig empfunden, um die einstige Wirkung zu erzielen (Gewöhnung/Toleranz).

- Viele der heute verschriebenen starken Schmerzmittel (Opioide) wirken nicht oder nicht ausreichend bei chronischen Schmerzen. Experten empfehlen deshalb, die Wirksamkeit von Opioiden nach einer gewissen Zeit zu überprüfen, indem man sie nach 3 bis 6 Monaten probeweise reduziert/ausschleicht.
- Das gleiche gilt für Produkte aus medizinischem Hanf (Cannabinoide). Derzeit gibt es noch keine ausreichende Erfahrung mit dem Wirkstoff in der Schmerztherapie.

Eine gute Methode, welche vor einem Medikamentenfehlgebrauch und vielleicht entstehender Abhängigkeit und Sucht schützt, ist, sich seiner eigenen Möglichkeiten, die Schmerzen zu beeinflussen, bewusst zu werden (Selbstwirksamkeit). Hier kann ein multimodaler Ansatz einer Schmerztherapie, durch den man neben Medikamenten auch andere Methoden der Schmerzbewältigung erlernen kann, helfen. Auf alle Fälle sollte man mit dem behandelnden Arzt offen über seinen Medikamentengebrauch und – ver-brauch sprechen.

Schmerztherapie in Schwangerschaft und Stillzeit

Peter Hoffmann

Drei Botschaften sollen an den Beginn dieses Themas gestellt werden:

Erste Botschaft In der Schwangerschaft und während der Stillzeit sollen *so wenig Medika-mente wie möglich* eingenommen werden. Es gibt nämlich *kein* Medikament, weder aus dem Bereich der Schulmedizin, noch aus dem Bereich der naturheilkundlichen Medikamente, das völlig ungefährlich ist und ohne jedes Risiko in der Schwangerschaft und während der Stillzeit eingenommen werden kann.

Zweite Botschaft Es gibt etliche nicht–medikamentöse Verfahren, mit denen unterschiedliche Schmerzen zuverlässig gebessert werden können und die dann keine negativen Auswirkungen auf das ungeborene Kind ausüben können.

Dritte Botschaft Wenn Medikamente eingenommen werden müssen, weil der Schmerz zu stark oder zu lang anhaltend ist, dann sollen *geeignete Medikamente* ausgewählt und diese Medikamente *aus-reichend hoch* dosiert werden. Ein Beispiel hierfür: Ibuprofen ist ein zuverlässiges, in der Schwangerschaft geeignetes Mittel gegen Schmerzen.

Denken Sie generell daran: Es ist für das ungeborene Kind wahrschein-lich ungünstiger, wenn Sie an starken, unbehandelten Schmerzen leiden, weil sich dadurch Ihre Blutgefäße verengen und Ihr Kind eventuell zu wenig Blut und damit Sauerstoff bekommt. Das würde schlimmere Auswirkungen haben als eine gelegentliche Tabletteneinnahme, so lange es sich um geeignete Medikamente handelt.

Noch eine wichtige Vorbemerkung: Viele Frauen bemerken erst nach einigen Wochen, dass sie schwanger sind. In dieser Zeit haben sie möglicherweise bereits verschiedene Medikamente eingenommen und machen sich jetzt Sorgen, was passieren könnte.

Wenn es tatsächlich zu einer Schädigung in der frühesten Phase der Schwangerschaft gekommen sein sollte, kann es zu einem frühen Absterben der Frucht kommen. In den allermeisten Fällen wird eine solche ungewollte Medikamenteneinnahme aber keine negativen Folgen auf die weitere Ent-wicklung des ungeborenen Kindes haben.

- **Schmerzbehandlung ohne Medikamente**

Es gibt eine Fülle von Möglichkeiten, Schmerzen in der Schwangerschaft ohne die Einnahme von Medikamenten angehen zu können. Manche Verfahren sind nicht für alle Frauen gleich gut geeignet, aber Sie werden das jeweils für Sie am besten geeignete Verfahren herausfinden können. Geeignete Vorgehensweisen, Schmerzen ohne Medikamente angehen zu können, sind z. B.

Bei Kopfschmerzen:
- Spaziergänge und frische Luft.
- Kompressen auf der Stirn und im Nacken
- Eine leichte Massage von Schläfen, Stirn und Nacken mit Pfefferminzöl.
- Ausreichendes Trinken und regelmäßiges Essen.
- Rauchen und Alkohol sollen vermieden werden.
- Ausreichende Ruhepausen und genug Schlaf.
- Entspannungstechniken können helfen, Kopfschmerzen sogar vorzubeugen.
- Akupunktur kann wirken. Der Behandler muss aber über die bestehende Schwangerschaft informiert werden.

Bei Rücken- und Gelenkschmerzen:
- Wärme kann Verspannungen lösen und wirkt wohltuend auf Muskeln und Gelenke.
- Bei Schmerzattacken oder Dauerschmerzen können ein warmes Bad, eine Wärmflasche oder ein erhitztes Kirschkernkissen Wunder wirken.
- Schwangere Frauen sollten zur Entlastung der Muskeln und Gelenke regelmäßige Ruhepausen in ihren Alltag einbauen.
- Schwere körperliche Arbeiten – beispielsweise schweres Heben oder Tragen – sollten mit fortschreitender Schwangerschaft unterbleiben.
- Stress und psychische Belastungen führen zu Verspannungen und können Schmerzzustände auslösen oder verstärken. Eine frühzeitig erlernte Entspannungstherapie

ist in der Schwangerschaft daher besonders wichtig.
- Massagen oder bestimmte Yoga-Formen sind geeignet.
- Bewegung lindert. Gezielte Übungen zur Kräftigung des Rückens, Nordic Walking, Radfahren, Schwimmen, Aqua-Gymnastik oder Yoga sind als Ausgleichssport in der Schwangerschaft besonders gut geeignet. Wichtig sind auch regelmäßige Übungen zur Kräftigung des Beckenbodens.
- Zur Entlastung der Bauch- und Rückenmuskulatur leisten Bauchtücher oder ein Stützgürtel gute Dienste.
- Schonende, ganzheitliche Bewegungsabläufe, wie sie beispielsweise bei der Wassergymnastik geübt werden, können Schmerzen lindern.

> **Wichtig**
> Bei Rücken- und Gelenkschmerzen auf keinen Fall übermäßig schonen, viel besser ist es, immer in Bewegung zu bleiben.

Leiden Sie als Schwangere unter Ischiasschmerzen (Nervenschmerz, oft im unteren Rücken mit Ausstrahlung ins Bein), sollten Sie keinesfalls den Schmerz durch eingeschränkte Bewegung und lang anhaltende Ruhephasen zu vermeiden versuchen. Dies bewirkt oft eine Verstärkung der Verspannung und verstärkt noch die Schmerzen. Eine medikamentöse Behandlung von Gelenkschmerzen in der Schwangerschaft ist nicht empfehlenswert. Bei akuten starken Schmerzen kann gelegentlich Paracetamol oder Ibuprofen genommen werden.

- **Schmerzbehandlung mit Medikamenten**

Paracetamol Es gilt als ein sicheres Schmerzmittel in der Schwangerschaft. Experten sind sich noch uneinig, ob es einen Zusammenhang zwischen einer Paracetamol-Einnahme in der Schwangerschaft und einem späteren Hyperaktivitätssyndrom beim Kind gibt. Auch ein vermehrtes Auftreten von Asthma und von

Hodenhochstand bei Jungen zeigten sich in Studien. Über diese Untersuchungen sollten Schwangere unbedingt informiert werden.

Ibuprofen Ibuprofen wirkt bei Erwachsenen erst ab einer Dosierung von 400 mg, besser 600 mg, sodass Sie, wenn Sie sich in der Schwangerschaft zur Einnahme dieses Medikamentes entschieden haben, nicht zu niedrig herangehen sollten: Die Einzeldosis von 600 mg kann drei – bis viermal pro Tag eingenommen werden, wenn es sich um starke Schmerzen handelt, die anders nicht zurückgehen.

Ibuprofen sollte jedoch wie alle diese Nicht-Opioid – Schmerzmittel jenseits der 28. SSW nur unter besonderer Vorsicht der Schwangerschaft zu einer Veränderung des Kreislaufssystems des Ungeborenen führen kann.

Es ist ein weiteres sicheres Analgetikum in der frühen Schwangerschaft und hat gegenüber Paracetamol den Vorteil der besseren Wirksamkeit auch bei stärkeren Schmerzen.

Opioide Sie dürfen bei starken und stärksten Schmerzen, z. B. bei schweren Tumorschmerzen, nach einem Unfall oder einer Operation, auch in der Schwangerschaft gegeben werden, wobei das immer eine Arztentscheidung sein muss. Opioide dürfen während der gesamten Schwangerschaft gegeben werden. Falls dies erforderlich sein sollte, muss für die Entbindung darauf geachtet werden, dass unbedingt ein Neonatologe (Facharzt für Neugeborene) für die Phase nach der Geburt bereit steht, da beim Neugeborenen mit einer Atemdepression (Verringerung von Atemzügen) und mit Entzugssymptomen zu rechnen ist.

▪▪ Welche Medikamente sind nicht zu empfehlen?

Als unsicher, weil entweder schädliche Nebenwirkungen auf das ungeborene Kind oder Auswirkungen auf den Ablauf der Schwangerschaft drohen, gelten folgende Medikamente (s. ◘ Tab. 5.2):

Bitte beachten Sie, dass Sie generell Schmerzmittel nur bei zwingender Notwendigkeit einnehmen und den Einsatz von Kombinationspräparaten (das sind Arzneimittel mit mehreren Wirkstoffen) auf jeden Fall vermeiden. Leider gehört gerade das am meisten in Deutschland verkaufte Schmerzmittel Thomapyrin zu diesen Kombinationspräparaten.

Wichtige Regeln zur Medikamenteneinnahme während der Schwangerschaft

- Verantwortungsvoll und mit Bedacht mit Arzneimitteln umgehen. Dabei gilt: so wenig wie möglich, so viel wie notwendig.
- Medikamente stets in Absprache mit dem behandelnden Arzt einnehmen.
- Langzeitmedikationen oder laufende Therapien niemals eigenmächtig reduzieren oder absetzen.
- Im Falle einer akuten Erkrankung nicht aus Angst auf eine medikamentöse Behandlung verzichten.
- Medikamente ausschließlich aus der Apotheke, niemals aus unsicheren Quellen, wie etwa dem Ausland oder dem Internet beziehen.
- Vorsicht mit sog. „Naturheilmitteln". Sie enthalten nicht selten Giftstoffe oder zumindest für das Ungeborene schädliche Substanzen.
- Für Frauen, die wegen besonderer Erkrankungen regelmäßig von verschiedenen Fachärzten unterschiedliche Arzneimittel verschrieben bekommen, empfiehlt sich der „Arzneimittelpass für Schwangere und Stillende". Er enthält neben einem umfangreichen Ratgeber-Teil ausreichend Platz zum Eintragen sämtlicher Medikamenteneinnahmen. Dieser lässt sich gegen 3,00 EUR in Briefmarken und einem ausreichend frankierten Rückumschlag beim Deutschen Grünen Kreuz bestellen.

◻ Tab. 5.2 Medikamente, die nicht während der Schwangerschaft eingenommen werden sollten

Arzneistoffe	Bemerkungen und Hinweise
Acetylsalicylsäure	*Nicht erlaubt,* da Risiko nicht auszuschließen
Diclofenac	*Eingeschränkt erlaubt* vom 1.–6. Monat, nicht erlaubt vom 6.–9. Monat, da Gefahr von Kreislauf- und Nierenfunktionsstörungen
Naproxen, Indometacin	*Nicht erlaubt,* da nicht ausreichende Erfahrungen
Piroxicam, Meloxicam	*Nicht erlaubt,* da nicht ausreichende Erfahrungen
Coxibe wie Celecoxib oder Etoricoxib	*Nicht erlaubt,* da nicht ausreichende Erfahrungen
Metamizol	*Eingeschränkt erlaubt* bei krampfartigen Schmerzen
Kortison-Präparate wie Prednisolon	*Eingeschränkt erlaubt,* Arztentscheidung!
Mittelstarke und starke Opioide	Risiko für Atemstörungen und Entzugserscheinungen beim Neugeborenen. Die Beendigung einer Therapie mit Opioiden soll für den Fall einer geplanten Schwangerschaft dringend angeraten werden. Wird unter einer laufenden Therapie mit Opioiden eine Schwangerschaft festgestellt, sollte die Beendigung der Therapie mit Opioiden angestrebt werden.

■ **Migränebehandlung in der Schwangerschaft**

Migräne kommt auch während der Schwangerschaft und Stillzeit vor. Allerdings berichten viele Migräne-Patientinnen, dass die Zeit der Schwangerschaft und zum Teil auch noch die Stillzeit die Phasen in ihrem Leben mit den wenigsten Migräne-Attacken waren, zum Teil sogar bis zu einem völligen Verschwinden.

■■ **Nicht-medikamentöse Migränebehandlung in der Schwangerschaft**

Der Schwerpunkt der Behandlung liegt auf den nichtmedikamentösen Maßnahmen:
— Leichte sportliche Aktivitäten wie Schwimmen, Yoga, Gymnastik oder Spaziergänge.
— Bewährt haben sich Entspannungsübungen.
— Auf regelmäßigen Schlaf achten.
— 2 L Flüssigkeit sollten Schwangere mindestens jeden Tag zu sich nehmen. Ideal sind Wasser, Früchte- oder Kräutertee, sowie verdünnte Fruchtschorlen.

— Sinkt der Blutzuckerspiegel ab (was er in der Schwangerschaft häufig tut), kündigen sich häufig Kopfschmerzen an. Tipp für Schwangere: Essen Sie über den Tag verteilt mehrere kleine Mahlzeiten und packen Sie sich bei Spaziergängen oder während der Arbeit für unterwegs kleine Snacks wie Früchte, Müsliriegel oder Nüsse in die Tasche.
— Die Ernährungsgewohnheiten überprüfen. Durch die gesündere und bewusstere Ernährung und durch den Verzicht auf Alkohol in der Schwangerschaft verringern sich oft die Häufigkeit und die Schwere der Schmerzanfälle.
— Bei akuten Kopfschmerzen und Migräneanfällen wirkt eine kalte Kompresse auf Stirn, Schläfe oder im Nacken.
— Professionelle Massagen durch einen Physiotherapeuten können verspannte Regionen im Nacken oder Rücken sanft gelöst werden und können Kopfschmerzen und Migräne vorbeugen. Sie sollten jedoch einen Physiotherapeuten wählen, der Erfahrung mit der Massage von Schwangeren hat.

- Pfefferminzöl mit leichtem Druck auf Schläfen, Stirn und Nacken einmassieren. Nach Absprache mit dem Arzt können auch Vitamin-B2- oder Magnesiumpräparate helfen, der Migräne vorzubeugen.

■■ Medikamentöse Therapie bei Migräne in der Schwangerschaft

Paracetamol und Ibuprofen sind für die Behandlung von Migräneattacken in der Schwangerschaft Mittel der ersten Wahl. In der Stillzeit ist es Ibuprofen. Die ausreichend hohe Dosierung ist entscheidend: Paracetamol soll mit mindestens 500 mg, besser 1000 mg bis zu maximal viermal am Tag gegeben werden, von Ibuprofen sollte bis zu viermal pro Tag 600 mg verabreicht werden. Ist bei schwerer und/oder häufiger Migräne eine *Migräneprophlaxe* (vorbeugende medikamentöse Behandlung) notwendig, kann *Metoprolol* 50–100 mg pro Tag zum Einsatz kommen.

Gegen Übelkeit ist *Dimenhydrinat* das Mittel der ersten Wahl. Dies gilt sowohl für die Schwangerschaft, als auch für die Stillzeit. Da ein wehenfördernder Effekt diskutiert wird, sollte es bei Frühgeburtsgefährdung zurückhaltend eingesetzt werden. Es geht nur in sehr geringen Mengen in die Muttermilch über.

Aus der großen Gruppe der Triptane, die üblicherweise gegen Migräne verabreicht werden, liegen für Sumatriptan die besten Ergebnisse in Schwangerschaft und Stillzeit vor.
- Sumatriptan: 25 mg/100 mg (Tablette, Nasenspray,)
- Sumatriptan: 6 mg subcutan Einmalspritze oder Pen

Eine erneute Verschlechterung der Migräne nach der Geburt kann häufig noch hinausgezögert werden, solange die Kinder voll gestillt werden.

■ Schmerzbehandlung rund um die Entbindung

Die Vorstellung, unter der Geburt auf Schmerzmittel zu verzichten, um das noch ungeborene Kind zu schützen, ist in den allermeisten Fällen ein grober Fehler.

Je länger die Schwangere während des Geburtsvorganges unter Schmerzen leidet, weil sie auf geburtserleichternde Maßnahmen verzichten möchte, desto schlechter sind während dieser Zeit die Schwangere und das noch nicht geborene Baby versorgt.
- Starke Schmerzen während der Wehenphasen sorgen dafür, dass das Ungeborene schlechter mit Blut und Sauerstoff versorgt wird.
- Starke Schmerzen während der Wehenphasen sorgen dafür, dass sich die Schwangere später nur mit Schrecken an diese Phase zurückerinnert.
- Starke Schmerzen während der Wehenphasen sorgen dafür, dass die Schwangere nach der Geburt des Kindes völlig erschöpft ist und das Ereignis der Geburt gar nicht in allen Aspekten erleben kann.

Eine gute und rechtzeitig durchgeführte Schmerztherapie bewirkt, dass die Schwangere über eine wesentlich kürzere Dauer von Schmerzmedikamenten Gebrauch machen wird.

■ Geburtserleichternde Maßnahmen

Das Empfinden von Schmerzen *unter der Geburt* ist individuell verschieden und von vielen Faktoren abhängig, wie zum Beispiel dem Schwangerschaftsverlauf, der persönlichen Vorgeschichte, der Dauer des Geburtsverlaufes, den Ängsten und vielen anderen mehr. Hierin begründet sich auch ein sehr individuelles Bedürfnis nach geburtserleichternden Maßnahmen. Wehen entstehen durch die Ausschüttung von körpereigenen Hormonen. Hierbei zieht sich die Gebärmutter regelmäßig zusammen und schiebt so das Kind durch den Muttermund und den Geburtskanal. Einwirkungen anderer Hormone verbessern die Dehnungseigenschaften des Muttermundes und der Scheide.

Körpereigene Stoffe sorgen dafür, dass die Schmerzempfindung unter der Geburt und der Dehnungsschmerz am Muttermund herabgesetzt sind.

Wenn dieses nicht ausreicht, um den Wehenschmerz genügend zu mindern, gibt es verschiedene Möglichkeiten, den Patientinnen ohne Medikamente mit Zuwendung, Beistand und alternativen und medizinischen Mitteln zu helfen. Das Einnehmen verschiedener Positionen und eine uneingeschränkte Bewegungsfreiheit unter der Geburt können das Empfinden von Schmerzen herabsetzen. Ebenso hilft vielen Frauen das warme Wasser eines Bades zum Entspannen und Krampflösen. Hilfreich ist auch, wenn die Schwangere einen Geburtsvorbereitungskurs besucht hat.

Für viele, allerdings nicht alle Frauen, ist es wichtig, zur Geburt vom Partner begleitet zu werden. Er kann dann, insbesondere wenn Sie eine gemeinsame Geburtsvorbereitung besucht haben, durch Zuwendung und Massage dazu beitragen, dass Sie sich besser entspannen können. Alternativ kann auch die Begleitung durch eine andere vertraute Person z. B. eine Freundin, zum Wohlergehen beitragen.

Akupunktur Kann das Schmerzempfinden unter der Geburt herabsetzen, indem mit dünnen Nadeln an speziellen Punkten ein Reiz gesetzt wird. Besonders günstig wirkt sich Akupunktur aus, wenn sie sie bereits im Vorfeld kennengelernt haben.

Homöopathie Sofern Sie für das Thema Homöopathie zugänglich sind, können homöopathische Medikamente für die verschiedenen Phasen und Situationen unter der Geburt eine Hilfe sein.

Butylscopolamin Gelegentlich wird Butylscopolamin als geburtserleichterndes Mittel empfohlen. Die entspannende Wirkung ist aber meist viel zu gering.

Lachgas In manchen Bereichen wird unter der Geburt noch auf die Inhalation von Lachgas-Gemischen zurückgegriffen. Hiervon ist wegen möglicher Nebenwirkungen auf Schwangere und Kind aber abzuraten.

Epiduralanästhesie Die *Epiduralanästhesie* oder *Periduralanästhesie* (Teilbetäubung von Nerven) ist die wirkungsvollste Art der geburtshilflichen Schmerzlinderung. Sie sollten diese Methode schon vor dem Entbindungstermin kennen und sich vorher darüber informieren. Sollten die Schmerzen unter der Geburt für die Patientin nicht tolerierbar sein, kann jederzeit, nach entsprechender Aufklärung, die Epidural (EDA) – oder Periduralanästhesie durch den Narkosearzt (Anästhesisten) gelegt werden. Der Vorteil für Sie ist, dass hiermit eine weitestgehende Schmerzfreiheit erreicht wird, ohne dass Ihr Bewusstsein beeinträchtigt wird. Im Gegensatz zu früher kann man trotz EDA aufstehen (Walking EDA) und sich ungehindert bewegen. Besonders bei sehr lange dauernden und sehr schmerzhaften Geburten wird auch der Geburtsverlauf günstig beeinflusst. Die Muttermundöffnung zum Beispiel erfolgt oft schneller und weniger schmerzhaft.

Bei der Epidural- oder Periduralanästhesie wird im unteren Rückenbereich ein Lokalanästhetikum zwischen zwei Lendenwirbeln in den Wirbelkanal (genauer: den Epiduralraum, der zwischen Wirbelkanal und der äußeren Hülle des Rückenmarks liegt) gespritzt, wodurch eine Betäubung etwa vom Bauchnabel abwärts erreicht wird. Die Wirkung setzt nach 5–10 Min. ein. Da es sich um eine Teilbetäubung, auch Regionalanästhesie genannt, handelt, erlebt die werdende Mutter die Geburt auf Wunsch bei vollem Bewusstsein. Es kann auch ein leichtes Beruhigungsmittel gegeben werden, wenn man die Wachheit nicht möchte.

Die Dosis des Lokalanästhetikums wird so gewählt, dass der Geburtsschmerz weitgehend ausgeschaltet ist, jedoch die Beine und die Bauchmuskulatur weiterhin aktiviert werden können (wichtig für das Pressen).

Um die Schmerzlinderung auch über Stunden aufrecht erhalten zu können, wird vor Entfernung der Injektionsnadel ein dünner, flexibler Katheter eingeführt und mit einer Klebefolie am Rücken befestigt. Diesen Katheter merken Sie, auch wenn Sie auf dem Rücken liegen, überhaupt nicht, weil er extrem dünn ist. Durch den Katheter können im Verlauf der Geburt weitere Medikamente (Lokalanästhetikum, Opiate) nach Bedarf gegeben werden.

Bei den meisten Frauen wirkt diese Form der Schmerzausschaltung sehr gut mit relativ geringen Nebenwirkungen, wie z. B. Juckreiz. Schmerzen werden stark reduziert oder ganz ausgeschaltet. Es brauchen keine zusätzlichen Schmerzmittel mehr angewandt zu werden, falls ein Dammschnitt (Episiotomie) erforderlich ist, bzw. nach der Entbindung genäht werden muss.

Auch ein notfallmäßiger Kaiserschnitt kann nach Dosiserhöhung über den EDA-Katheter ohne zusätzliche Narkose durchgeführt werden. Speziell ein Kaiserschnitt ist für die Ärzte heute Routine, für die Schwangere ist es aber eine große Operation, die in der Folge naturgemäß starke Schmerzen mit sich bringen kann. Es ist unsinnig und nachteilig, auf Schmerzmittel nach einer solch großen OP zu verzichten. Die folgenden Schmerzmittel, die nach einem Kaiserschnitt zur Verfügung gestellt werden, sind als unbedenklich, auch in der Stillzeit, eingestuft worden. Dazu gehören: *Ibuprofen, Paracetamol,* und bei starken, andauernden Schmerzen auch *Piritramid* in Einzeldosen.

> **Wichtig:**
> Viele Schwangere, die eine „natürliche" Geburt wünschen, schließen schon im Vorfeld jegliche geburtserleichternde Maßnahmen aus. Sie unterschreiben z. B. dem Anästhesisten, der ihnen bei der Kreissaalbegehung die Möglichkeiten geburtserleichternder Maßnahmen, z. B. die Epiduralanästhesie, vorstellt und Sie darüber aufklären will, dass sie diese Maßnahmen auf keinen Fall wünschen. Damit der Anästhesist in dem Fall, dass Ihnen während der Geburtsphase die Schmerzen doch zu stark werden, helfen kann und darf, sollten Sie bei dieser zunächst von Ihnen ausgesprochenen Ablehnung den Zusatz „**derzeit**" mit aufnehmen lassen.

. Dann können Sie, weil Sie ja schon über das Verfahren aufgeklärt sind, trotz der primären Ablehnung dieser Technik, bei allzu stark werdenden Schmerzen und vor dem Eintreten völliger Erschöpfung eine Epiduralanästhesie erhalten. Die Schwangere sollte allerdings auch vor Schmerzmedikamenten in der Phase nach der Geburt keine übertriebenen Ängste haben:

- Schmerzen sorgen dafür, dass die Schwangere sich schlecht bewegen kann.
- Schmerzen sorgen dafür, dass die Schwangere ihr Baby kaum heben kann.
- Schmerzen sorgen dafür, dass die Muttermilch viel schlechter fließt.

Medikamente in der Muttermilch: Tendenziell wird die Gefährlichkeit von Medikamenten in der Muttermilch eher überschätzt. Dies hat oft zur Folge, dass die junge Mutter entweder auf ein für sie wichtiges Arzneimittel oder auf das Stillen verzichtet. Dabei ist das auch bei schweren chronischen Krankheiten oft nicht nötig. So können durchaus Schmerzmittel und einige altbewährte Mittel gegen rheumatische Krankheiten – die sich manchmal in der Schwangerschaft bessern und danach heftig zurückmelden – oder gegen chronisch-entzündliche Darmerkrankungen ohne ernsthafte Bedenken genommen werden.

Mütter sollen bei medikamentöser Schmerztherapie nicht grundsätzlich zum Abstillen gedrängt werden. Bestimmte Vorgaben sollten eingehalten werden:

- Einnahme von Analgetika grundsätzlich direkt nach dem Stillen oder abends
- Konzentration der Medikamente in der Muttermilch ist nach ein bis zwei Halbwertzeiten nur noch gering
- Medikamentenwechsel (z. B. zwischen Paracetamol und Ibuprofen) kann sinnvoll sein
- Schmerztherapie der Mutter geht vor.

WebTipp

Unabhängige Informationen zur Verträglichkeit von Arzneimitteln in Schwangerschaft und Stillzeit der Charité-Universitätsmedizin Berlin:
▶ www.embryotox.de/arzneimittel/.

Zusammenfassend sollte deutlich geworden sein, dass Schmerztherapie auch in der Schwangerschaft und während der Stillperiode möglich ist, wobei nichtmedikamentöse Verfahren naturgemäß sicherer sind. Aber auch eine medikamentöse Schmerztherapie kann, wenn sie medizinisch notwendig ist, bei entsprechender Vorsicht und Kenntnis der geeigneten Medikamente auch während der Schwangerschaft und der Stillzeit mit größtmöglicher Sicherheit für die Mutter und ihr Kind durchgeführt werden.

Schmerzmittel im Sport

Toni Graf-Baumann

Dass Sport gesund ist, gilt als unumstößliche Tatsache. Ältere Menschen, die regelmäßig Sport betreiben, sollen circa acht Jahre länger leben und so bemühen sich jüngere und ältere Menschen darum, durch Sport fit zu bleiben.

■ **Die Einnahme von Schmerzmitteln im Freizeit- und Leistungssport**

„Es tut alles weh, aber man hat keine Zeit über die Schmerzen nachzudenken. Vor großen Wettkämpfen ohne ausreichende Erholungszeiten muss ich Schmerzmittel nehmen, sonst bin ich bald raus aus dem Geschäft", so eine Teilnehmerin des Black-Forest-Ultra-Bike- Marathon.

„Zu viele Fußballspieler forcieren ihre Karriere durch die Einnahme von Schmerzmitteln, um die Schmerzgrenze zu überwinden. Vier von 10 Top-Spielern schlucken vor jedem Spiel Schmerzpillen, 60 % der Fußballspieler der WM 2010 in Südafrika nahmen Schmerzmittel, 39 % vor jedem Spiel", so ein Sportmediziner der FIFA.

Ein Sportler bei der Leichtathletik-WM 2003: „Wegen Schmerzen im Oberschenkel habe ich mindestens 16 Spritzen bekommen. Die Betreuer am Streckenrand mussten mir immer wieder Schmerzmittel reichen".

Studien zufolge beschränkt sich der Medikamentenmissbrauch allerdings nicht nur auf Wettkämpfe, sondern gehört bei vielen Ausdauersportlern zu täglichen Trainingsroutine. Die Sportler glauben, dass sie durch die Schmerzmittel härter und länger trainieren könnten. Tatsächlich gibt es aber bis heute keinen wissenschaftlichen Beleg, der diesen Irrglauben bestätigt. Im Gegenteil, verschiedene Studien haben gezeigt, dass die gefühlten Schmerzen bei intensiver Belastung unter Ibuprofen und Co. genauso stark ausfielen wie ohne Schmerzmittel. Und auch der Muskelkater nach einem Wettkampf wird von beiden Gruppen als ähnlich stark empfunden.

❯ Schmerzmittel also vor und während des Sports eingenommen, bringen keinen nachweislichen Nutzen, gefährden aber die Gesundheit erheblich.

Um herauszufinden, in welchem Ausmaß Freizeitsportler Schmerzmittel verwenden und ob bei den eingenommenen Mengen Probleme auftraten, befragten Forscher per Fragebogen 4000 Teilnehmer des Bonn-Marathons.

Die Ergebnisse:
- Die Hälfte aller Läufer nahm bereits vor dem Start Schmerzmittel ein, jedoch nur ein kleiner Teil litt tatsächlich beim Start unter Schmerzen.
- Frauen griffen häufiger zu Schmerzmitteln

- Läufer mit Marathonerfahrung verwenden sie häufiger; sie hatten oft Schmerzen beim Training und klagten häufig über Probleme beim Lauf.
- Die Einnahme von Schmerzmitteln vor dem Start verminderte nicht das Auftreten von Muskelkrämpfen während des Laufes und danach. Nur der Laufabbruch wegen Muskelschmerzen war etwas seltener, der Abbruch aufgrund von Darmkrämpfen war dagegen häufiger. Insgesamt waren Herz-Kreislaufprobleme, Magen-Darm Beschwerden und Nierenschäden achtmal häufiger nach Schmerzmitteleinnahme.
- Darmkrämpfe und Blutungen traten siebenmal häufiger auf.
- Herz-Kreislaufbeschwerden waren ca. fünfmal häufiger.
- Blutiger Urin trat ausschließlich nach Schmerzmittelkonsum auf.
- Insgesamt neun Krankenhausaufnahmen wurden berichtet, drei aufgrund temporären Nierenversagens (Ibuprofen), vier wegen Magen-Darmblutungen (Azetylsalizylsäure) und zwei aufgrund von Herzinfarkten (Azetylsalizylsäure).

Ältere Sportler wollen mit jüngeren mithalten können, andere brauchen eine besondere Herausforderung, auf die sie sich allein mit Training nicht vorbereiten können – und greifen deswegen zur Tablettendose. Die Befragung zeigte auch, dass weniger als 10 % der Breitensportteilnehmer beim Bonn-Marathon sich vor Schmerzmittelanwendung bei Arzt oder Apotheker informiert hatten.

Experten beunruhigt vor allem die Menge an Schmerzmitteln, die im Umlauf ist. Bei einem so hohen Schmerzmittelgebrauch im Leistungs- und Freizeitsport ist das Wort „Mißbrauch" angebracht.

Für diesen hohen Konsum sind aber nicht nur die Athleten selbst, sondern oftmals auch Mannschaftsärzte und Betreuer verantwortlich. Die meisten Mannschaftsärzte im Leistungssport stehen unter erheblichem Druck, sich einerseits Zeit für eine erforderliche Untersuchung und Therapie zu nehmen,

andererseits die Athleten so schnell als möglich wieder auf das Spielfeld zubringen.

Medien, Vereine/Verbände, Ärzte/Physiotherapeuten, Öffentlichkeit, Sponsoren, eigene Leistungsansprüche üben einen kontinuierlichen Druck auf die Athleten/innen aus, so dass schon aus diesen Gründen die individuelle, Leitlinien-gerechte Diagnostik, Therapie und Rehabilitation von Schmerzursachen vernachlässig wird.

■ **Beschaffungsverhalten**

Es werden drei Verhaltensweisen unterschieden:

1. Zugang zu den frei erhältlichen Medikamenten, zu denen neben den allgemein bekannten Schmerzmittel wie Aspirin auch Mittel wie Diclofenac (Voltaren), Ibuprofen u. a. m gehören (sog. NSAR), letztere sind die am häufigsten verwendeten Schmerzmittel im Freizeit- und Leistungssport.
2. Verordnung rezeptpflichtiger Medikamente durch den Hausarzt, Orthopäden, Sportarzt
3. „Unzulässiger" Zugang zu Schmerzmitteln auf dem „Schwarzmarkt" über Sportkollegen, Trainer, Physiotherapeuten oder Ärzte.

■ **Die Bedeutung des Schmerzes im Sport**

Im Training an und über die Schmerzgrenze zu gehen, kann zu einem Leistungszuwachs führen, der nichts mit Doping zu tun hat. Diese zu erwartenden Schmerzen durch die vorhergehende Einnahme von Schmerzmitteln zu reduzieren oder auch auszuschalten, kann neben den bereits beschriebenen Nebenwirkungen zu ernsthaften funktionellen und strukturellen Schädigungen am Bewegungssystem führen, weil der Schmerz als Warnsignal unterdrückt bzw. ausgeschaltet wurde z. B. Muskelfaserrisse, Bänder- oder Gelenkverletzungen.

Dauerhafte Überbeanspruchungen ohne ausreichende Erholungsphasen müssen zu Schmerzen und Leistungseinschränkungen führen. Auch die medikamentöse Ausschaltung von Schmerzen in der Rehabilitationsphase, um früher wieder am Training und Wettbewerb teilnehmen zu können, können zu größeren und nicht selten dauerhaften Schäden führen.

■ **Das „verdrängte" Problem der Nebenwirkungen**

Es gibt in der Literatur zahlreiche Hinweise auf die gravierenden Nebenwirkungen und Risiken der der Einnahme von Schmerzmitteln, wenn diese nicht ärztlich verordnet und überwacht werden.

Zitat aus der Presseinformation der Deutsche Schmerzgesellschaft:

» „Sport ist gesund, da sind sich alle einig. Wenn junge, hervorragend trainierte Sportler plötzlich sterben, ist das Entsetzen daher besonders groß. In solchen Fällen sind es oft frei verkäufliche Medikamente, die fatale Folgen haben. Schmerzmittel wie Diclofenac, Ibuprofen oder Azetylsalizylsäure (Aspirin) sind nicht als Doping verboten, schädigen aber die Blutgefäße, können zu Darmblutungen und Nierenversagen führen."

Fazit

– Die Welt spricht über Doping im Leistungssport – doch was wenig Beachtung findet, ist der Konsum von Schmerzmitteln im Freizeitsport. Sicherlich kein Doping im eigentlichen Sinne, denn Schmerzmittel stehen nicht auf der Dopingliste – aber ist das unser Alltagsdoping?

– Die Ausschaltung des Schmerzes durch die Einnahme dieser Medikamente kann dazu führen, dass teils gravierende Verletzungen der Muskulatur und der Gelenke entstehen können, weil die Warnfunktion des Schmerzes ausgeschaltet wurde.

– Wer vor dem Start bereits Gelenk- oder Muskelschmerzen hat, sollte nicht am Wettbewerb teilnehmen. Das ohnehin vorgeschädigte Knorpel-Knochen-Muskelsystem wird unter Schmerzmitteleinnahme wahrscheinlich eher weiteren Schaden nehmen als ohne. Richtig ist es, den Heilungsprozess abzuwarten.

– Die sog. vorsorgliche Einnahme von Schmerzmitteln vor größeren sportlichen Belastungen ist stets vorab mit dem behandelnden Arzt abzustimmen.

– Ärzte, Physiotherapeuten, auch Trainer können sich aufgrund ihrer besonderen Kenntnisse schuldig und teilweise haftbar/strafbar machen, wenn sie eine nicht indizierte, falsche oder unzureichende Schmerzbehandlung akzeptieren.

Schmerzmittel auf Auslandsreisen

Toni Graf-Baumann

Der Urlaub steht vor der Tür und die Reisevorbereitungen beginnen. Auch die Reiseapotheke will gut überlegt und zusammengestellt sein. Um bei Auslandsreisen keine Probleme mit den mitgeführten Medikamenten zu bekommen, müssen Hinweise beachtet werden, was vor allem für Patienten mit chronischen Schmerzen gilt.

Für solche Patienten – aber auch für alle anderen Patienten mit chronischen Erkrankungen – ist es erforderlich ihre Medikamente in ausreichender Menge mitzunehmen, am besten auch eine Reserve, da man nie genau wissen kann, ob dieses oder ein vergleichbares Medikament am Urlaubsort verfügbar ist, was besonders für Medikamente wichtig ist, auf die man gut anspricht.

Bei der Zusammenstellung der Reiseapotheke muss man sich fragen, welche Mengen und welche Medikamente überhaupt mitgeführt und ins Urlaubsland eingeführt werden dürfen. Das beginnt schon beim Einchecken ins Flugzeug, soweit es sich um flüssige Medikamente handelt z. B. Tropfen und muss weiter bedacht werden, wenn man an die Sicherheitskontrollen denkt (max. 100 ml in einem Behälter). Flüssige Medikamente sind von diesen Bestimmungen im Prinzip ausgeschlossen, hier gilt keine Mengenbeschränkung.

Für den Eigenbedarf gibt es zumindest innerhalb der EU keine Mengenvorgaben, d. h. jeder Reisende darf so viel mitnehmen, wie er oder sie konkret benötigt. Patienten, die auf Opioide angewiesen sind, sollten immer ihren Opioid-Ausweis mit sich führen. Dieser Ausweis kann unter ▶ www.betanet.de/files/pdf/Opioid-Ausweis.pdf abgerufen werden.

Bei Flüssigkeiten und vergleichbaren Substanzen empfiehlt es sich eine ärztliche Bescheinigung in englischer Sprache mitzunehmen. Formulare dafür können von der Home-Page des Bundesinstitutes für Arzneimittel und Medizinprodukte heruntergeladen werden, was speziell für Betäubungsmittel (BtMVV) gilt: ▶ www.bfarm.de/DE/Home/home_node.html.

Auch das Außenministerium informiert auf seiner Website über die Einreisebestimmungen in die jeweiligen Länder einschl. der Einfuhrmodalitäten für Arzneiwaren. Die konkreten Bestimmungen sind hier sehr übersichtlich dargestellt: ▶ www.auswaertiges-amt.de/de/ReiseUndSicherheit/reise-gesundheit/gesundheit-reise-laender/1609092.

Bei Urlauben außerhalb der EU sollten am besten die jeweiligen Bestimmungen auf der Website des Außerministeriums angefragt werden, wofür ein eigener Bürgerservice eingerichtet wurde: ▶ www.bmeia.gv.at/.

> **Wichtig**
> Grundsätzlich sollte man immer eine ärztliche Bescheinigung (englisch) mitnehmen, vor allem, wenn es sich um Psychopharmaka oder Betäubungsmittel wie Opiate und ähnliche Substanzen handelt.
> Besondere Vorsicht ist angezeigt, wenn es sich um Reisen in asiatische, arabische und afrikanische Länder handelt. Hier muss man sich ganz speziell beim Außenministerium beraten lassen. Wichtig ist es den Wirkstoffnamen des jeweiligen Arzneimittels zu kennen, da in einigen Ländern die ärztliche Verschreibung über den Wirkstoffnamen und nicht über den jeweiligen Handelsnamen läuft.

Das ist ggf. am Zoll von Bedeutung, natürlich aber auch, dass ein Medikament vom lokalen Arzt im jeweiligen Urlaubsland erkannt wird und dieser das dort gebräuchliche Medikament verordnen kann.

Bei der Ein- und Ausreise sollte man auf seine jeweiligen Medikamente hinweisen und sie ggf. vorzeigen, was für alle Formen gilt, ob Tabletten, vor allem aber für Flüssigkeiten oder etwa Spritzen.

Schmerzpatienten haben bei der Eingangskontrolle am Flughafen hinsichtlich ihrer Schmerzmittel nichts zu befürchten.

Da es bei manchen Schmerzmitteln zu Nebenwirkungen kommen kann, die einer weiteren medikamentösen Behandlung bedürfen, ist es ratsam, auch diese Medikamente mitzuführen.

Grundsätzlich sollte man alle Arzneimittel im Handgepäck mitführen. Eine Mitnahme im aufgegebenen Gepäck ist nicht ratsam, da es in den Gepäckräumen zu extremen Temperatur- und Druckschwankungen kommen kann, was dem Arzneimittel schaden könnte. Außerdem können aufgegebene Koffer verspätet ankommen oder verloren gehen. In vielen Ländern kann es dann sehr schwierig sein z. B. an Betäubungsmittel und andere Schmerzmittel zu kommen, teils weil sie nicht verfügbar sind oder die Wirkstoffe z. B. in Opioiden unterschiedlich zu unseren lokalen Produkten sind und sich damit die schmerzlindernde Wirkung verändern kann.

Schmerzmittel und Fahrtauglichkeit

Heike Norda und Toni Graf-Baumann

Darf man als Fahrzeugführer am Straßenverkehr teilnehmen, wenn man Schmerzmittel eingenommen hat?

Gesetzeslage

- Das Autofahren nach Schmerzmitteleinnahme ist laut Straßenverkehrsgesetz erlaubt, wenn die Medikamente zur Behandlung einer Krankheit notwendig **und** vom Arzt verordnet sind. (§ 24a Straßenverkehrsgesetz)
- Wer im Straßenverkehr ein Fahrzeug führt, obwohl er infolge geistiger oder körperlicher Mängel nicht in der Lage ist, das Fahrzeug sicher zu führen, und dadurch Leib oder Leben eines anderen Menschen oder fremde Sachen von bedeutendem Wert gefährdet, wird mit Freiheitsstrafe bis zu fünf Jahren oder mit Geldstrafe bestraft. (§ 315c Strafgesetzbuch)

Daraus folgt, dass jeder Verkehrsteilnehmer für seine Fahrtauglichkeit selbst verantwortlich ist, denn nach der geltenden Gesetzeslage gibt es keine generellen Verbote oder Einschränkungen für die Teilnahme am Straßenverkehr bei Einnahme von verordneten Medikamenten.

> **Praktischer Hinweis**
>
> Einerseits kann die Einnahme von Schmerzmitteln die Fahrtauglichkeit negativ beeinflussen; andererseits aber auch die Leistungsfähigkeit von Schmerzpatienten durch eine gute Schmerztherapie verbessert werden und somit die Teilnahme am (motorisierten) Straßenverkehr überhaupt erst ermöglichen.

Hinweispflicht des Arztes

Bei Führerscheininhabern, die auf Schmerzmittel angewiesen sind, ist der behandelnde Arzt verpflichtet, den Patienten auf mögliche Einschränkungen und Gefahren hinzuweisen. Der Arzt lässt den Patienten schriftlich bestätigen bzw. macht in seinen Unterlagen und ggf. im Arztbrief einen Vermerk, dass er auf die Gefahr hingewiesen hat, andernfalls können Ärzte für die Kosten möglicher Unfälle haftbar gemacht werden. Ebenso soll der Arzt seine Zustimmung zum Autofahren dokumentieren. Voraussetzungen für die Zustimmung sind ein guter Allgemeinzustand des Patienten, die Zuverlässigkeit der Einnahme sowie ein stabiler Therapieverlauf. Der Patient sollte darauf hingewiesen werden, dass auch ein plötzliches Absetzen der Schmerzmedikamente oder der grundsätzliche Verzicht auf Schmerzmittel, trotz starker Schmerzen, keineswegs fahrtauglich machen.

Opiat- oder Medikamentenausweis: Lassen Sie sich die Notwendigkeit und die verordnete Dosis der jeweiligen Arzneimittel vom Arzt bestätigen und führen Sie diesen Ausweis ständig mit sich.

Dosisänderungen im Verlauf einer Schmerztherapie: Sprechen Sie mit dem Arzt darüber, ob es sinnvoll ist, vorübergehend kein Fahrzeug zu führen. Halten Sie sich an die mit dem Arzt abgesprochene Dosierung.

Wechselwirkungen: Seien Sie vorsichtig mit Kombinationen von Arzneimitteln, weil dadurch die Reaktionsfähigkeit beeinflusst werden kann. Dazu gehört auch, dass bei der Einnahme von stark wirksamen Schmerzmitteln selbst auf kleinste Mengen Alkohol verzichtet werden sollte.

Testen lassen: Lassen Sie sich im Zweifel von Verkehrsmedizinern oder -psychologen bei medizinisch-psychologischen Untersuchungsstellen (etwa TÜV oder DEKRA) beraten.

> **Wichtig**
> Auch ein plötzliches Absetzen der Schmerzmedikamente kann vorübergehend zu einer Fahruntauglichkeit führen.

Medikamentengruppen, die die Fahrtauglichkeit beeinflussen können (◘ Abb. 5.3) und bei Schmerzen verordnet werden:

Nicht-Opioide Analgetika: Peripher, nicht im Zentralnervensystem wirksame Schmerzmittel, sind Arzneimittel, die ihre Wirkung nicht durch Bindung an Opioid-Rezeptoren entfalten. Sie sind relativ unbedenklich als Monopräparate (Einzelwirkstoff), aber in Kombination mit Schlafmitteln, Codein oder Coffein bedenklich und können Müdigkeit, Schwindel, Überempfindlichkeits- oder allergische Reaktionen z. B. Atemwegsverkrampfungen, Blutdruckabfall bis hin zu Schockreaktionen auslösen.

Opiate/Opioide: Diese Gruppe von Wirkstoffen gehören zu den zentral, also direkt im Gehirn wirkenden Medikamente. Eine Verkehrsgefährdung besteht bei Patienten mit Schmerzunempfindlichkeit (Analgesie), Ruhigstellung (Sedierung) und bei abruptem Absetzen nach längerfristiger Einnahme ggf. Auslösung von Entzugssymptomen.

Antidepressiva/Antikonvulsiva oder andere Psychopharmaka: Diese werden nicht selten zusammen mit Schmerzmitteln verordnet und wirken positiv durch eine Veränderung bei der Übertragung der Schmerzreize auf der Ebene des Rückenmarks. Nebenwirkungen sind Dämpfung, Antriebsminderung, Störungen der Psychomotorik und der Koordination, was die Fahrtauglichkeit einschränken kann.

Diese Liste erhebt keinen Anspruch auf Vollständigkeit! Lassen Sie sich von Ihrem Arzt oder Apotheker beraten!

> **Wichtig**
> Jeder Verkehrsteilnehmer muss selbstkritisch entscheiden, ob Fahrtauglichkeit gegeben ist.

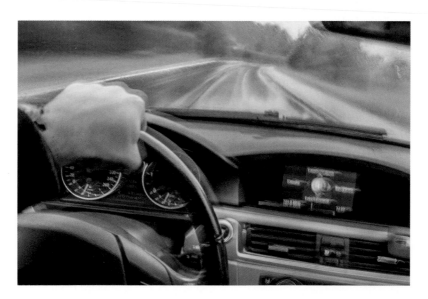

◘ **Abb. 5.3** Fahrtauglichkeit unter Medikamenten zeitweise eingeschränkt. (© marekbidzinski/stock.adobe.com)

5.2.2 Invasive Schmerztherapie und Nervenblockaden

Thilo Wagner und Markus Klein

Seit Ende des 18. Jahrhunderts dienen Verfahren, bei denen örtliche Betäubungsmittel, sog. Lokalanästhetika, an bzw. in die Nähe von Nerven gebracht werden, der Schmerzbehandlung und Schmerzausschaltung bei Operationen. Die Nerven werden betäubt und können den Schmerzreiz nicht mehr zum Gehirn weiterleiten, weshalb meist von Nervenblockade gesprochen wird. Dies kennt fast jeder von der Betäubungsspritze beim Zahnarzt. Große Bedeutung haben diese über die Zeit weiterentwickelten Verfahren heute bei Operationen und seit Mitte des letzten Jahrhunderts auch in der Behandlung chronischer Schmerzen.

> **Übrigens**
>
> Unter invasiven Behandlungsmethoden (lat. invadere = einfallen, eindringen) werden Verfahren verstanden, bei denen Medikamente meist durch Spritzen in den Körper eingebracht werden. Neben Nervenblockaden zählen auch operative Techniken dazu.

In der Anfangszeit der Behandlung chronischer Schmerzen wurden Nervenblockaden oft als Einzelmaßnahme eingesetzt. Heute werden mehrere, aufeinander abgestimmte Verfahren kombiniert (multimodale Therapie). Nervenblockaden werden Dank des verbesserten Verständnisses des chronischen Schmerzes gezielter durchgeführt.

▪ Wie wird eine Nervenblockade durchgeführt?

Zunächst wird die Haut mit einer alkoholhaltigen Lösung von Hautkeimen befreit, damit es durch den Einstich nicht zu einer Infektion kommt. Je nach Ort der Beschwerden kann ein einzelner Nerv, ein Nervenbündel, ein Nervenknoten oder ein rückenmarksnaher Nerv blockiert werden. Soll die Weiterleitung von Schmerzimpulsen zum Gehirn über Tage hinweg unterdrückt werden, können sogenannte Katheter verwendet werden, aus denen über längere Zeit das Lokalanästhetikum abgegeben wird. Je näher an der Wirbelsäule die Nadelspitze gesetzt wird und je mehr Nervenfasern blockiert werden, umso höher ist das Risiko für Nebenwirkungen und Komplikationen. Daher werden bei solchen Nervenblockaden die Herzfunktion mittels Elektrokardiogramm (EKG) und der Blutdruck überwacht.

▪ Diagnostische Nervenblockaden

Durch Blockaden einzelner Nerven versucht man, den schmerzauslösenden Strukturen auf die Spur zu kommen. Dies gelingt erfahrungsgemäß bei akuten Schmerzen besser als bei länger bestehenden, die mit zunehmender Dauer zu Veränderungen auf körperlicher, seelischer und sozialer Ebene führen.

Um sicher zu sein, dass das Lokalanästhetikum an die richtige Stelle gelangt, werden bei diagnostischen Blockaden zusätzlich bildgebende Verfahren wie Röntgen oder Computertomografie eingesetzt. Beispielsweise kann eine Nervenwurzel, die durch den Druck einer vorgefallenen Bandscheibe einen Schmerz hervorruft (sog. radikulärer Schmerz), über ein Computertomogramm (CT) gezielt aufgesucht und blockiert werden.

▪ Therapeutische Nervenblockaden

Therapeutische Blockaden sollen den Schmerz nicht nur kurzfristig, sondern auch langfristig lindern. Dies gelingt häufig durch wiederholte Nervenblockaden, sogenannte Blockadeserien. Lassen die Schmerzen von Blockade zu Blockade schrittweise nach, spricht man von einem Treppeneffekt.

Auch Nerven, die ursprünglich andere Funktionen haben, wie beispielsweise die

Steuerung der Durchblutung, können Schmerzen aufrechterhalten. Dies sind die Nervenfasern des sogenannten vegetativen Nervensystems (Sympathikus), die bei bestimmten Erkrankungen und Verletzungen mit Nervenbeteiligung die Ausheilung behindern und starke Schmerzen mitverursachen können. Wiederholte Blockaden dieser Nerven an bestimmten Nervenknoten können insbesondere in der Frühphase der Erkrankung die negativen Prozesse stoppen, Schmerzen mindern und die Heilungsprozesse fördern. Die Nervenblockaden unterbinden daher nicht nur direkt den Schmerz, sondern greifen auch in den die Krankheit aufrechterhaltenden Prozess ein.

An bestimmten Nervenknoten des vegetativen Nervensystems kann statt eines Lokalanästhetikums eine alkoholhaltige Lösung gespritzt werden. Dieses als chemische Neurolyse bezeichnete Verfahren führt über eine Nervenzerstörung zu einer länger anhaltenden Blockade. Sinnvoll ist dies zum Beispiel bei Bauchschmerzen durch Bauchspeicheldrüsenkrebs. Diese Schmerzen können bereits in einer frühen Krankheitsphase durch eine Nervenzerstörung des Sonnengeflechts (Plexus coeliacus) anhaltend gemindert werden. Ein weiteres Verfahren, um Nerven längerfristig auszuschalten, ist die „Vereisung" (Kryoanalgesie). Hierbei wird mittels einer dünnen Spezialsonde komprimiertes Gas appliziert, das den Nerven auf −50° bis −60° herunterkühlt und so über Monate ausschaltet.

Es kann im Rahmen der begleitenden Schmerztherapie sinnvoll sein, Schmerzen in einem größeren Bereich zu lindern. Dabei wird das Lokalanästhetikum in die Nähe des Rückenmarks (Epiduralraum) eingebracht. Auch Cortison kann auf diesem Weg verabreicht werden und so zur Abschwellung von beispielsweise gedrückten Nerven führen. Soll die Nervenblockade mehrere Tage andauern, kann das Anästhetikum auch mittels eines dünnen Plastikschlauchs – des sogenannten Schmerzkatheters (Epiduralkatheters) – über

einige Tage verabreicht werden. Dies wird heute nur noch selten angewandt. Wenn Schonhaltungen, Muskelverspannungen und schmerzbedingte Bewegungseinschränkungen gemindert wurden, können die Patienten eine Bewegungstherapie leichter durchführen.

Bei Patienten mit sehr starken Schmerzen, bei denen eine weitere Steigerung der eingenommenen Schmerzmittel u. a. wegen der starken, nicht behandelbaren Nebenwirkungen nicht sinnvoll ist, lassen sich die Beschwerden durch ein starkes Schmerzmittel (z. B. Morphin) behandeln, das im rückenmarksnahen Bereich von einer unter die Haut eingepflanzten Medikamentenpumpe („Schmerzpumpe") über einen dünnen Plastikschlauch abgegeben wird (◘ Abb. 5.4). Diese Maßnahme ist heute nur noch sehr selten notwendig.

5.2.3 Neurochirurgische Schmerzbehandlung

Hans-Joachim Hoff

Schmerzen durch eingeklemmte Nerven lassen sich gut und risikoarm durch einen neurochirurgischen Eingriff behandeln. Entscheidend für den Erfolg ist eine sorgfältige Voruntersuchung.

- **Wann werden neurochirurgische Verfahren eingesetzt?**
- ■ **Karpaltunnel-Syndrom**

Bei diesem Schmerzsyndrom ist der Mittelnerv im Handgelenksbereich eingeengt und verursacht Schmerzen, vor allem nachts, sowie ein störendes Kribbeln. Die neurochirurgische Freilegung dieses Nerven führt zu einer sehr schnellen Verbesserung der Beschwerden; der Schmerz verschwindet ohne weitere medikamentöse Therapie direkt nach dem Eingriff. Seltener sind andere Nerven betroffen, die sich mit ähnlich gutem Erfolg freilegen lassen.

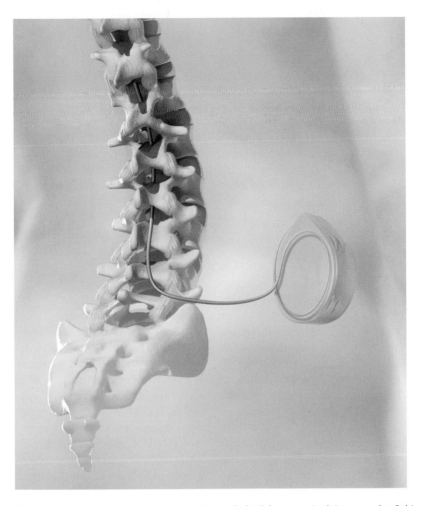

▣ Abb. 5.4   Durch eine sogenannte Schmerzpumpe lässt sich die Schmerzweiterleitung an das Gehirn blockieren. (© Medtronic GmbH)

■ ■ **Akuter Bandscheibenvorfall**

Bei einem akuten, also plötzlich aufgetreten, großen Bandscheibenvorfall mit deutlichen Lähmungserscheinungen wird der Nerv von einer Vorwölbung der Bandscheibe im Wirbelsäulenbereich gequetscht (Abschn. 2.3, ▣ Abb. 2.3). Durch eine frühzeitige Entlastung des Nervs lassen die Beschwerden rasch nach und die Nervenausfälle bilden sich zurück.

■ ■ **Trigeminusneuralgie**

Dieses Schmerzsyndrom entsteht häufig durch eine Kompression (Einengung) des Gesichtsnervs durch eine Gefäßschlinge im Kopf. Die operative Therapie führt bei klaren Symptomen und klarer Indikation (Berechtigung zur Durchführung einer Maßnahme) zu einer sofortigen Rückbildung des Schmerzsyndroms. Durch die verbesserten Anästhesieverfahren ist dieser Eingriff heute auch bei älteren Patienten (unter Umständen auch über 75 Jahre) mit gutem Erfolg und geringen Risiken durchführbar. Die medikamentöse Therapie dieser Schmerzen ist dagegen schwierig und wird von Nebenwirkungen begleitet.

▪▪ Palliativmedizin

Tumoren, z. B. Metastasen in der Nähe von Rückenmarksnerven, können Lähmungen oder Schmerzen verursachen. Manchmal können sie durch eine Operation gelindert werden, auch wenn eine Heilung des Patienten nicht mehr möglich ist. Es ist wichtig, die Entscheidung für solche Eingriffe im Gespräch mit dem behandelnden Palliativmediziner und Onkologen (Krebsspezialisten) festzulegen. Insgesamt sind Komplikationen bei diesen neurochirurgischen Eingriffen selten. Der Blutverlust ist gering und das Operationsrisiko niedrig.

▪ Schmerzschrittmacher

Die eigentliche neurochirurgische Schmerztherapie chronischer Schmerzen, bei denen man die Ursache nicht behandeln kann, beschränkt sich in den letzten Jahren auf Verfahren, die den Schmerz lindern. In solchen Fällen wird die Operation nicht als primäre (zuerst durchgeführte) Schmerztherapie angewandt, sondern als gezielte Maßnahme im Rahmen eines von verschiedenen Fachexperten abgestimmten Gesamtbehandlungskonzepts, das in einer sogenannten „interdisziplinären Schmerzkonferenz" erarbeitet wird. In diesen Fällen werden Medikamentenpumpen oder „Schmerzschrittmacher" implantiert. Sogar medikamentös schlecht behandelbare Schmerzen lassen sich so mit einem geringen Operationsrisiko beeinflussen.

> **Wichtig**
> Die Therapie der Durchtrennung von Nerven oder Schädigung von Nerven durch Medikamente oder Strahlen (Ablation) führt nur zu einem kurzzeitigen Erfolg und kann sogar stärkere Schmerzen im Verlauf hervorrufen.

▪ Ablative Verfahren

Hierbei werden Nerven mittels Medikamenten oder Strahlen durchtrennt oder verödet. Dies führt aber meist zu einem nur kurzzeitigen Erfolg. Nach einer kurzzeitigen Besserung kommt es oftmals zum gegenteiligen Effekt: Ein Schmerzsyndrom (neuropathische Schmerzen), das sogar den ursprünglichen Schmerz in seiner Stärke übertreffen kann und sich noch schlechter behandeln lässt, ist eine mögliche Folge. Deswegen wird diese therapeutische Möglichkeit in der letzten Zeit nur in Ausnahmefällen in der Palliativmedizin (Krebsbehandlung) angewendet.

5.2.4 Schmerzbehandlung vor und nach Operationen

Ralph Windwehe

Sowohl vor Operationen als auch danach (postoperativ) können Schmerzen auftreten. Sie haben eine natürliche Schutzfunktion, können aber den Heilungsprozess verzögern und später anhalten (Chronifizierung), denn für die Genesung ist es nachteilig, wenn Patienten aufgrund von Schmerzen das Abhusten oder Bewegung vermeiden. Hustet der Patient dagegen richtig ab, können Lungenentzündungen vermieden werden. Deshalb ist die Schmerztherapie ein wesentlicher Bestandteil der postoperativen Behandlung. Sie führt in der Regel nicht zu einer völligen Schmerzfreiheit, kann aber die Schmerzen erheblich lindern, was eine deutliche Verbesserung für den Patienten bedeutet.

> **Übrigens**
> Die verbreitete Angst vor Schmerzmedikamenten ist insbesondere nach Operationen unbegründet.

Die Angst vor Schmerzmedikamenten ist in dieser Situation völlig unbegründet. Die Medikamente und Therapieverfahren sind vielfach erprobt und gut verträglich. Auch die Angst vor einer Suchtentwicklung ist aufgrund des sehr begrenzten Behandlungszeitraums unbegründet.

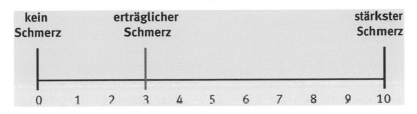

| kein Schmerz | erträglicher Schmerz | | stärkster Schmerz |

0 1 2 3 4 5 6 7 8 9 10

❑ Abb. 5.5 Visuelle Analogskala zur Schätzung der Schmerzstärke

■ **Wichtig: Schmerzmessung in Ruhe und Bewegung**

Um den Bedarf an Schmerzmitteln bei frisch operierten Patienten dem Bedarf genau anpassen zu können, wird der Patient gebeten, die Stärke seiner Schmerzen mit Hilfe einer Schmerzskala abzuschätzen. Diese sogenannte Schmerzmessung wird einmal pro Schicht und zur Kontrolle nach Schmerzmittelgabe durchgeführt.

Bei dieser Schmerzmessung/Schmerzerfassung wird der Ruhe- und Bewegungsschmerz ermittelt. Bewegung, wie Aufstehen oder Husten, hat oft schmerzverstärkende Wirkung, besonders bei postoperativen Patienten. Ein wichtiges Ziel des Schmerzmanagements ist es, Schonhaltung zu vermeiden und eine frühe Mobilisation zu erreichen. Entsprechend ist es nicht ausreichend, nur in Ruhe Schmerzen zu messen.

■ **Patientenaufklärung zur postoperativen Schmerztherapie**

Typischerweise werden Patienten nach einer Operation über den Ablauf der Schmerztherapie auf folgende Weise informiert: „Bitte teilen Sie uns unbedingt mit, wenn Sie Schmerzen haben!“.

Das Pflegepersonal und die Ärzte der Station sowie der Abteilung für Anästhesie werden sich in regelmäßigen Abständen nach der Operation bei Ihnen erkundigen. Nur Sie als Patient können Ihre Schmerzen beurteilen. Für die richtige Behandlung ist es wichtig, dass wir wissen, wie stark Ihre Schmerzen sind. Dafür werden wir Sie bitten, die Schmerzstärke auf einer Skala von „0“ bis „10“ anzugeben, wobei „0“ kein Schmerz bedeutet und „10“ dem stärksten vorstellbaren Schmerz entspricht (❑ Abb. 5.5).

■ ■ **Medikamente**

In der Regel wird eine Kombination aus verschiedenen Schmerzmitteln eingesetzt, die regelmäßig nach einem Zeitplan eingenommen werden sollen. Zusätzlich können Ihnen nach Bedarf weitere Schmerzmittel über einen Venenzugang verabreicht werden.

■ ■ **Schmerzpumpe (PCA-Pumpe)**

Diese Pumpe ermöglicht Ihnen, sich selbst ein Schmerzmittel zu verabreichen (**P**atient **C**ontrolled **A**nalgesia). Das Gerät wird so eingestellt, dass eine Überdosierung ausgeschlossen ist. Meist erhalten Sie auch bei diesem Verfahren ein regelmäßig einzunehmendes Schmerzmittel, das die Wirkung der Pumpe ergänzt.

■ ■ **Schmerzkatheter (Schmerzmittelversorgung über eine Medikamentenpumpe)**

Örtliche Betäubungsmittel können mit Hilfe einer Pumpe direkt an Nervenbahnen gegeben werden, zum Beispiel über einen Plexuskatheter oder Periduralkatheter, und so zu einer Schmerzlinderung nach Operationen führen. Diese Pumpe ermöglicht Ihnen, sich selbst ein örtliches Betäubungsmittel zu verabreichen. Das Gerät wird so eingestellt, dass eine Überdosierung ausgeschlossen ist, der Patient sich aber mit voreingestellten Werten selbst Schmerzmittel verabreichen kann.

5.2.5 Akupunktur

Dominik Irnich

Die Chinesische Medizin betrachtet den Menschen in seiner Ganzheit und ist nicht in einzelne Fachrichtungen getrennt wie unsere westliche Medizin. Ihr Anliegen ist es, Krankheiten nicht nur zu heilen, sondern auch der Entstehung schwerer und chronischer Krankheiten vorzubeugen. Die Akupunktur, eine wichtige chinesische Heilmethode, wird bei Schmerzen von der Weltgesundheitsorganisation (WHO), führenden Akupunkturgesellschaften und mittlerweile auch in vielen Behandlungsleitlinien empfohlen.

In einigen Fällen ist diese „Nadeltherapie" genauso wirksam wie westliche Therapien. Grundsätzlich gilt aber: Akupunktur kann heilen, was gestört ist, sie kann aber nicht „reparieren", was bereits zerstört ist. So kann sie bei einer Gelenkerkrankung (Arthrose) mit Knorpelschädigungen nicht den Verlust des Knorpels rückgängig machen. Sie kann aber die damit einhergehenden Schmerzen an Bändern, Muskeln und im Bereich der Gelenkkapsel deutlich verringern.

■ **Wann kann Akupunktur bei Schmerz eingesetzt werden?**

Akute und chronische Schmerzen, wie z. B.:
- Kopfschmerzen
- Rücken- und Gelenkschmerzen
- Fibromyalgie (Faser-Muskel-Schmerz)
- Tumorschmerzen
- Schmerzen des Kau- und Zahnsystems

Erkrankungen des Bewegungssystems, wie z. B.:
- Schmerzen an Hals-, Brust- und Lendenwirbelsäule
- Sehnen- und Gelenkerkrankungen
- Tennisellenbogen
- chronische Hüftgelenkschmerzen
- Kniegelenkschmerzen

- Karpaltunnel-Syndrom
- Nachbehandlung von Hüft-, Knie- und Bandscheibenoperationen
- Arthroseschmerzen

Neurologische Krankheiten, wie z. B.:
- Migräne
- Neuralgien
- Trigeminusneuralgie
- Schmerzen nach Schlaganfall und bei Polyneuropathie
- Schmerzen bei Gürtelrose (Zoster)

Sonstige Indikationen, wie z. B.:
- Schmerzen bei funktionellen Magen-Darm-Störungen
- Menstruationsschmerzen
- Schmerzen bei Endometriose (Wucherung der Gebärmutterschleimhaut)

■ **Wie wirkt Akupunktur?**

Bei der Körperakupunktur werden feine Einmalnadeln in bestimmte Hautpunkte gestochen, was kaum schmerzhaft ist. Dort verbleiben sie etwa 20 bis 30 min und entfalten ihre heilsame Wirkung, während sich der Patient auf der Liege entspannt. Viele Akupunkturpunkte befinden sich auf unsichtbaren Energiebahnen, den sogenannten Meridianen/Leitbahnen. Häufig liegen sie aber auch in Haut- und Muskelzonen in der Nähe des Schmerzes oder der erkrankten Organe. Nach dem Verständnis der chinesischen Medizin wird durch den Nadelreiz der Energie(Qi)-Fluss angeregt und reguliert. Blockaden und Störungen lösen sich auf. Die meisten Patienten empfinden die Akupunktur – nicht selten schon bei der ersten Behandlung – als wohltuend, entspannend und oft verblüffend schnell wirksam (◘ Abb. 5.6).

Was genau bei einer Akupunktur im Körper abläuft, ist wissenschaftlich noch nicht restlos aufgeklärt. Dank moderner wissenschaftlicher Untersuchungsverfahren konnte die Akupunkturwirkung in den letzten Jahren aber viel besser erklärt werden.

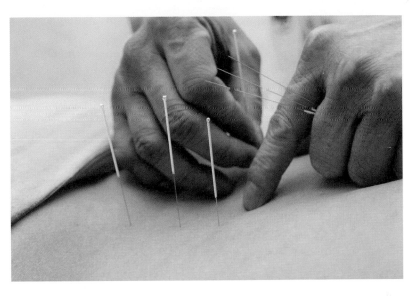

⬛ **Abb. 5.6**   In vielen Fällen wirksam: Akupunktur. (© Max Tactic/fotolia.com)

Die heilende Wirkung kommt u. a. dadurch zustande, dass der stimulierende Reiz der Nadeln im Gehirn eine vermehrte Ausschüttung schmerzlindernder und stimmungsaufhellender Substanzen auslöst, die oft auch als „Glückshormone" bezeichnet werden. Dazu gehören das Serotonin und körpereigene Endorphine. Mit modernen Verfahren wie der funktionellen Kernspintomografie lässt sich die Wirkung der Körperakupunktur auf den Stoffwechsel im Gehirn eindeutig nachweisen.

Wissenschaftliche Untersuchungen belegen, dass die Akupunktur bei chronischen Wirbelsäulenleiden in ihrer Wirkung mit den herkömmlichen medizinischen Therapien vergleichbar ist. So führt Akupunktur bei chronischen Kopf-, Rücken- und Gelenkschmerzen (z. B. infolge einer Arthrose) in drei von vier Fällen zu einer deutlichen und lang anhaltenden Schmerzlinderung.

▪ **Welche Nebenwirkungen können auftreten?**

Wie aus der Naturheilkunde bekannt, können sich zu Beginn der Therapie einzelne Symptome vorübergehend verstärken, man spricht hier

von der „Erstreaktion". Gelegentlich kommt es zu leichten Blutergüssen oder blauen Flecken, auch kurze Kreislaufreaktionen können während einer Akupunkturbehandlung auftreten, normalisieren sich aber schnell. Um Infektionen zu vermeiden, werden sterile Einmalnadeln aus Edelstahl verwendet.

▪ **Sonderformen der Akupunktur**

▬ **Laserakupunktur:** Die Akupunkturpunkte werden mit einem Softlaserstrahl behandelt. Schmerzen entstehen dabei nicht. Die Laserakupunktur eignet sich vor allem zur Behandlung empfindlicher Körperregionen, bei ausgeprägten Schwächezuständen des Patienten, bei Nadelangst und bei Kindern.

▬ **Triggerpunkt-Akupunktur:** Bestimmte für Schmerzen verantwortliche Muskelpartien werden mit der Nadel gereizt, um für eine Muskelentspannung in diesem Bereich zu sorgen.

▬ **Ohrakupunktur:** Mit besonders feinen Nadeln werden spezielle Punkte am Ohr stimuliert, die in Beziehung zu den Organen stehen. Auch das seelische Befinden kann über sie beeinflusst werden.

- **Schädelakupunktur nach Yamamoto (YNSA):** Eine bewährte Methode, bei der ausschließlich Punkte am Kopf, z. B. an Stirn und Schläfen, genadelt werden.

▪ Welche Rolle spielt die Vorgeschichte?

Vor der eigentlichen Behandlung befragt der Arzt den Patienten ausführlich. Wichtig sind dabei, neben den üblichen schulmedizinischen Daten, Angaben über die Qualität des Schlafs, des Appetits, der körperlichen Belastbarkeit, der seelischen Stimmungslage, über Urin, Stuhlgang und Verdauungsbeschwerden, auch berufliche oder familiäre Belastungen, Menstruationsunregelmäßigkeiten, Hitze- oder Kälteabneigung. Eine körperliche Untersuchung, die oft Zungen- und Pulsdiagnose nach chinesischen Kriterien einschließt, rundet das Erstgespräch mit dem Patienten ab.

▪ Wann spürt man eine Besserung und wie lange hält der Therapieerfolg an?

Grundsätzlich gilt: Je länger eine Erkrankung besteht, desto länger muss sie behandelt werden. Bei chronischen Erkrankungen (Krankheiten und Beschwerden, die länger als drei bis sechs Monate andauern), spürt man in der Regel zwischen der dritten und sechsten Sitzung eine positive Veränderung. Die Schmerzen lassen nach, der Schlaf wird tiefer und ruhiger, das Allgemeinbefinden und die seelische Stimmungslage verbessern sich. Erst nach etwa fünf bis sechs Sitzungen lässt sich genauer abschätzen, wie viele Behandlungen noch notwendig sind.

Je nach individueller körperlicher und seelischer Belastung, Fehlernährung oder ungesunder Lebensführung kann es aber auch nach einer gewissen Zeit zu erneuten Beschwerden kommen, sodass weitere Behandlungen oder eine Auffrisch-Akupunktur notwendig werden. Ein lang anhaltender Erfolg stellte sich bei den Patienten ein, die auch ihr Gesundheitsverhalten positiv veränderten.

▪ Wer kann eine Akupunkturbehandlung erhalten?

Für eine Akupunkturtherapie gibt es keine Altersgrenze, auch hochbetagte Menschen können von ihr profitieren. Babys und Kleinkinder reagieren oft sogar besonders sensibel, hier genügt manchmal schon sanfte Massage entlang der Akupunkturpunkte (Akupunktmassage) oder eine schmerzlose Laserakupunktur. Für Schulkinder gibt es neben der Laserakupunktur auch noch die Möglichkeit, mit extrem dünnen, schmerzarmen Nadeln zu behandeln. Bei Erwachsenen entscheidet die körperliche Verfassung darüber, wie viele Nadeln gesetzt werden und wie fein sie sein sollen.

▪ Was kostet eine Akupunkturbehandlung?

Eine Akupunkturbehandlung kostet je nach Behandlungsdauer und -aufwand etwa 30 bis 70 € pro Sitzung. Bei chronischen Knie- und Lendenwirbelsäulenerkrankungen übernehmen die gesetzlichen Krankenkassen die Kosten. Private Krankenversicherungen erstatten je nach Vertrag Akupunktur im Rahmen einer Schmerzbehandlung. Bei anderen Beschwerden ist es empfehlenswert, sich vorher mit der Krankenkasse in Verbindung zu setzen.

▪ Wie finde ich einen guten Akupunktur-Arzt?

Um sich „Akupunktur-Arzt" nennen zu dürfen, ist eine spezielle Ausbildung erforderlich. Die Deutsche Ärztegesellschaft für Akupunktur empfiehlt, sich nur bei einem gut ausgebildeten und erfahrenen Arzt behandeln zu lassen. So können Sie sicher sein, dass die notwendigen schulmedizinischen Abklärungen und Untersuchungen vor der Behandlung erfolgen und bei Bedarf schulmedizinische Begleittherapien eingeleitet werden. Dann besteht keine Gefahr, dass Krankheiten durch „Nichterkennen" verschleppt werden.

WebTipp

Weitere Informationen im Internet unter
► www.daegfa.de.

5.2.6 Manuelle Medizin

Kay Niemier

Manuelle Medizin bezeichnet die Untersuchung und Behandlung von Funktionsstörungen des Bewegungssystems mit der Hand (lat. manus = Hand). Die Bezeichnungen „Manuelle Medizin", „Manualtherapie", „Chirotherapie" und „Chiropraktik" werden teils gleichbedeutend gebraucht. Auch die Osteopathie kann als Teil der Manuellen Medizin verstanden werden.

Ursprünglich wurde mit Hilfe von Handgriffen des Manualtherapeuten, sogenannten „Manipulationen", die Beweglichkeit von bewegungseingeschränkten Gelenken wiederhergestellt, Blockierungen wurden gelöst. Inzwischen hat sich die Manuelle Medizin zu einem umfassenden diagnostischen und therapeutischen Verfahren entwickelt. Neben Gelenken werden Funktionsstörungen der Muskulatur, des Bindegewebes, der Aufhängungen innerer Organe, der Nervengleitfähigkeit sowie der Bewegungs- und Haltungssteuerung behandelt. Diese Funktionsstörungen verursachen oft Schmerzen und Bewegungseinschränkungen und können zu chronischen Schmerzerkrankungen beitragen.

Die nachhaltige Wirkung der Manuellen Medizin ist bei akuten und chronischen Schmerzen auch wissenschaftlich nachgewiesen. Insbesondere bei chronischen Schmerzen ist es jedoch wichtig, die Manuelle Medizin in der Diagnostik und Therapie mit anderen Methoden zu kombinieren (multimodale Schmerztherapie).

Man unterscheidet schmerzauslösende und dem Schmerz zugrunde liegende Funktionsstörungen.

- **Schmerzauslösende Funktionsstörungen**
- **Muskulatur:** Verspannungen, Triggerpunkte (Druckpunkte erhöhter Reizbarkeit im Muskel)
- **Wirbelsäule:** segmentale Dysfunktion (Blockierung von Abschnitten der Wirbelsäule), segmentale Überbeweglichkeit
- **Gelenke:** Überbeweglichkeit, Blockierungen einzelner Gelenke
- **Verkettungen:** typische Kombinationen von Gelenk- und Wirbelsäulenblockierungen
- **Bindegewebe (u. a. Unterhautgewebe und Faszien):** Verquellungen, Schmerzpunkte, Faszienstörungen
- **innere Organe:** Bewegungsstörungen, Triggerpunkte (z. B. Darm)
- **Nerven:** Gleitstörungen

In der Regel können diese Funktionsstörungen durch den Arzt (Manuelle Medizin) oder Physiotherapeuten (Manuelle Therapie) gut behandelt werden. Insbesondere akute Schmerzen lassen oft prompt nach.

Wichtig ist aber auch die Suche nach den Entstehungsmechanismen der Funktionsstörung, zum Beispiel nach körperlichen (morphologischen) Veränderungen wie beim Gelenkverschleiß (Arthrose) und nach psychosozialen Einflüsse (z. B. muskuläre Daueranspannung durch Stress). Denn sie können dazu führen, dass die Schmerzen nach einer erfolgreichen Behandlung wieder auftreten.

- **Dem Schmerz zugrunde liegende Funktionsstörungen**
- veränderte Bewegungsabläufe (Koordinations- und Stereotypstörungen)
- mangelnde muskuläre Stabilisation der Wirbelsäule
- Überbeweglichkeit (konstitutionelle Hypermobilität)
- mangelnde Kondition (Dekonditionierung)
- Verkettungen von Funktionsstörungen des Bewegungssystems

Zu einer wirksamen Manuellen Medizin gehört daher neben der Behandlung der schmerzhaften Funktionsstörungen immer auch die Behandlung der zugrunde liegenden Störungen. Hier kommen neben der medizinischen Trainingstherapie zum Beispiel die neurophysiologische Physiotherapie und Krankengymnastik an Geräten zum Einsatz. Entscheidend für den langfristigen Erfolg sind die Eigenaktivität der Patienten und die Umsetzung eines Selbsthilfeprogramms.

> **Wichtig**
> Neben den schmerzauslösenden Funktionsstörungen müssen immer auch die dem Schmerz zugrunde liegenden Störungen behandelt werden. Nur wenn der Patient selbst aktiv wird und ein Selbsthilfeprogramm umsetzt, lässt sich ein langfristiger Erfolg erzielen.

Für sehr lang andauernde Schmerzen ist oft eine Kombination verschiedenster Faktoren verantwortlich (z. B. Funktionsstörungen, psychosoziale Einflüsse, degenerative Veränderungen). In diesen Fällen sollte eine multimodale Diagnostik und Therapie durchgeführt werden, z. B. stationär in einer manualmedizinischen Fachklinik.

■ **Welche manualmedizinischen Behandlungsmethoden gibt es?**

Es werden unterschiedlichste Techniken eingesetzt. Die Behandlung ist in der Regel nicht schmerzhaft.

■■ **Segmentale Behandlung**
— Manipulation (Behandlung von Blockierungen): gezielter schneller Impuls durch Handgriffe im Bereich der Gelenke und/oder Wirbelsäulensegmente durch den Arzt
— Mobilisation:
passiv: vom Therapeuten durchgeführte Gleitbewegungen, Traktions-, oder Kompressionsbehandlungen

aktiv: durch Muskelaktivierung (MET = Muskel Energie Technik oder PIR = Postisometrische Relaxation), Blickrichtungsmobilisation, Atemtechniken
Die Mobilisationstechniken sind durch Physiotherapeuten und Ärzte durchführbar. Die aktiven Techniken kann jeder Patient selbst erlernen.

■■ **Weichteiltechniken**

Funktionsstörungen der Muskulatur, des Bindegewebes und der inneren Organe werden mit sogenannten Weichteiltechniken behandelt (z. B. Faszienbehandlung, Neuromobilisation). Die Behandlung der Aufhängung innerer Organe ist in Form von osteopathischen Verfahren in die Manuelle Medizin eingeflossen.

■■ **Begleittherapien, Eigenübungen**

Mobilisationstechniken können leicht erlernt und in der Behandlung immer wieder auftretender Funktionsstörungen angewandt werden. Übungen zur Verbesserung der Koordination und Stabilisation werden im Rahmen der Physiotherapie erlernt und täglich für ca. 15 min durchgeführt.

Kondition und Stabilisation werden durch Training/medizinische Trainingstherapie verbessert.

Innere Daueranspannung mit muskulärer Überaktivität kann z. B. durch spezielle Entspannungstechniken reduziert werden.

■ **Welche Erkrankungen sind durch Manuelle Medizin behandelbar?**

Die Manuelle Medizin behandelt primär keine Schmerzen oder Erkrankungen, sondern Funktionsstörungen, die Schmerzen und Erkrankungen hervorrufen können. Entscheidend ist deshalb eine genaue Befunderhebung.

Erkrankungen/Schmerzsyndrome, denen häufig Funktionsstörungen zugrunde liegen, sind:
— Schmerzen im Bereich der Lenden-, Hals- und Brustwirbelsäule mit oder ohne Bandscheibenschäden

- Gelenkschmerzen und Arthrosen
- Muskelschmerzen
- Kopfschmerzsyndrome, insbesondere der Spannungskopfschmerz
- Karpaltunnelsyndrom
- funktionelle Magen-Darm-Störungen
- komplexe Schmerzstörungen mit Funktionsstörungen als Teil der Schmerzursache

■ **Risiken und Nebenwirkungen**

Jede effektive Therapie hat auch Nebenwirkungen. Die häufigen Nebenwirkungen der Manuellen Medizin wie z. B. Muskelkater, kurzzeitige Schmerzzunahme oder ein „blauer Fleck" (Hämatom) nach einer Behandlung am Muskel sind harmlos. Bei wiederholten und in kurzen Zeitabschnitten durchgeführten Manipulationen kann es aufgrund der mangelnden muskulären Sicherung der Gelenke und/oder Wirbelsäulensegmente zur Instabilität kommen. Diese ist schmerzhaft und zum Teil schwierig zu behandeln. Daher sollten Manipulationsbehandlungen nicht regelmäßig durchgeführt werden. Sinnvoller ist es, nach den Ursachen der wiederholten Blockierung zu fahnden.

Schwerwiegende Komplikationen der Manuellen Medizin sind sehr selten. Bei vermehrter Knochenbrüchigkeit (Osteoporose, Metastasen in Knochen) kann es zu Knochenbrüchen (Frakturen) kommen. Extrem selten sind Schlaganfälle nach Manipulationen im Bereich der Halswirbelsäule durch Verletzung von Gefäßen, die das Gehirn mit Blut versorgen. Hier ist meistens die falsche Behandlungsindikation die Ursache für die Komplikation. Deshalb muss der Therapeut vor einer Behandlung an der Halswirbelsäule den Patienten fragen, ob es im Vorfeld Situationen gegeben hat, die zu einer spontanen Verletzung der Innenwand hirn-versorgender Halsgefässe geführt haben könnten. Wenn ein solcher Verdacht besteht, darf nicht „manipuliert" werden.

5.2.7 Naturheilkunde bei Schmerz

Marc Werner

Naturheilkundliche Verfahren werden von Patienten mit chronischen Schmerzerkrankungen vermehrt nachgefragt – weil herkömmliche (konventionelle) Verfahren nicht immer die gewünschte Wirkung entfalten oder auch schwerwiegende Nebenwirkungen haben können. Während sich die Naturheilkunde über viele Jahrzehnte als eine reine Erfahrungsmedizin verstanden hat, wird sie seit Anfang der 1990er-Jahre wissenschaftlich überprüft. Dabei wurde eine positive und nachhaltige Wirkung naturheilkundlicher Verfahren bei Schmerz nachgewiesen.

■ **Was zählt zur Naturheilkunde?**

Naturheilkunde ist als Erfahrungsheilkunde nie einheitlich definiert worden. Aus moderner Sicht ist sie eine verbindende (integrative) Medizin, die sich in die konventionelle Medizin eingliedert. Ziel dabei ist neben der Symptomlinderung die Anregung der Selbstheilungskräfte des Körpers. Als klassische Therapieverfahren nach Kneipp gelten:

- Hydro-/Thermotherapie
- Bewegung
- Ernährung
- Pflanzenheilkunde
- Moderne Ordnungstherapie

Zu den erweiterten Naturheilverfahren zählen Neuraltherapie und ausleitende Verfahren wie Aderlass, Blutegeltherapie oder Fasten.

Hiervon klar zu unterscheiden sind außereuropäische traditionelle Therapieverfahren wie die Chinesische (TCM) oder Indische Medizin (Ayurveda) oder auch die besonderen Therapierichtungen Homöopathie und Anthroposophie. Sie zählen alle nicht zur klassischen Naturheilkunde.

Alle gemeinsam werden auch als Komplementärmedizin (ergänzende Medizin) bezeichnet.

Mit dem Begriff „Alternative Medizin" benennt man Therapiekonzepte, welche die konventionelle (Schul-)Medizin ablehnen und für deren Wirksamkeit bzw. Unschädlichkeit kein wissenschaftlicher Anerkennung/Konsens besteht. Das Weglassen von notwendigen konventionellen Verfahren kann mit sehr weitreichenden Gefahren für den Patienten einhergehen (Beispiel: Krebsbehandlungen).

■ **Therapeutische Ziele der Naturheilkunde bei Schmerz**

Bei chronischen Erkrankungen kann häufig auf Arzneimittel nicht verzichtet werden. So erhalten etwa Patienten mit einer typischen Rheumaerkrankung (Chronischer Polyarthritis) sogenannte Basistherapeutika, z. B. Methotrexat. Die Naturheilkunde kann jedoch ergänzend dazu beitragen, Symptome zu lindern und die Lebensqualität zu verbessern. Dadurch kann unter Umständen die notwendige Dosis an Arzneimitteln verringert werden.

Naturheilkundliche Therapien haben eine große Bandbreite und können mehrgleisig (multimodal) auf die individuellen Bedürfnisse abgestimmt werden. Bei chronischen Schmerzen werden oft mehrere Verfahren gleichzeitig eingesetzt, zum Beispiel Akupunktur oder Neuraltherapie-Behandlungen gemeinsam mit Ernährungsumstellungen und Entspannungsverfahren.

Mit den naturheilkundlichen Ansätzen können im Prinzip alle Schmerzerkrankungen begleitend behandelt werden. Besonders bewährt ist die Behandlung von chronischen Schmerzen, die auf Verschleiß der Gelenke, Probleme der Muskeln, Bänder und Sehnen oder eine gestörte Schmerzverarbeitung zurückgeführt werden können. Ziele sind:

- Symptomlinderung (zum Beispiel beim Schmerz)
- Aktivierung der Selbstheilungskräfte
- langfristige Veränderung der Stoffwechselvorgänge, etwa mittels Fasten

- veränderte Körperwahrnehmung (Achtsamkeit und achtsame Bewegung)
- Selbstwirksamkeit: Die Patienten machen eine positive Erfahrung, dass sie beispielsweise durch Änderung ihrer Einstellung bzw. durch die naturheilkundlichen Verfahren und Methoden selbst Einfluss auf ihre Symptome nehmen können.

■ **Reiz-Reaktions-Modell**

Der Naturheilkunde liegt die Vorstellung zugrunde, dass der Organismus Selbstregulationsmöglichkeiten, also ein Selbstheilungspotenzial hat, das geweckt bzw. stimuliert und gestärkt werden kann. Sie benützt dazu Reize. Der Körper reagiert darauf mit einer Antwort: Krafttraining führt zu Muskelwachstum, Ernährungsumstellung zu einer veränderten Darmflora. Akupunktur oder Kaltwasserreize verändern die Durchblutung und wirken so auf das vegetative Nervensystem. Therapeutische Gespräche zielen u. a. auf eine Verhaltensänderung. Die Naturheilkunde nutzt Reize auf sehr vielen Ebenen. Der Stoffwechsel wird durch Ernährung beeinflusst, das vegetative Nervensystem durch Wasser- und Wärmeanwendungen, die Struktur des Bindegewebes (Faszien) reagiert auf Bewegung oder manuelle Therapieverfahren.

Ein naturheilkundliches Therapiekonzept versucht die richtigen Reize zum richtigen Zeitpunkt einzusetzen, um damit eine körpereigene Reaktion auszulösen, die dann zu einem besseren Befinden führen kann. Berücksichtigt werden dabei die Konstitution des Patienten, seine individuelle Reaktionslage und seine gesamte Befindlichkeit. Körperliche und geistige Aspekte werden als Einheit gesehen. Ein bio-psycho-soziales Modell ist schon lange etabliert.

Wasseranwendungen – Hydrotherapie Wasseranwendungen sind eine sehr alte und bewährte Therapieform. Schon lange, bevor Pfarrer Kneipp in der kalten Donau seine Tuberkulose auskurierte (so die Überlieferung), behandelten Griechen und Römer in der Antike mit Wasser und feuchten Auflagen. Die Einsatzmöglichkeiten reichen von der kalten Kompresse über Brustwickel und Güsse bis zu Vollbädern mit speziellen Zusätzen. Mit Wasser kombiniert mit Temperaturreizen können sehr viele verschiedene Wirkungen erzielt werden.

Im menschlichen Körper ist die Regulation der Temperatur extrem wichtig. Daher setzen kalte Anwendungen wie Güsse, Wickel oder kurze Bäder einen Reiz, der letztlich einen Übungseffekt für das vegetative Nervensystem darstellt und so auch das Immunsystem beeinflusst. Auch Wirkung auf das Bindegewebe und die Muskeln lässt sich erzielen.

Bei akuten Problemen werden oft kurzzeitige oder einmalige Anwendungen genutzt, bei chronischen Verfahren ist der Übungseffekt wichtig. Hier sollen die Verfahren über einen längeren Zeitraum genutzt werden. So können z. B. temperaturansteigende Güsse im Nacken oder Lumbalbereich in Verbindung mit Bewegung Schmerzen lindern.

Neben den Verfahren, die Patienten selbst zuhause einsetzen können, gibt es solche, für die man besondere Ausbildung und/oder Geräte benötigt und die nur in der Praxis oder Klinik angewendet werden können:

- Moderate Hyperthermie: Überwärmungstherapie mittels Infrarot-A Strahlung, die durch Wasser gefiltert wird und eine besondere Tiefenwärme erzeugt
- Hydrogalvanische Bäder: Bäder bei denen therapeutisch elektrischer Strom durch das Wasser und den Körper geleitet wird
- Bäder mit besonderen Zusätzen: Verwirbelte ätherische Öle oder CO_2 erreichen großflächig die Haut.

Bewegung Der aktiven Bewegung wird in der Medizin eine immer größere Bedeutung zugemessen. Bei Schmerzerkrankungen kommt es oft zu zwei verschiedenen Verhaltensmustern: Es gibt Vermeider und Durchhalter. Die Vermeider bewegen sich aus Angst vor Verschlechterung immer weniger, die Durchhalter betreiben auch dann (intensiven) Sport, wenn körperliche Signale ihnen eigentlich zu einer Pause raten.

Meditative Bewegungsformen wie Yoga, Tai Chi oder Qigong sind hier sinnvolle Bewegungsformen. Sie wirken zum Beispiel bei Patienten mit Fibromyalgie. Sie sind mit einem achtsamen Umgang mit sich selber verbunden. Das bewusste Wahrnehmen der eigenen Beweglichkeit ist gerade für Schmerzpatienten wichtig. Je nach Patient können aber auch Ausdauersportarten, Bewegungsbäder oder weitere Bewegungsformen wie Walking oder Schwimmen sinnvoll sein.

Ernährung und Fasten Bei bestimmten chronischen Schmerzerkrankungen sind entzündliche, muskuläre und nervale (die Nerven betreffende) Faktoren maßgeblich. Alle drei Faktoren können über die Ernährung und über das Fasten beeinflusst werden. Die Ernährung kann z. B. ursächlicher Auslöser der Gicht sein oder Übergewicht kann zu einer Zunahme von Gelenkbeschwerden führen.

Zwei Beispiele: Mit einer fleischlastigen Ernährung wird viel Arachidonsäure aufgenommen. Dies stellt die Ursprungssubstanz dar, aus der im Verlauf entzündliche Botenstoffe gebildet werden.

Im Körper ist das Verhältnis zwischen zwei unterschiedlichen ungesättigten Fettsäuren wichtig. Die Omega-3 Fettsäuren sind meist weniger vorhanden als die meist zu viel verzehrten Omega-6 Fettsäuren (aus tierischen Produkten und bestimmten Ölen). Ein Ungleichgewicht fördert entzündliche Prozesse im Körper, was bei Schmerzerkrankungen zu mehr Beschwerden führen kann. Diätverfahren sind ein Element der Rheumatherapie, deren Bedeutung jedoch noch nicht abschließend geklärt ist. Eine gesundheitsfördernde Ernährung ist für jeden Patienten individuell zu bestimmen. Naturheilkundliche Ernährungskonzepte können hier sinnvoll sein.

Fasten ist ein fester Bestandteil in der Naturheilkunde. Es gibt verschiedene

Fastenarten. Oft wird es zwischen 5 und 14 Tagen durchgeführt, nicht als Nulldiät, sondern mit bis zu 500 kcal/Tag in Form von Säften und Suppen. Dem gehen Entlastungstage voraus. Nach dem Fasten wird die Kost schrittweise wieder aufgebaut. Ein Arzt sollte immer zuvor konsultiert werden oder das Fasten sogar begleiten. Nach neusten Forschungsergebnissen gibt es auch Hinweise für eine Art „Aufräumen auf kleinster Ebene = dem Abbau von nicht mehr verwendeten Proteinen" durch das Fasten.

■ **Moderne Ordnungstherapie**

Die Ordnungstherapie ist eine multimodal zusammengesetzte Therapieform basierend auf den Elementen der klassischen Naturheilkunde. Ziel ist es, die Eigenaktivität im Sinne einer gesundheitsorientierten Lebensstilstrukturierung zu fördern. Körperliche und seelische Selbstheilungskräfte sollen gestärkt werden. Vorstellungen einer klassischen „Lebensordnung" wurden von dem Arzt Maximilian Bircher-Benner und Pfarrer Sebastian Kneipp formuliert.

Patienten wird die Ordnungstherapie am Beispiel des „Tempels der Gesundheit" verdeutlicht: Fünf Säulen tragen das Dach der Gesundheit – es sind die Verhaltensbereiche einer gesundheitsförderlichen Bewegung, Entspannung, Atemtechniken zur Stressbewältigung, Ernährung und Selbsthilfestrategien. Ihr Fundament ist die Achtsamkeit.

■ **Pflanzenheilkunde**

Pflanzliche Schmerzmittel können alleine oder begleitend zu den üblichen Schmerzmitteln eingesetzt werden. Es gibt Arzneien aus der „rationalen Phytotherapie", die einzelne evidenzüberprüfte Naturstoffe enthalten, aber auch traditionelle Heilmittel als Wirkstoffgemisch, die ihre Wirksamkeit nachgewiesen haben.

Konventionelle Schmerzmittel verlieren gerade in der Langzeitanwendung ihre Wirkung. Sie werden häufig nicht gut vertragen und interagieren mit anderen Medikamenten. In bestimmten Fällen können

pflanzliche Mittel sie ersetzen oder ihre Dosis verringern: Für Brennnesselextrakte gibt es zum Beispiel gute Hinweise, dass sie bei Gelenkverschleiß oder Rheuma wirksam sind. Die Weidenrinde wurde als mögliches Schmerzmittel in der aktuellen Leitlinie (Nationale Versorgungsleitlinie unspezifischer Kreuzschmerz) aufgenommen. Für äußere Anwendungen gibt es außerdem Studien über die schmerzlindernde Wirkung von Kohlwickeln bei Knieverschleiß und für Pfefferminzöl bei Spannungskopfschmerz.

■ **Ergänzende und ausleitende Verfahren**

Naturheilkundlich tätige Therapeuten nutzen neben Akupunktur und manuellen Therapieverfahren auch die Neuraltherapie und die so genannten ausleitenden Verfahren. Seit der Antike wurden diese Methoden zu Heilzwecken genutzt. So finden sich Anwendungsbeispiele für das Schröpfen im ägyptischen Raum, in Arabien und natürlich im westlichen Mittelalter. Die Vorstellung über die Wirkungsweise hat sich im Laufe der Zeit geändert.

Diese Verfahren haben in der Schmerztherapie einen festen Stellenwert. Teils, wie die Schröpfkopfmassage können sie vom Patienten eigenständig durchgeführt werden. Verschiedene Studien zeigen, dass Schmerzpatienten davon profitieren. Nackenschmerzen können sich unter regelmäßiger Therapie mit Schröpfgläsern bessern.

Zu den ausleitenden Verfahren zählen unter anderen:

- **Blutegel:** Medizinische Blutegel werden im Rahmen von verschiedenen Schmerzerkrankungen eingesetzt wie z. Bsp. Knieverschleiß oder dem Tennisarm. Die Egel bleiben meist 45–60 min an der Bissstelle. Sie geben mit ihrem Speichel über 200 verschiedene Substanzen ab. Diese haben sehr unterschiedliche Wirkungen: Sie sind entzündungshemmend, blutverdünnend, gefäßerweiternd und schmerzlindernd.
- **Schröpfen, blutig oder trocken:** Mittels einer Flamme oder einer Saugvorrichtung wird ein Unterdruck in einem Glas

erzeugt und dieses auf die Haut aufgesetzt. Die Haut und Faszienschichten werden angesaugt und Verklebungen lösen sich. Im behandelten Bereich wird dadurch ein Therapiereiz erzeugt, der auch über das vegetative Nervensystem auf die inneren Organe wirken kann. Die Lockerung der Faszien kann u. a. Nacken- und Rücken-schmerzen lindern.

Zu den weiteren ergänzenden Verfahren zähen unter anderen:

Neuraltherapie: Ein örtliches Betäubungsmittel wird in bestimmte Areale gespritzt – das reicht vom Unterspritzen von Hautregionen (Quaddeln) über das Spritzen in Narben und sogenannte Stör-felder bis hin zu komplexen Techniken, bei denen besondere Nerven umflutet werden. Neuraltherapie sollte nur von besonders aus-gebildeten Ärzten durchgeführt werden.

Nadelreizmatte: Eine mit stumpfen Nadeln versehene Unterlage (welche die Haut nicht durchdringt), die für einige Zeit unter Becken oder Rücken geschoben wird, intensiviert die Durchblutung und führt zu verschiedenen schmerzlindernden Effekten: Über reflektorische Reaktionen der Head`schen Zonen (Flächen am Rücken) werden innere Organe angesprochen und das Immunsystem aktiviert. Die veränderte Stoffwechselaktivität und Nervenreiz-leitung verändern das Schmerzempfinden im Gehirn. Die Technik stammt aus der traditionellen indischen und chinesischen Medizin und ist mit der Akupressur ver-wandt.

■ **Risiken und Nebenwirkungen**

Die meisten der verwendeten Verfahren sind auf Ungefährlichkeit überprüft und ihre Wirkung wurde wissenschaftlich nachgewiesen (Evidenz). Wie in jedem medizinischen Bereich gehen spezifische Verfahren mit den ihnen eigenen Wirkungen und Nebenwirkungen einher. Die Naturheilkunde nutzt sehr viele Verfahren, die im Einzelnen mit dem Arzt zu besprechen sind.

■ **Was zeichnet naturheilkundliche Schmerztherapien aus?**
— Konventionelle Schmerzmittel können möglicherweise reduziert werden.
— Die naturheilkundlichen Verfahren bieten nebenwirkungsarme Ergänzungen.
— Die Reaktions- und Regulationsfähigkeit des Organismus auf äußere Reize werden gestärkt. Das erhöht die Toleranz gegen-über Schmerz-Auslösern.
— Ein verbessertes Körpergefühl hilft länger-fristig, Fehl- und Überlastungen sowie muskuläre Schwächen zu beseitigen.
— Gesunde Ernährung kann den Stoff-wechsel günstig beeinflussen.
— Viele der Verfahren lassen sich als natur-heilkundliche Selbsthilfe zu Hause allein oder mit Hilfe des Partners/der Partnerin durchführen. Setzt man die eingeübten Anwendungen und Verhaltensweisen zu Hause fort, senkt das Häufigkeit, Intensität und Dauer der Schmerzen auch langfristig.

5.3 Psychologische Therapieverfahren

5.3.1 Kognitive Verhaltenstherapie

Monika Hasenbring

Bei Patienten mit chronischem Schmerz wird zusätzlich zu medizinischen Maßnahmen häufig die Kognitive Verhaltenstherapie (KVT) angewendet. Dieses Verfahren geht davon aus, dass die Art und Weise, wie wir mit unseren Gedanken, Gefühlen und unserem Verhalten auf Stress im Alltag reagieren, körperliche Schmerzen aufrecht-erhält oder sogar verstärkt (◘ Abb. 5.7). Auch der Schmerz selbst kann ein hoher Stressfaktor sein. Schmerzzustände, die durch psychischen Stress allein verursacht werden sind eher selten (▶ Abschn. 1.3). Da es sich um komplexe Wechselwirkungen zwischen Psyche und Körper handeln kann, ist eine gute Zusammenarbeit zwischen dem

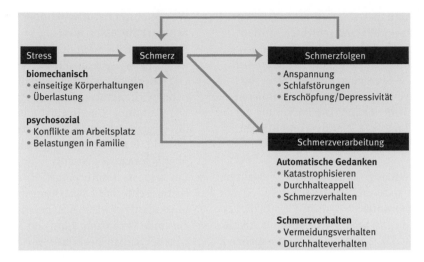

◘ Abb. 5.7   Schmerzauslösende und -aufrechterhaltende Faktoren. (© Monika Hasenbring)

behandelnden Arzt und einem wenn möglich auf Schmerz spezialisierten Psychotherapeuten notwendig.

- **Welche Verhaltensweisen können zu Schmerzen führen?**
- **Psychosoziale Stressoren,** wie zum Beispiel anhaltende Konflikte mit Kollegen oder Vorgesetzten am Arbeitsplatz, mit dem Partner, mit Kindern oder anderen Personen (z. B. Eltern). Der Stress manifestiert sich in den unterschiedlichsten Körperregionen, meist als erhöhte Muskelspannung, beispielsweise im unteren oder oberen Rücken, in der Kaumuskulatur oder auch in der Muskulatur des Magens-Darm-Traktes. Parallel dazu kann die Schmerzempfindlichkeit zunehmen, da im Stresszustand vermehrt Stresshormone wie Cortisol ausgeschüttet werden.
- **Körperliche Stressauslöser:** Anhaltende einseitige, z. B. vornübergebeugte Körperhaltungen oder die häufige Wiederholung bestimmter Bewegungsabläufe können Muskeln, Bänder, Gelenke oder Bandscheiben überlasten. So entstehen Schmerzen im Rücken, Arm (z. B. sog. Tennisarm) oder in anderen Körperteilen. Die einseitigen

Körperhaltungen können durch äußere Vorgaben bedingt sein, beispielsweise den Arbeitsplatz. Sie können aber auch als „innere Zwänge" in Form automatischer (verinnerlichter) Gedanken und Verhaltensweisen Schmerzen aufrechterhalten.

- **Innere Zwänge/Schmerzverarbeitung,** wie zum Beispiel Durchhaltenwollen. Führt eine dauerhaft vornübergebeugte Haltung zu Schmerzen im Rücken, würden diese durch günstige Gedanken („Ich brauchte eine Pause") und daraus resultierendes Verhalten (tatsächlich kurze Pausen einzulegen) gemindert. Durch Gedanken des Durchhaltenwollens („Stell' dich nicht so an, du kannst dich heute Abend ausruhen"), des Bagatellisierens („Ist nicht weiter schlimm") und Ignorierens („Einfach nicht beachten") sowie damit verbundene Durchhaltestrategien (trotz Schmerzen die Aktivität unbedingt erst zu Ende zu bringen) werden die Schmerzen dagegen verstärkt.
- Ebenfalls ungünstig ist die gegenteilige innere Haltung, die „ängstlich-vermeidende Schmerzverarbeitung". Solche Patienten erleben anhaltende Schmerzen als sehr bedrohlich und empfinden eine extreme

Bewegungsangst. Um den Schmerzen aus-
zuweichen, verzichten sie zum Beispiel nicht
nur auf Sport, sondern vermeiden auch
kaum anstrengende körperliche Aktivitäten
wie Spazierengehen, was sich ungünstig
auf die Schmerzkrankheit auswirkt. Nicht
selten erleben solche Menschen beide
Extremformen der Schmerzverarbeitung an
einem Tag, indem sie zum Beispiel während
der Arbeitszeit „tapfer durchhalten" und
am Abend, wenn die Schmerzen durch
die fehlende Ablenkung sehr viel stärker
wahrgenommen werden, plötzlich mit
starken Angstgedanken (Katastrophisieren)
reagieren, die zu einem zunehmend
passiven Verhalten führen. Typische
Angstgedanken sind beispielsweise „Was
ist, wenn diese Schmerzen überhaupt nicht
mehr aufhören? Habe ich eine schlimme
Krankheit?"

— **Bio-psycho-soziale Folgen des Schmerzes:**
Wenn Schmerzen nicht in absehbarer Zeit
auf medizinische Maßnahmen ansprechen,
führen sie häufig zu Schlafstörungen,
erhöhter Müdigkeit am Folgetag und
vermehrter Anstrengung, weil versucht
wird, dennoch alle Alltagspflichten zu
erfüllen. Dauert dieser Zustand an, folgen
Erschöpfung und Gefühle des Versagens
mit depressiver Stimmung. Resignative
Gedanken („Hilf-/Hoffnungslosigkeit")
wie auch die vermehrte Anstrengung
führen dann in einen Teufelskreis der
zunehmenden Schmerzverstärkung.

■ **Ziel: Vom ungünstigen zum günstigen
Verhalten kommen**
Kognitive Verhaltenstherapie versucht,
ungünstige Gedanken- und Verhaltens-
muster im Umgang mit möglichen
Stressoren wie auch mit dem Schmerz selbst
aufzuspüren. Anschließend sollen diese in
enger Abstimmung zwischen Patient und
Therapeut in kleinen Schritten verändert
werden, um den Teufelskreis aus Stress,
Schmerz, verstärktem Stress und verstärkten
Schmerzen zu durchbrechen (◻ Abb. 5.8).

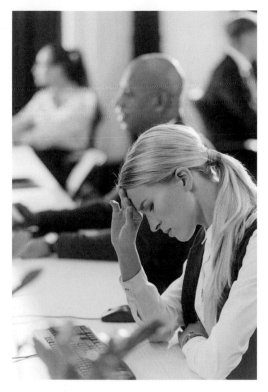

◻ **Abb. 5.8**   Stress kann auf vielfältige Weise
Schmerzen auslösen. (© LIGHTFIELD STUDIOS/stock.
adobe.com)

> **Übrigens**
>
> In der Kognitiven Verhaltenstherapie
> (KVT) lernt der Schmerzpatient, seine
> Verhaltensmuster im Umgang mit Stress
> und dem Schmerz selbst zu erkennen
> und zu verwandeln, damit sie nicht länger
> schmerzverstärkend wirken.

■■ **1. Schritt: Situationsanalyse**
Um ungünstige automatische Gedanken
und Verhaltensweisen aufzuspüren, eignen
sich sogenannte Situationsanalysen. Dabei
wird der Patient ermuntert, sich an eine
typische Situation, in der die Schmerzen
stärker werden, so lebendig wie möglich zu
erinnern. Der Therapeut begleitet seinen
Patienten dabei, den Ablauf einer solchen

schmerzauslösenden/schmerzverstärkenden Situation so genau wie möglich, quasi wie durch ein Mikroskop, aufzuschlüsseln. Beispielsweise wird er angeleitet, zu beobachten, welche automatischen/gewohnten, in Bruchteilen von Sekunden ablaufenden Gedanken aufgetreten sind, von welchen Gefühlen diese begleitet wurden und mit welchen Verhaltensweisen er dann reagierte. Darüber hinaus wird geschaut, welche Handlungsmöglichkeiten der Patient grundsätzlich kennt, um diese oder ähnliche Situationen zu bewältigen und unter welchen Umständen er diese ausführt oder unterlässt. Diese Situationsanalysen können durch systematische Selbstbeobachtungen (u. a. durch ein Schmerztagebuch) des Patienten zu Hause sehr gut ergänzt werden.

Im Verlauf einer oder mehrerer Situationsanalysen werden typische Gewohnheiten (Verhaltensmuster) gedanklicher und verhaltensmäßiger Stress- oder Schmerzbewältigung entdeckt. Sie können dem Patienten entweder nicht bewusst sein oder grundsätzlich zwar bewusst, aber aufgrund des gewohnheitsmäßigen Ablaufs ohne Weiteres nicht änderbar sein.

▪▪ 2. Schritt: Änderungsziele vereinbaren

In einem zweiten Schritt vereinbaren Therapeut und Patient gemeinsam Änderungsziele. Diese sollten so konkret wie möglich als günstige Gedanken und/oder Verhaltensweisen formuliert werden. Änderungen müssen in kleine, umsetzbare Schritte aufgeteilt werden. Dabei kann der Patient jederzeit innehalten und gegebenenfalls Ziele verändern. Dies ist notwendig, da Ängste vor unerwünschten Veränderungen den Erfolg der Therapie verhindern bzw. hinauszögern können. Ein weiterer wichtiger Punkt in der Therapie ist, sich auch für kleine positive Veränderungen in den Gedanken oder im Verhalten zu loben und diese anzuerkennen.

▪▪ 3. Schritt: Mit Rollenspielen neues Verhalten einüben

Neues Verhalten, beispielsweise dem Kollegen in einer Konfliktsituation mit selbstsicherem Verhalten entgegenzutreten, wird zunächst in der Therapie in Rollenspielen erprobt. In diesem Schonraum erlebt der Patient, wie sich verschiedene alternative Verhaltensweisen anfühlen. Er macht Erfahrungen damit, wie schwierig die neue Verhaltensweise für ihn ist (leicht/schwer), ob sie den eigenen Vorstellungen entspricht („Passt dieses Verhalten zu mir? Bin ich das noch?") und wie effektiv sie ist („Führt das wirklich zu weniger Ärger oder Angst?", „Führt das Verhalten zu mehr Entspannung, zu weniger Schmerzen oder auch zu einem gelasseneren Umgang mit einer Konfliktsituation?"). Im Rahmen des Rollenspiels kann der Therapeut die Rolle des Gegenparts übernehmen, im weiteren Verlauf auch den Part des Patienten, um modellhaft das neue Verhalten zu demonstrieren. In der Gruppentherapie werden Mitpatienten zu Rollenspielpartnern. Im Laufe der Therapie werden konkrete „Hausaufgaben" vereinbart, die der Patient möglichst in seinem Alltag umsetzen soll.

> **Übrigens**
>
> Neue Verhaltensweisen werden in der KVT im geschützten Rahmen der Therapie erprobt und – wenn sie sich „richtig" anfühlen – ins Alltagsleben eingebracht.

Bei besonders hartnäckigen Verhaltensmustern ist davon auszugehen, dass sie auf langjährigen, bis in die Kindheit zurückreichenden Lernerfahrungen beruhen, die zu sehr verfestigten Denk- und Verhaltensgewohnheiten geführt haben. Auch diese tiefsitzenden Lernerfahrungen gilt es in der KVT zu erkennen, damit der Patienten seine im Hier und Jetzt erlebten Verhaltensmuster besser verstehen und einordnen kann und um seine Motivation zu steigern.

Normalerweise wird die KVT einmal wöchentlich für eine Stunde durchgeführt. Gegen Ende werden die Sitzungen „ausgeschlichen", d. h., der Abstand zwischen den Sitzungen auf zwei, vier oder sechs Wochen vergrößert, was individuell zwischen Patient und Therapeut vereinbart wird. Dies hat den Sinn, erreichte Verhaltensänderungen über längere Zeit ohne Therapie ausprobieren zu können, also ins Leben zu bringen, und Rückfällen vorzubeugen. Denn oft wird erst über einen längeren Zeitraum erkannt, ob sich „alte" Gewohnheiten wieder eingeschlichen haben, die dann im Rahmen der Therapie besprochen werden können.

■ **Bei welchen Schmerzformen eignet sich die KVT?**

Bei chronischen Schmerzerkrankungen strebt die KVT an, Patienten eine spürbare Schmerzlinderung und trotz verbleibender Schmerzen ein aktiveres und erfüllteres Leben zu ermöglichen. In jüngerer Zeit wird die KVT zunehmend auch bei nicht-chronischen Schmerzen (subakuten Schmerzen) empfohlen, insbesondere bei Rückenschmerzen. So wird verhindert, dass leichte Schmerzformen, wie sie immer wieder auftreten können, in ein chronisches Stadium einmünden.

5.3.2 **Tiefenpsychologische Behandlung**

Hans-Günter Nobis

Neben der Verhaltenstherapie gibt es ein weiteres von den Krankenkassen genehmigtes Behandlungsverfahren, das als „tiefenpsychologisch fundierte Psychotherapie" bezeichnet wird. Die tiefenpsychologisch fundierte Psychotherapie (TP) beruht auf den theoretischen Grundlagen der von Sigmund Freud begründeten und später weiterentwickelten Psychoanalyse. „Tiefenpsychologie" verweist u. a. auf die unbewussten, verdrängten bzw. unverarbeiteten Konflikte aus der Vergangenheit, die sich durch ihren andauernden Einfluss auch heute noch auf unser Erleben negativ aus wirken können.

■ **Worum geht es in der tiefenpsychologischen Behandlung?**

— **Das Unbewusste:** In der TP geht man davon aus, dass es neben dem bewusst zugänglichen Teil unserer Psyche auch Teile gibt, die uns nicht bewusst sind, die aber dennoch wirksam sind und Einfluss auf unser inneres Erleben und unser äußeres Handeln haben. Die Behandlung zielt darauf ab, einen Teil dieses Unbewussten erkennbar zu machen, um dem Patienten eine bessere Erkenntnis und Befriedigung seiner Bedürfnisse zu ermöglichen.

— **Die Beziehungsgestaltung (Übertragung):** Eine bestimmte Art und Weise der Kontaktaufnahme zu anderen Menschen und deren Bewertung ist typisch für jeden von uns. Wir entwickeln in unserer Kindheit durch die Auseinandersetzung mit unseren Eltern und/oder anderen wichtigen Bezugspersonen bestimmte „Beziehungsmuster" und neigen dazu, Beziehungen, die wir später in unserem Leben zu weiteren Menschen aufnehmen, nach den gleichen Mustern zu organisieren. In der Therapie wird versucht, diese Muster zu erkennen und bewusst zu machen, um eine größere Variationsbreite des Verhaltens zu ermöglichen und zu verhindern, dass man immer wieder die gleichen Konflikte erlebt. Die Wurzel des Verhaltensmusters liegt also in der Kindheit, der belastende Konflikt hingegen in der Gegenwart.

— **Die Kindheit:** Die Entwicklung in der Kindheit und Jugend gilt als bestimmend für die spätere Persönlichkeit. Somit werden auch die Ursachen für tiefe psychische Krisen im Erwachsenenalter zumeist in der frühen Kindheit gesehen.

In der Therapie wird daher nicht nur das aktuelle Krankheitsgeschehen angeschaut, sondern die gesamte Lebensgeschichte. Viele sind verwundert, wenn der Therapeut bei gegenwärtigen Schmerzen sogar nach den Geburtsumständen fragt. Aber Wissenschaftler haben festgestellt, dass früheste Erfahrungen mit Schmerzen die Reaktion des Gehirns auf Schmerzen verstärken kann. Auch bei Frühgeborenen wurde diese erhöhte „Schmerzsensibilität" bis ins Erwachsenenalter festgestellt.

- **Der Gefühlsausdruck:** Menschen können Gefühle zurückhalten, unterdrücken oder ganz verdrängen, z. B. dann, wenn der Mensch versucht, angesichts starker Trauer oder Wut das „Gesicht zu wahren". Gezeigte oder unterdrückte Gefühle gehen mit einer inneren Erregung und muskulären Anspannung einher, man spricht auch von „psycho-vegetativer Erregung". Je heftiger nun das „unterdrückte" Gefühl ist, desto stärker ist die körperliche Reaktion, wie z. B. schmerzhafte Schluckbeschwerden beim Zurückhalten der Trauer auf einer Beerdigung. Diese vegetativen Vorgänge können so stark sein, dass sie entweder ehemals körperliche Schmerzen verstärkend überlagern oder sich eigenständige, psychisch bedingte Schmerzen entwickeln, für die der Arzt dann keine körperliche Erklärung findet.

1. Schritt: Tiefenpsychologisch orientierte Diagnostik

Bei der Behandlung chronischer Schmerzen steht, wie bei allen anderen Verfahren, zunächst die diagnostische Abklärung im Vordergrund. Zwei wichtige Voraussetzungen für diese vertrauliche Zusammenarbeit von Patient und Therapeut sind, dass der Patient sich mit seinen Schmerzen ernst genommen fühlt und dass er zu einer Betrachtung seiner chronischen Schmerzen unter „bio-psycho-sozialen" Gesichtspunkten bereit ist. Diese „ganzheitliche" Betrachtung („Körper – Geist – Seele") einer

Schmerzkrankheit versteht sich nicht als letztes Mittel, wenn nichts anderes mehr hilft, sondern ist eine wichtige Ergänzung zur körperlichen Untersuchung. Es kann deshalb notwendig sein, dass der Therapie eine „Informationsphase" vorgeschaltet wird, um zunächst die bio-psycho-sozialen Zusammenhänge von Schmerzen nachvollziehbar zu machen (▶ Abschn. 1.3 und 1.4).

> **Übrigens**
>
> Geringes Geborgenheitsgefühl in Kindheit und Jugend, Misshandlung oder Abwertungen durch die Eltern, sexueller Missbrauch, häufiger Streit zwischen den Eltern sowie alle Erlebnisse, die als körperliches und/oder seelisches „Trauma" (z. B. Vernichtungsangst bei Überfällen) erlebt werden, können zu einer psychosomatischen Schmerzkrankheit führen.

Bei der diagnostischen Klärung wird geschaut, ob es einen zeitlichen Zusammenhang zwischen dem Beginn der Schmerzen und einem lebensgeschichtlich bedeutsamen Ereignis oder Lebensabschnitt gibt (u. a. Todesfall, Kündigung, Scheidung, Hausbau, Pflegefall).

Für die tiefenpsychologisch orientierte Diagnostik ist auch wichtig, ob es in den Entwicklungsphasen von Kindheit und Jugend Hinweise auf Überforderungen, Ängste oder Depressionen gibt, da sie eine spätere Chronifizierung von Schmerzen begünstigen können oder sogar zur Ursache einer psychosomatischen Schmerzkrankheit beitragen. Hinweise sind z. B. ein geringes Geborgenheitsgefühl in Kindheit und Jugend, Misshandlung oder Abwertungen durch die Eltern, sexueller Missbrauch, häufiger Streit zwischen den Eltern, also Erlebnisse, die der Mensch aus seiner Sicht als körperliches und/oder seelisches „Trauma" (z. B. Vernichtungsangst bei Überfällen) erlebte.

Darüber hinaus wird geprüft, ob lang anhaltender körperlicher, psychischer oder sozialer Stress der letzten Jahre oder Monate für die Aufrechterhaltung der Schmerzen verantwortlich ist. Aus diesem Grunde achtet der Therapeut besonders auf „schwelende" Konflikte in Beruf oder Familie, auf „überspielte" Kränkungen und „verleugnete" (Selbst-) Überforderung.

- **Zwei therapeutische Wege: aufdeckend oder bewältigungsorientiert**

Die diagnostische Klärung gibt der Therapie eine Richtung. Die anschließende Therapie kann dann zwei Richtungen einschlagen: entweder den „aufdeckenden" Weg oder ein „bewältigungsorientiertes" Vorgehen. Beim aufdeckenden Weg wird versucht, verdrängtes Erleben und die damit verbundenen belastenden Gefühle bewusst zu machen, um sie einer bewussten Verarbeitung zuzuführen. Diese erlebt der Mensch als „tiefe Entlastung", kann sich besser akzeptieren und Verhaltensalternativen finden, um sich beispielsweise anders als durch Schmerz vor Überforderung zu schützen.

Beim zweiten Weg des bewältigungsorientierten Vorgehens wird versucht, im Hier und Jetzt Möglichkeiten zu finden, nicht vom eigenen Schmerz vereinnahmt zu werden und trotz Anwesenheit von Schmerz ein aktives, zufriedenstellendes Leben zu führen. Dazu gehört eine gewisse Änderungsbereitschaft, zum Beispiel hinsichtlich einer realistischen Einschätzung der eigenen Leistungsfähigkeit und Grenzen.

Die Behandlung kann in Einzelgesprächen oder in der Gruppe stattfinden. Viele Patienten können sich zunächst nicht vorstellen, einem oder mehreren fremden Menschen gegenüber offen von ihrer Lebensgeschichte zu erzählen. Doch im Verlauf bestätigen viele, wie gut es tut, sich jemandem, der nicht zur Familie gehört, anzuvertrauen und durch die Gruppe zu erfahren, dass man „mit seinem Problem nicht allein ist".

5.3.3 Entspannungstherapie

Bernhard Klasen

> „Du kannst zwar die Wellen nicht aufhalten, aber du kannst lernen, sie zu reiten." (Yogi Swami Satschitananda)

Heute sind Entspannungsverfahren aus der Behandlung von Patienten, die unter chronischen Schmerzen leiden, nicht mehr wegzudenken. In nahezu jeder Einrichtung, die Schmerzkranken eine multimodale Behandlung anbietet, und bei fast jedem niedergelassenen Psychotherapeuten gehört mindestens ein Entspannungsverfahren routinemäßig zur Behandlung.

Als zusätzlicher Therapiebaustein bei chronischen Schmerzen können Entspannungsverfahren den Behandlungserfolg beschleunigen oder festigen (◘ Abb. 5.9).

> **Übrigens**
>
> Alle Entspannungsverfahren verbessern die Selbstkontrolle des Patienten über seine körperlichen Zustände und mindern so das Gefühl, dem Schmerz ausgeliefert zu sein.

- **Wie helfen Entspannungsverfahren?**

Alle Entspannungsverfahren verbessern die Selbstkontrolle des Patienten über seine körperlichen Zustände und mindern so das Gefühl, dem Schmerz ausgeliefert zu sein.

Außerdem lernt der Patient, sich auf das eigene Erleben zu konzentrieren. Das hilft dabei, störende Außenreize zu ignorieren und eigene Bedürfnisse besser wahrzunehmen.

Alle Entspannungsverfahren führen zu einer Entspannungsreaktion und damit einer körperlichen und seelischen Beruhigung. Insbesondere bei chronischen Schmerzen lässt sich so der Teufelskreis aus Schmerzen

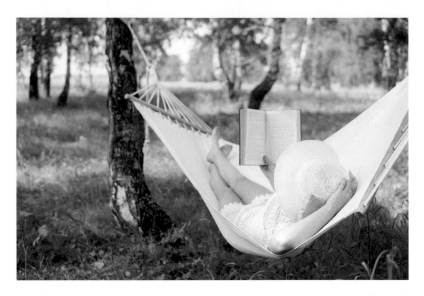

◨ Abb. 5.9   Ziel aller Entspannungsverfahren ist ein verbessertes emotionales und körperliches Wohlbefinden. (© LMproduction/stock.adobe.com)

und ansteigender Muskelspannung durchbrechen. Ziel aller Entspannungsverfahren ist ein verbessertes emotionales und körperliches Wohlbefinden.

▪▪ Progressive Muskelrelaxation nach Jacobson (PM)

Dieses bekannte Verfahren beruht auf einer willentlichen, aufeinanderfolgenden Anspannung einzelner Muskelgruppen mit nachfolgend bewusstem Loslassen. Während der Übung konzentrieren sich die Teilnehmer auf die jeweils von dem Therapeuten angegebene Muskelgruppe, spannen sie gerade spürbar für etwa zehn Sekunden an und versuchen, diese Anspannung bewusst wahrzunehmen. Danach wird die jeweilige Muskelgruppe bewusst entspannt, wobei die Teilnehmer erneut versuchen, den Unterschied wahrzunehmen.

▪▪ Autogenes Training (AT)

Das Autogene Training ist wie die Progressive Muskelentspannung ein sogenanntes übendes Verfahren, wobei es sich um eine Selbstentspannung mithilfe der Konzentration handelt. Anders als bei der progressiven Muskelentspannung „tut" der Patient hier nichts aktiv mit dem Körper, sondern er soll durch Lenkung seiner Aufmerksamkeit bestimmte Empfindungen des Körpers wahrnehmen bzw. sich vorstellen (z. B. „Mein rechter Arm wird schwer und warm"). Damit bewirkt er eine Verringerung der Muskelspannung (Schwere) und eine Verstärkung der Durchblutung (Wärme).

▪▪ Imaginative Verfahren

Imaginative Verfahren nutzen das menschliche Vorstellungsvermögen, um spontan auftretende und bewusst herbeigeführte innere Bilder therapeutisch wirken zu lassen. Patienten können so lernen, mithilfe ihrer inneren Bilder ihre Schmerzen zu reduzieren bzw. die Belastung durch den Schmerz zu verringern. Zumeist kommen sogenannte Fantasiereisen zur Anwendung, in denen sich die Patienten beispielsweise einen Spaziergang über eine Waldlichtung oder am Strand entlang vorstellen und die damit verbundenen angenehmen Empfindungen wahrnehmen (▶ Abschn. 5.3.1).

■■ Achtsamkeit und Meditation

In jüngerer Zeit halten Achtsamkeitsübungen und Meditation zunehmend Einzug in die Behandlung von Patienten mit
chronischen Schmerzerkrankungen. Ihren
Ursprung haben meditative Verfahren in
religiösen Übungen, die der Erweiterung
des Bewusstseins dienen sollen. Achtsamkeitsbasierte Meditationsübungen können
Schmerzpatienten helfen, ihren körperlichen
Zustand besser zu akzeptieren, um so wieder
mehr Energie und Kraft für Aktivitäten oder
den Genuss der für sie persönlich bedeutsamen Dinge aufzubringen (▶ Abschn. 5.2.6).

> **Übrigens**
>
> Entspannungsverfahren sind gegen
> chronische Schmerzen sehr gut wirksam.

5.3.4 Biofeedback

Peter Kropp

Eine hohe autonome oder zentralnervöse
Erregung kann Schmerzzustände auslösen.
Diese Erregung kann als Folge von Angst
vor Schmerzen, einer gedrückten Stimmung
(Depression), Ärger oder Aufregung entstehen. Daher lassen sich Schmerzen auch
lindern, indem diese Erregung vermindert
wird. Dazu kann Biofeedback eingesetzt
werden.

■ Wie funktioniert Biofeedback?

Zunächst wird die im Körper vorhandene
Aktivität gemessen. Dazu werden beispielsweise Elektroden an das von Schmerz
betroffene Körperteil angeschlossen. Dieser
Vorgang ist vollkommen schmerzfrei und
ungefährlich. Die gemessenen körperlichen Prozesse werden dann kontinuierlich mit einem akustischen (hörbaren)
oder visuellen (sichtbaren) Signal an den
Patienten rückgemeldet. Der Patient wendet
dieses Signal an, um sein Erregungsniveau zu

> **Beispiel**
>
> Biofeedback ist bei Patienten mit
> Bluthochdruck sehr effektiv: Der systolische
> Blutdruck wird als Tonsignal kontinuierlich
> rückgemeldet. Wenn er ansteigt, wird der Ton
> höher, und umgekehrt. Durch Biofeedback
> kann man innerhalb von 10–20 min lernen,
> seinen Blutdruck um etwa 20 mmHg
> zu regulieren, indem man systematisch
> Vorstellungen ausprobiert, die entweder
> beruhigen oder aufregen. Je nach Vorstellung
> reagiert der Körper mit einer entsprechenden
> Blutdruckänderung.

kontrollieren und in die gewünschte
Richtung zu verändern. Das kann sehr
schnell gelingen, teilweise kann es auch
mehrere Sitzungen dauern. Zum Einsatz von
Biofeedback bei Bluthochdruck s. Beispiel.

■■ Biofeedback in der Schmerzbehandlung

Auch bei Schmerzen ist das Biofeedback-
training sehr wirksam. Der Patient lernt eine
verbesserte Selbstregulation.

- **Rückenschmerz:** Hier wird beispielsweise
  die mit den starken Schmerzen oft verbundene Muskelverspannung gemessen
  und dem Patienten als wahrnehmbares Signal rückgemeldet. Durch Entspannungstechniken oder das Vorstellen
  beruhigender Situationen übt er, diese
  Verspannung zu beeinflussen.
- **Neuropathische Schmerzen:** Dabei
  hat sich die Rückmeldung der Körper-
  temperatur in der betroffenen Region
  bewährt. Die Hauttemperatur wird
  über Sensoren gemessen. Dabei soll der
  Patient versuchen, die Hauttemperatur
  zu vermindern, da sich so häufig auch die
  Schmerzwahrnehmung vermindert.
- **Spannungskopfschmerz und Migräne:**
  Hier ist es das elektrische Erregungsniveau
  des Stirn- bzw. Nackenmuskels, das dem
  Patienten in Form eines akustischen und/
  oder optischen Signals rückgemeldet wird
  (EMG-Biofeedback). Ziel ist es wiederum,
  das aktuelle muskuläre Erregungsniveau
  durch Entspannung zu vermindern, auch

unter Belastungs- und Stresssituationen. Außerdem soll der Patient lernen, den Anspannungszustand der Muskulatur besser wahrzunehmen, damit künftig ganz auf den Einsatz von Biofeedback verzichtet werden kann.

Übrigens

Beim Biofeedback wird ein normalerweise nicht spürbarer körperlicher Vorgang gemessen und als ein gut wahrnehmbares Signal „rückgemeldet". Über diese Rückmeldung kann der Patient lernen, ihn willentlich zu beeinflussen.

Auf die Bewältigung des akuten Migräneanfalls zielt das sogenannte Vasokonstriktionstraining (Training der Gefäßverengung) ab. Dabei wird die Gefäßweite der Schläfenarterie mittels Infrarotmessung über den Blutvolumenpuls (=die Menge Blut, die in einer bestimmten Zeiteinheit durch das Gefäß fließt) bestimmt. Durch unmittelbare Rückmeldung an den Patienten trainiert er, die Schläfenarterie zu verengen. Zunächst wird die Gefäßverengung im schmerzfreien Zeitraum eingeübt. Später können diese Strategien zur Gefäßverengung bei den ersten Anzeichen eines echten Migräneanfalls angewendet werden, um die Kopfschmerzattacke abzumildern oder gar zu verhindern.

WebTipp

Nähere Informationen zu Biofeedback bei Kopfschmerz und Hilfe bei der Therapeutensuche gibt es auf der Webseite der Deutschen Migräne- und Kopfschmerzgesellschaft ► www.dmkg. de, der Deutschen Gesellschaft für Biofeedback ► www.dgbfb.de und bei den Psychotherapeutenkammern.

In einigen Studien, vor allem bei kindlicher Migräne, hat sich das Handerwärmungstraining (thermales Biofeedback) als wirkungsvoll erwiesen. Das Kind lernt dabei, die Hauttemperatur an den Händen durch Rückmeldung der Temperatur willentlich zu erhöhen, was physiologisch durch eine Blutumverteilung gelingt. Durch regelmäßiges Üben kann die Häufigkeit von Migräneanfällen vermindert werden.

▪ **Wie wirksam ist Biofeedback?**

Durch Biofeedbackverfahren lassen sich die Schmerzen um 50 bis 60 % lindern, was einer medikamentösen Behandlung vergleichbar ist. Man darf aber nicht verschweigen, dass die Behandlung wesentlich länger dauert (etwa 20 bis 40 Sitzungen) und damit erst nach Wochen ein Effekt spürbar wird. Die Wirkung ist aber im Vergleich zur medikamentösen Behandlung viel nachhaltiger. Es wird empfohlen, alle sechs bis zwölf Monate eine „Auffrischsitzung" zu machen, um den Effekt dauerhaft zu stabilisieren. Positiv zu werten ist zudem, dass keine Nebenwirkungen auftreten.

▪ **Was kostet die Behandlung?**

Zurzeit ist die Biofeedbackbehandlung eine Zusatzleistung, die gelegentlich im Rahmen einer Verhaltenstherapie angewendet oder als eigenständige Maßnahme durchgeführt wird. In letzterem Fall muss der Patient einen Teil der Kosten der Behandlung selbst tragen.

5.3.5 Hypnose

Anke Pielsticker

Die Schmerzkontrolle war schon immer eines der wichtigsten Anwendungsgebiete von Hypnose. Bis zur Einführung von Äther und Chloroform war die Hypnose eines der wenigen wirksamen „Schmerzmittel" (Anästhetika). Schon 1893 wurde die Behandlung von Migräne mit Hypnose beschrieben. Heute ist die Hypnose bei der Behandlung von Schmerzen gut etabliert. Hypnose wird insbesondere dann empfohlen, wenn die üblichen Schmerzmittel nicht wirken oder aus medizinischen Gründen (z. B. Schwangerschaft) nicht angewandt werden können. Darüber hinaus kann Hypnose auch als ergänzende Methode im Rahmen von Schmerzbewältigungsstrategien eingesetzt werden. Hypnose kann sowohl bei akuten (z. B. Zahnschmerzen) als auch bei chronischen Schmerzen (z. B. Kopf- und Rückenschmerzen) angewandt werden.

> **Übrigens**
>
> Die Wirksamkeit von Hypnose in der Behandlung von Schmerzen ist inzwischen wissenschaftlich gut belegt.

■ **Wie läuft die Hypnose ab?**

Der Therapeut führt den Patienten in einen tiefen Entspannungszustand, die sog. Trance. Kennzeichnend dafür ist eine veränderte Zeit- und Außenwahrnehmung: Die Zeit vergeht meistens „wie im Flug", und äußere Reize wie z. B. Straßenlärm werden komplett ausgeblendet. In diesem Zustand ist das Gehirn besonders aufnahmefähig und kreativ. Die oft zitierte Willenlosigkeit unter Hypnose ist nach heutigem Erkenntnisstand ein Vorurteil.

■ **Wie wirkt die Hypnose bei Schmerz?**

Der Schmerzpatient entwickelt innere Bilder und leitet darüber Veränderungsprozesse ein. Dies können Vorstellungsbilder zum Schmerz sein, die dann verändert werden, z. B. bei Migräne der Schmerz als ein brodelnder Vulkan, der zunehmend erkaltet. Oder der Patient entwickelt vom Schmerz ablenkende Bilder, beispielsweise einen inneren Ort des Wohlbefindens. Dadurch kommt es zur Schmerzlinderung und in einigen Fällen auch zu einer vorübergehenden Schmerzfreiheit.

Durch Hypnose verändert sich zudem die Schmerzverarbeitung, wie Messungen am Gehirn zeigen konnten. Das Leiden unter dem Schmerz wird nachweislich geringer, indem es dem Betroffenen gelingt, eine größere Distanz zum Schmerz aufzubauen und den Schmerz eher wie ein Beobachter von außen wahrzunehmen.

■ **Wie funktioniert Selbsthypnose?**

Im Rahmen der Selbsthilfe können die zusammen mit einem Therapeuten entwickelten Strategien auch als Selbsthypnose eingesetzt und weiterentwickelt werden. Schmerzpatienten lernen hierbei zunächst, sich auf ihre eigene Art in einen Trancezustand zu versetzen, und stellen sich dann die zuvor erarbeiteten inneren Bilder zur Schmerzkontrolle erneut vor. In der Regel kann in Selbsthypnose eine ähnliche Schmerzlinderung wie unter Anleitung durch einen Therapeuten erreicht werden.

■ **Grenzen der Hypnose bei Schmerzen**

Hypnose kann Betroffene nicht komplett vom Schmerz befreien, sondern realistischerweise nur eine Linderung oder vorübergehende Schmerzfreiheit erreichen. Unrealistische oder zu hohe Erwartungen verhindern meistens eine gute therapeutische Kooperation (z. B. indem Versuche, den Schmerz lediglich zu lindern, zunächst nicht akzeptabel erscheinen). Ebenso ist eine passive Grundhaltung hinderlich für die auf aktive Mitarbeit ausgerichtete hypnotische Schmerzkontrolle. Zudem fällt es bei manchen Krankheitsbildern den Betroffenen schwer, den Anleitungen des Therapeuten in Trance zu folgen (z. B. entwickeln Patienten stattdessen eigene Bilder) oder sich in einen entspannten Zustand „fallen zu lassen" (z. B. bei traumatischen Erlebnissen in der Vorgeschichte).

Grundsätzlich sollte die Hypnose immer in eine anerkannte Psychotherapieform (Verhaltenstherapie, Psychoanalyse, Tiefenpsychologisch-fundierte Psychotherapie) eingebettet werden. Die Kosten werden in diesem Fall von den gesetzlichen Krankenkassen übernommen, bei privaten Versicherungen sind die Vorgaben für die Kostenerstattung häufig etwas weniger streng. Ein Therapeut ist dann geeignet, wenn er über ausreichend Erfahrung in der Behandlung durch Hypnose bei Schmerzen verfügt, sich für den Patienten interessiert und dieser ihm Vertrauen schenken kann.

5.3.6 Schmerzakzeptanz

Gideon Franck

Viele chronisch Schmerzkranke haben den Satz „Den Schmerz müssen Sie wohl so akzeptieren…" schon oft gehört und verbinden damit nichts Gutes. Meist haben die Patienten vieles ausprobiert, um von dem Schmerz loszukommen: Medikamente, Operationen, Hilfsmittel, die entlasten sollen, Entspannung, Ablenkung, ausruhen, zurückziehen, so tun, als wäre der Schmerz nicht im Weg, und einfach weitermachen, Akupunktur, TENS, Homöopathie. Die Liste könnte sehr lang werden. Helfen diese Dinge, ist es gut. Was aber, wenn nichts davon so richtig anschlägt? In ihrer Verzweiflung probieren viele im Kampf gegen den Schmerz alles aus, was ihnen angeboten wird. Je weniger es hilft, umso mehr steigt die Verzweiflung. Der Kampf gegen den Schmerz wird zum Problem. Das ganze Leben dreht sich nur noch um den Schmerz, der Kampf dagegen wird immer mehr zu einem Teil des Alltags. Ein regelrechter Teufelskreis entsteht, in dem sich Hoffnung und Enttäuschung ständig abwechseln.

In dieser Situation ist es sinnvoll zu fragen, gegen wen der Kampf letztendlich gerichtet ist. Es gibt ja keinen äußeren Feind, der uns die Schmerzen bereitet. Letztlich kämpfen wir gegen uns selbst. Die Frage ist: Hilft das? Ist es nicht vielleicht sinnvoll, etwas anderes zu tun, als gegen den Schmerz zu kämpfen, wenn die Erfahrung immer wieder zeigt, dass es so nicht funktioniert?

■ **Hinsehen statt wegschauen**

Die Schmerzforschung zeigt sehr deutlich, dass sich unser Schmerzerleben positiv verändern lässt, wenn wir uns trauen, auf den Schmerz zuzugehen und ihn genau zu beobachten – statt davonzulaufen oder in ihm unterzugehen. Dies ist mit Akzeptanz gemeint: Lernen, das eigene Erleben, also den Schmerz oder die Angst, genau zu beobachten und ihn aktiv zu betrachten. Akzeptanz in diesem Sinne ist also etwas ganz anderes, als die Waffen zu strecken. Es geht eher darum, zu lernen, sich und das eigene Erleben anzunehmen, zu akzeptieren, was ist. Jeder Mensch hat Einflussmöglichkeiten, wie er mit seinen Schmerzen und sich selbst umgeht, und kann so mehr Freiheit im Alltag erlangen.

> **Übrigens**
>
> Schmerzakzeptanz heißt, Möglichkeiten zu finden, von dem Schmerz nicht vereinnahmt zu werden und dennoch ein zufriedenstellendes Leben zu führen.

Hierzu wurde eine Reihe von Techniken entwickelt, die z. B. im Rahmen einer Schmerzpsychotherapie erlernt werden können. Eine derzeit häufig durchgeführte und inzwischen sehr gut beforschte Methode sind sogenannte Achtsamkeitsübungen und die sogenannte „Akzeptanz Commitment Therapie". Durch diese Übungen lernen die Patienten, das Erleben im Moment wahr- und anzunehmen, statt sich in Sorgen über Zukunft und Vergangenheit zu verlieren. Natürlich wird immer noch Schmerz erlebt, doch er erscheint nicht mehr so belastend, erdrückend und als Hindernis für ein erfülltes Leben.

5.4 Physiotherapie und physikalische Verfahren

Claudia Winkelmann und Friederike Keifel

■ **Geschichte der Physiotherapie**

Bereits 2700 v. Chr. wurde in China Massage zur Krankheitsvorbeugung und Steigerung des Wohlbefindens eingesetzt. Der griechische Arzt Hippokrates (460–377 v. Chr.) forderte, dass jeder Arzt die Massage beherrschen muss. Nicht nur Hippokrates auch Pfarrer Kneipp (1821–1897) wendete die Wassertherapie (Hydrotherapie) erfolgreich an.

Die erste Massageschule wurde in Berlin im Jahr 1882 von dem russischen Arzt Zabludowski gegründet. Als Vater der heutigen Krankengymnastik gilt der schwedische Gymnastiklehrer Ling (1776–1839). Er war einer der ersten, der aktive Bewegung als Heilmittel nutzte. Der schwedische Arzt und Physiotherapeut Zander (1835–1920) entwickelte Apparate zur krankengymnastischen Behandlung (auch bekannt als Zander-Apparate), so dass Patienten nicht mehr von sogenannten Heilgymnasten abhängig waren. Der Chirurg, Orthopäde und Krankengymnast Hoffa (1859–1907) integrierte Heilgymnastik und Massage in die orthopädische Medizin, was zu deren schulmedizinischer Anerkennung führte. Im Jahr 1994 wurde mit dem neuen Berufsgesetz die Berufsbezeichnung Krankengymnast durch Physiotherapeut ersetzt. Die Weiterbildung zum speziellen Schmerzphysiotherapeuten wird seit dem Jahr 2014 angeboten.

■ **Wirkungsweise der Physiotherapie bei Schmerz**

Physiotherapie wird häufig auch als Krankengymnastik oder Physikalische Therapie bezeichnet. Dabei nutzt sie ausgewählte physikalische Reize bzw. Kräfte zu Heilzwecken. Eine Zusammenfassung der Aufgaben und Ziele zeigt ◘ Abb. 5.10. Ansatzpunkt der physikalischen Kräfte ist jeweils die Hautoberfläche. Durch gezielte Techniken (z. B. Übungen, Griffe) wird so auf Muskulatur, Sehnen, Faszien,

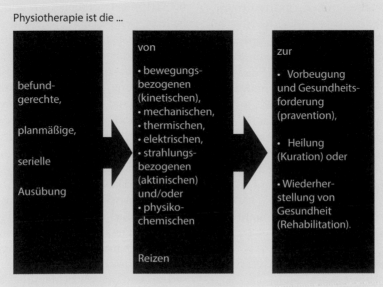

◘ Abb. 5.10 In der Physiotherapie genutzte physikalische Reize. (©: Claudia Winkelmann)

Bindegewebe und Knochenhaut eingewirkt, dass beispielsweise Gelenkfunktionen oder Knochenstrukturen beeinflusst werden.

Wissenschaftliche Untersuchungen belegen, dass physiotherapeutische Verfahren sehr erfolgreich sowohl bei der Behandlung von akuten als auch chronischen Schmerzen sind. Hintergrund ist, dass der Körper z. B. bei sportlicher Betätigung, Stoffe produziert, die u. a. auch den Schmerz lindern können. Zudem lernt das Gehirn, dass Bewegung durchaus unter Schmerzen möglich ist. Dazu ist es wichtig, die Belastung schrittweise zu erhöhen.

■ **Ziele der Physiotherapie**

Wesentliches Ziel der Physiotherapie ist es, gemeinsam mit dem Patienten und möglichst unter Einbeziehung von Familie, Angehörigen und Umfelds (z. B. Arbeitsplatz), Bewegung und somit die Teilnahme am aktiven Leben zu fördern.

Physiotherapeuten unterstützen daher

— das Erlernen eines neuen Bewegungsverhaltens (z. B. besserer Einsatz der Schulter beim Griff nach oben, um eine Tasse aus dem Schrank zu nehmen).

— das Steigern körperlicher Aktivitäten (z. B. Gehstrecken vergrößern, Aktivitäten im Haushalt).

— die Verminderung von Bewegungsangst (z. B. durch schrittweise Ausweitung von Bewegungsprogrammen oder Hilfestellung beim Üben der angstbesetzten Aktivitäten).

— das Durchführen einer aktiven Bewältigungsstrategie (z. B. durch Information und Beratung). Dazu gehört die Einbeziehung nahestehender Personen, um diese aktiv am Therapieprozess zu beteiligen.

■ **Therapieverfahren gemäß Heilmittelrichtlinie**

▪ **Verordnung**

Im ambulanten Bereich bildet für Ärzte, Physiotherapeuten und gesetzlich versicherte Patienten die Heilmittelrichtlinie den Rahmen. Die Heilmittelverordnung (ehemals Physiotherapie-Rezept) wird vom Arzt ausgestellt. Die Kommunikation zwischen Arzt, Patient und Physiotherapeut ist wesentlich, um zielgerichtet miteinander zu arbeiten. Bei Unklarheiten sollten sich Patienten an ihre gesetzliche Krankenversicherung wenden. Die Krankenversicherungen geben zudem Auskunft, welche Physiotherapiepraxis für diese speziell verordneten Behandlungsverfahren überhaupt qualifiziert ist.

Im ersten Termin mit dem Patienten erhebt der Physiotherapeut einen Befund (z. B. Muskelfunktionstest, Beweglichkeitstest, Krafttest, Koordinationstest, Befragung mittels Fragebogen). Darauf aufbauend erfolgt die Behandlung. Befund und Physiotherapiemaßnahmen wechseln sich ständig ab. So kann das Erreichen des gemeinsam vereinbarten Ziels überprüft und eventuell in Rücksprache mit dem verordnenden Arzt eine Anpassung oder Verlängerung der Physiotherapie notwendig werden.

Im Folgenden werden ausgewählte Verfahren vorgestellt, die eine Schmerzreduzierung bewirken können.

Gerätetraining Das **Gerätetraining** wird bei Gesunden vorbeugend und bei Patienten heilend eingesetzt. Spezielle Trainingsgeräte werden dazu genutzt, die Ausdauer und Koordination zu verbessern sowie die Muskelkraft zu erhöhen. Das Ziel ist eine Verbesserung der körperlichen Leistungsfähigkeit und Lebensqualität bei Schmerz sowie die Steigerung von Muskelmasse und Muskelkraft u. a. mit gelenkschützender Funktion.

Massage Die **klassische Massage** kombiniert verschiedene Massagegriffe miteinander. Ziel ist es, neben der für Patienten mit Schmerzen wesentlichen Fähigkeit zur Entspannung, erhöhte Gewebswiderstände in Muskulatur und Haut herabzusetzen und die Durchblutung zu fördern. Als passive Maßnahme wird Massage eher ergänzend eingesetzt. Die Verbesserung der Gewebsspannung kann zu einer Verringerung der Schmerzen führen. Häufig werden erst hierdurch Aktivität und Selbstständigkeit im Alltag möglich.

Bindegewebsmassage Die **Bindegewebsmassage** gehört zur Gruppe der Reflexzonentherapie. Demnach spiegeln sich Organstörungen beim Menschen in den dazugehörigen Gewebezonen wider. In diesen Gewebezonen bilden sich sicht- und tastbare Veränderungen in Form von Einziehungen, Verhärtungen, verminderter Elastizität und Quellungen. Die Gewebezonen können schmerzhaft auf Berührung reagieren. Die Bindegewebsmassage wird in den Haut- und Faszienschichten durchgeführt. Für Patienten ist es bedeutsam zu wissen, dass hierbei ein therapeutisch gewollter Schmerz („schneidend") ausgelöst wird.

Manuelle Lymphdrainage Bei Lymphabflussstörung kann mit **Manueller Lymphdrainage** (bestimmte Grifftechniken und fein dosierter Druck über Lymphgefäßen) Gewebsflüssigkeit ab- und weitergeführt werden. Neben der entstauenden Wirkung ist eine Schmerzdämpfung möglich. Um die Wirkung zu erhöhen, ist es wichtig, dass Patienten im Anschluss an die Behandlung einen Kompressionsstrumpf anziehen oder bandagiert werden.

Manuelle Therapie Es handelt sich hierbei um spezifische Gelenktechniken, die zum Auffinden und Behandeln von Funktionsstörungen (Dysfunktionen, wie Schmerz, Hypo- oder Hypermobilität und Weichteilaffektionen) am Bewegungssystem (Gelenke, Muskulatur, Bindewebe und Wirbelsäule) angewendet werden. Ziel ist der Erhalt oder die Wiederherstellung normaler Gelenkfunktion und damit verbundener Gewebe. Der Physiotherapeut wird dem Patienten im Rahmen der Manuellen Therapie geeignete Übungen zur Selbstmobilisation zeigen.

Thermotherapie Die Thermotherapie wird als passives Verfahren in der Regel regelmäßig ergänzend z. B. zum Gerätetraining verordnet. Ziele der **Wärmetherapie** sind ein verbesserter Stoffaustausch im Gewebe, Verbesserung der Muskelspannung (Muskeltonus), psychische Entspannung und gerade für Patienten mit Schmerz verbessertes Schlafverhalten. Die Fangopackung bewirkt eine sehr intensive Wärmewirkung. Die Heiße Rolle dagegen erlaubt eine abstufbare Dosierung von milder bis heißer Temperatur und somit eine Anpassung an die unterschiedliche Empfindung der Patienten.

Kältetherapie Die **Kältetherapie** bewirkt eine verminderte Schmerzwahrnehmung. Sie entzieht dem Körper Wärme und verringert die Schwellung. Als Spätreaktion werden die Gefäße weitgestellt und es kommt zu einer besseren Durchblutung.

Elektrotherapie Bei der Elektrotherapie werden spezielle Stromformen zur gezielten Erwärmung des Gewebes genutzt, um z. B. Schmerzen zu reduzieren, Nerven zu reizen, Gewebeschwellungen abzubauen oder Muskulatur zu aktivieren. Die Wirkung des Stroms ist abhängig von der Stromdichte. Die Dosierung erfolgt nach der individuellen Verträglichkeit. Um den Strom auf den Patienten zu übertragen, werden Elektroden direkt auf der Haut angebracht. Zudem ist es möglich, Wasser als Leitmedium zu nutzen (z. B. bei Stangerbad). Elektrotherapie wird mit ihren diversen passiven Methoden in der Regel ergänzend verordnet.

Reizstromtherapie Die **Reizstromtherapie** dient der Schmerzbehandlung, der Durchblutungsförderung und der Kräftigung der Muskulatur. Zu unterscheiden sind unter anderem die Ultrareizstrom-Therapie nach Träbert, die auch als Reizstrommassage bekannt ist und abschwellende Wirkung hat, sowie der Einsatz von Reizstrom zur Behandlung geschwächter Muskulatur nach Nervenschädigung als Elektrogymnastik. Das

TENS-Verfahren (**T**ranscutane **e**lektrische **N**erven**s**timulation=) wird insbesondere bei chronischen Schmerzzuständen angewandt. Ziel ist es, Nervenzellen im Rückenmark so anzuregen, dass sie die körpereigene Schmerzhemmung beeinflussen und so die Fortleitung des Schmerzes zu verhindern („Schmerztor schließen"). Für die Eigenbehandlung zu Hause mit TENS und/oder Muskelstimulation (EMS) stehen Patienten über ihre gesetzliche Krankenversicherung, nach Verordnung durch den Arzt und Anleitung durch den Physiotherapeuten batteriebetriebene Kleingeräte zur Verfügung. Mit der **Iontophorese** können Medikamente in den Körper gebracht werden. Dazu wird unter einer Elektrode die Salbe oder das Gel aufgetragen, wodurch die Ionen in Richtung der Gegenelektrode fließen. Das **Stangerbad** ist auch als hydroelektrisches Voll- oder Teilbad bekannt. In einer speziellen Wanne werden Metallplatten als Elektroden angebracht. Ebenso wird der Stromfluss kopfwärts (anregend) oder fußwärts (beruhigend, ausleitend) eingestellt. Das **Vier-Zellenbad** folgt dem gleichen Prinzip. Hier werden Unterarme und/oder Unterschenkel in kleinere Wannen getaucht.

Bei folgenden Erkrankungen oder Befunden wird von Elektrotherapie abgeraten:
- Metalle im Körper des Patienten (zum Beispiel Gelenkprothesen),
- Akute Entzündungen,
- Blutgerinnsel (Thrombose),
- Offene Hautstellen,
- Schwere Durchblutungsstörungen der Arterien (Arteriosklerose),
- Herzrhythmusstörungen oder vorhandener Herzschrittmacher,
- Bösartige Tumorerkrankungen,
- Fieberhafte Krankheitsprozesse,
- Erhöhte Blutungsneigung.

■ **Physiotherapie außerhalb der Heilmittelrichtlinie**

■ **Faszientraining**

Faszien sind zähe Bindegewebshäute, die Organe, Muskeln und Muskelgruppen umhüllen. Dadurch schützen sie die inneren Organe, Gelenke und Muskeln vor äußeren Krafteinwirkungen und eindringenden Fremdkörper. Zusätzlich verbinden sie verschiedene Körperstrukturen miteinander. Bedingt durch einseitige oder übermäßige Belastungen beim Sport, Arbeit oder im Alltag erhöht sich die Spannung in der Faszie, d. h., die Faszie wird fest (kontrakt). Als Folge wird der Muskel in seiner Funktion eingeschränkt und das Bewegungsausmaß des betroffenen Gelenkes verringert sich. Alle Körperfaszien sind direkt oder indirekt miteinander verbunden, somit kann sich eine erhöhte myofasziale Spannung auch auf einen anderen Körperbereich auswirken. Die Faszie im Lendenbereich (Fascia thoracolumbalis) kann beispielsweise ein möglicher Schmerzbereich bei chronischen Rückenschmerzen sein und zu Schmerzausstrahlungen ins Bein führen.

Das Faszientraining setzt sich aus vier Prinzipien zusammen:
1. Dehnen (Dehnübungen), verbessert die mechanischen Eigenschaften der Faszie,
2. Federn (Hüpfen, Schwingen), erhöht die elastische Speicherkapazität,
3. Spüren (Körperwahrnehmung schulen), regt den Bewegungssinn und die Tiefensensibilität an,
4. Beleben (Selbstmassage mit Tennis-Gummi- oder Faszienbälle oder Rollen), regeneriert das Gewebe durch Flüssigkeitsaustausch.

■ **Triggerpunktmassage**

Triggerpunkte sind umschriebene Bereiche innerhalb eines Muskels. Sie lassen sich als derbe 1–3 cm große Knoten tasten. Von diesen Verhärtungen aus können auf Druck, die dem Patienten bekannten Schmerzen (Symptome) ausgelöst werden (to trigger = auslösen). Jedem Triggerpunkt ist ein bestimmter Körperabschnitt zugeordnet. Die Schmerzausstrahlung wird nicht immer nur als Muskelschmerz wahrgenommen, sondern beispielsweise als Zahnschmerz, Sehstörungen, Schwindel, Koordinationsstörungen, Übelkeit.

■ **Tapen**

Taping ist eine relativ junge Methode. In Deutschland wurde durch die auffällig bunten Klebestreifen auf Fußballerwaden vor allem das Kinesio-Taping® bekannt. Dabei handelt es sich um ein elastisches weiches Tape (Softtape), das aus zwei Schichten besteht. Außen befindet sich Baumwolle und innen ist es mit einem Acrylkleber beschichtet. Durch die Dehnfähigkeit des Tapes werden die normalen (physiologischen) Bewegungen des Gelenkes erhalten und die Durchblutung der kleinsten Blutgefäße (Mikrozirkulation) gefördert.

Als Hauptanlagen des Tapes gelten:
- Muskelanlagen: zur Schmerzlinderung, Tonusregulierung, verbessern der Belastbarkeit,
- Ligamenttechniken: zum Entlasten der Bänder,
- Faszientechniken: zum Lösen von Verklebungen der Gewebe (Adhäsionen),
- Korrekturanlagen: z. B. bei Fehlstellung der Kniescheibe (Patella),
- Lymphanlagen: bei Störungen des Lymphabflusses.

■ **Was können Patienten selbst tun?**

Bei Schmerz können beispielsweise in der häuslichen Umgebung bestimmte Verfahren selbst und damit auch unabhängig von Öffnungszeiten der Praxen durchgeführt werden. Eine Auswahl wird im Folgenden jeweils mit dem Wirkprinzip (Reiz) vorgestellt. Es ist sinnvoll, sich hierzu mit dem Physiotherapeuten abzustimmen. Zudem kann ein Tagebuch die Motivation und den Erfolg unterstützen.

■ **Gymnastik und Sport**

Physiotherapie basiert auf wiederholten Reizen (sog. Reiz-Serien-Therapie) und benötigt daher Zeit, insbesondere bei Patienten, die unter chronischen Schmerzen leiden. Diese Patienten haben meist eine lange Geschichte von Therapieversuchen hinter sich, sind häufig verunsichert und haben sogar teilweise Angst, sich zu bewegen. Dabei überwiegen die Vorteile durch Bewegung gegenüber den Nachteilen. Das Robert Koch Institut empfiehlt in Anlehnung an die Weltgesundheitsorganisation (WHO), sich mäßig 5x wöchentlich und mindestens 30 min körperlich anzustrengen (Ausdaueraktivitäten und Muskelkräftigung) oder sich 2,5 h in der Woche körperlich zu aktivieren.

Bewegungen mit und ohne Geräte sowie auch im Bewegungsbad können günstig auf Muskulatur, Knochen, Ernährung der Gelenke, Durchblutung, Atmung, Puls und Blutdruck wirken. Der Auftrieb des Wassers kann durch die Entlastung der Gelenke, veränderte Druckverhältnisse und die den Körper komplett umgebende Wassertemperatur schmerzarme bis -freie Bewegungen erlauben (s. ◘ Abb. 5.11).

Bei Einsatz des großen Therapieballs werden durch das ständige Ausbalancieren, um sein Wegrollen zu verhindern, die kleinen Rückenmuskeln direkt an der Wirbelsäule trainiert, die bei Rückenschmerzen eine besondere Rolle spielen.

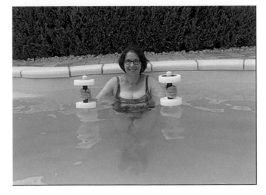

◘ **Abb. 5.11** Auftrieb des Wassers mit Einsatz von Auftriebskörpern. (© Fredericke Keifel)

Für Kraft- und Ausdauertraining sind Gummibänder, deren Farbe die Stärke anzeigt, und Kleinhanteln geeignet. Aber auch mit Wasser gefüllte Flaschen, mit Kies oder Sand gefüllte Beutel oder entsprechend schwere Bücher erfüllen diesen Zweck.

- ▪ **Massage**

Mechanische Reize, die mit und ohne Geräte oder Lotion erzeugt werden, erhöhen die örtliche Blutzufuhr und Stickstoffausscheidung (z. B. an der Hand), lösen schmerzerhaltende Verklebungen und Stauungen, regen die Blut- und Lymphzirkulation sowie Wahrnehmung und den Tastsinn an.

Handelsübliche Zutaten für das Materialbad können Linsen, Erbsen oder Mohn sein. Diese werden in einen Behälter gefüllt und die Hand, der Arm oder Fuß darin bewegt. Zum Trainieren des aktiven Tastsinnes der Finger können Münzen oder andere kleine Gegenstände auf dem Behälterboden ertastet werden. Die Lagerung des Materials im Kühlschrank vor der Anwendung kann durch den Kältereiz zusätzlich positive Wirkung auf die Blut- und Lymphgefäße haben.

Schmerzreduzierende Wirkung kann ebenfalls die kreisförmige Massage mit Bürsten unterschiedlicher Härte, Handtüchern, Pinseln oder im Handel erhältlichen Igelbällen haben (◘ Abb. 5.12). Es ist nicht zwingend nötig, zusätzlich Lotion zu verwenden. Eine Ausnahme ist der Einsatz von Ringelblumensalbe bei Narben.

- ▪ **Wasseranwendung**

Die Kombination aus Temperaturreiz und mechanischem Reiz trifft auf zahlreiche feine Nervenendigungen in der Haut und wirkt von dort anregend oder beruhigend auf den ganzen Körper, was zu einer Schmerzreduzierung führen kann. Es gibt Kaltwasseranwendungen bis 15 Grad, wodurch sich zunächst die obersten Hautgefäße verengen. Nach kurzer Zeit aber erweitern sie sich. Diese Reaktion wird als angenehm warm empfunden.

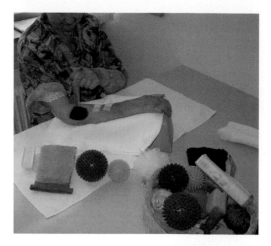

◘ **Abb. 5.12**   Ausstattung zur Selbstmassage. (© Claudia Winkelmann)

> **Wichtig**
> Der Körper muss vor jeder Kaltanwendung warm sein. Immer an einem dem Herzen am weitesten entfernten Punkt beginnen.

Bei der Warmwasser-Anwendung mit Temperaturen von 35 °C bis 42 °C werden zunächst die Hautgefäße erweitert – auch die tiefer liegenden Arterien. Das Blut wird aus dem Körperinneren nach außen transportiert.

> **Wichtig**
> Nach dem Essen sammelt sich reichlich Blut in den Verdauungsorganen. Daher soll direkt nach der Mahlzeit kein Bad genommen werden.

Zu den häuslichen Wasseranwendungen gehören **Wechselgüsse** mit kaltem und warmem Wasser, die mit einem Badeschlauch ohne Brause, Wasserhahn oder Gartenschlauch durchgeführt werden können.

Auch **Bäder** können mit kaltem oder warmem Wasser im Wechsel, an- oder absteigend selbst durchgeführt werden. Hierzu zählt das **Wassertreten** im Storchengang bei einer Wassertiefe von 20 bis 30 cm mit ableitender und erfrischender Wirkung. Ein warmes **Fußbad** dient zur besseren Erwärmung des Körpers und beruhigt das Nervensystem. **Armbäder** mit Kohlensäure wirken abschwellend. Ein warmes und kontinuierlich mit der Temperatur ansteigendes Sitz- und Vollbad entlastet Kreislauf und Herz, senkt den Blutdruck, steigert die Durchblutung des Kopfes, was u. a. bei Kopfschmerzen geeignet ist. Badezusätze verstärken die Wirkung der Bäder.

Ebenfalls zur Wasseranwendung zählen **Packungen und Kompressen,** die kalt oder warm zu Hause eingesetzt werden können. Wichtig ist, dass die Temperatur während der Anwendung gehalten wird. Daher ist es vorteilhaft, beispielsweise mehrere Kompressen im Kühlschrank zu lagern und im Wechsel aufzulegen.

> **Wichtig**
> Um Verletzungen der Haut durch Kälte oder Hitze zu vermeiden, sind die Angaben auf der Verpackung zwingend zu berücksichtigen. Immer ein Tuch zwischen Haut und Packung/Kompresse legen.

5.5 Ergänzende Verfahren

5.5.1 Imagination

Kornelia Gees

Die Fähigkeit eines Menschen, sich etwas vorstellen zu können, wird als Imagination bezeichnet. Wir bringen die Fähigkeit zur Imagination also bereits mit. Wenn von Imaginationen gesprochen wird, sind nicht nur die inneren Bilder und Gedanken gemeint. Auch das Hören, das Riechen, das Schmecken und das Fühlen sind über die Vorstellungskraft aufrufbar. Wenn wir das Wort „Zimt" lesen, können wir sofort den Geruch dazu aufrufen, und vielleicht tauchen Erinnerungen und dann auch Bilder auf.

Innere Bilder und Vorstellungen sind entscheidend für das, was wir den ganzen Tag über erleben. Wenn ein Mensch unter Schmerzen leidet, so bestimmen die Bilder, wie er diesen Schmerz erlebt. Und gleichzeitig verändern die Gefühle eines Menschen wiederum die Bilder. Wenn Angst und Ohnmacht den Schmerz begleiten, entstehen Bilder zum Schmerz, die sich sehr von denen unterscheiden, die auftauchen, wenn ich diesen gleichen Schmerz zum Beispiel als eine gesunde Markierung einer Kraftgrenze wahrnehme. Interessant ist, dass diese inneren Bilder, die einen Schmerz begleiten, häufig gar nicht bewusst wahrgenommen werden. Die Angst vor einer unerkannten Erkrankung oder die Vorstellung von einer Verletzung lassen auch gesunde Empfindungen des Körpers zu einem Schmerzgefühl werden.

Wissenschaftliche Untersuchungen konnten nachweisen, dass während der Vorstellung eines Menschen im Gehirn die gleichen Prozesse ablaufen, wie wenn er etwas wirklich erlebt. Die Vorgänge scheinen nur etwas schwächer zu sein. Wenn ich also in meiner Vorstellung an einen Ort gehe, an dem ich mich wohl fühle, z. B. eine bergige Landschaft mit einem Waldweg, und wenn ich den Duft vom Waldboden wahrnehme, dann laufen in meinem Gehirn ähnliche Prozesse ab, als würde ich all diese Eindrücke an diesem Ort real erleben. Dieses Bilderleben funktioniert leider auch genauso intensiv bei Bildern von Schmerz und von Verletzungen.

Ein Beispiel: Ein Patient, der sich beruflich sehr überfordert und ohnmächtig fühlt, leidet unter Rückenschmerzen. Der Schmerz scheint allen Zielen im Weg zu stehen und wird als Gegner und als Feind erlebt – Ohnmacht und Angst nehmen zu. Auch hier entstehen Bilder und Vorstellungen, ohne dass diese immer bewusst sind. Vielleicht sind es ängstliche Zukunftsbilder, was passieren könnte, wenn der Schmerz bleibt, oder Bilder dazu, was Kollegen denken, wenn der Patient aufgrund seiner Schmerzen nicht zur Arbeit kommen kann. Diese Vorstellungen haben unmittelbaren Einfluss darauf, was im Körper geschieht und mit welcher Qualität der Rückenschmerz nun wahrgenommen wird.

Diese Prozesse sind auch vergleichbar mit dem, was in manchem Nachttraum geschieht. Vielleicht haben Sie schon einmal erlebt, dass Sie im sichersten Bett der Welt liegen, und gleichzeitig erleben Sie im Alptraum, wie Sie sich verfolgt und bedroht fühlen, und nach einer Weile wachen Sie auf. Sie erleben, dass Ihr ganzer Organismus mit in das Erleben einbezogen wurde. Sie sind schweißnass in Folge der Flucht, das Herz schlägt aufgrund der Bedrohung, die Gedanken rasen, die Muskeln sind angespannt, und Ihr ganzer Körper ist bereit zur Flucht. Damit wird deutlich, dass wir über innere Bilder und Vorstellungen unser Befinden beeinflussen.

Das macht sich die Schmerzpsychotherapie mit Imaginationen zunutze. Gerade zu Beginn der Imaginationsarbeit ist es wichtig, dass ein Therapeut die Erfahrungen einleitet und begleitet. Wenn Sie anfangen, Ihre Vorstellungen nicht nur bewusster wahrzunehmen, sondern auch willentlich zu beeinflussen, dann ist Begleitung und Übung entscheidend für den Erfolg.

Oft sieht es zu Beginn einer psychologischen Schmerztherapie so aus, als gäbe es nur einen Ton in der Wahrnehmungsmelodie und der heißt: „Schmerz". Der Scheinwerfer der Aufmerksamkeit ist so fest auf diesen Schmerz gerichtet, dass der Patient nichts anderes wahrnehmen kann. Eine Patientin berichtet, dass sie jeden Morgen nach dem Wachwerden als erstes schaut, was der Schmerz heute sagt. Sie schaut ängstlich nach innen und macht immer wieder die Erfahrung: „Er ist schon da." Oft sagen Patienten, dass sie erst durch die Schmerzerkrankung gelernt haben, auf diese inneren Prozesse zu achten.

In der Anfangsphase einer Therapie, die mit inneren Bildern arbeitet, empfinden viele Menschen die Aufforderung, sich einen angenehmen Ort vorzustellen, als Überforderung. Es will einfach nicht gelingen, weil diese Vorstellung zu weit entfernt ist von dem, was jetzt im Moment wahrnehmbar ist – und das ist der Schmerz. In der Therapie gehen wir dann von dem Bild aus, welches im Moment das Erleben bestimmt – gerade dann, wenn es Bilder zum Schmerz sind. Es ist interessant, dass wir auch mit dem Schmerzempfinden so arbeiten können wie mit den vorgestellten Bildern, den Imaginationen. Wenn der Therapeut fragt: „Welche Farbe hätte der Schmerz, wenn er eine Farbe hätte?", taucht eine Farbe auf. Wie wäre es, wenn er ein Klang wäre, und ist der Schmerz ruhig, starr oder pulsierend?

Zu Beginn der therapeutischen Arbeit werden Sie vielleicht aufgefordert, sich für einen Moment auf die Atmung zu konzentrieren. Indem Sie das tun, lenken Sie den Scheinwerfer der Aufmerksamkeit vom Schmerz weg hin zur Atmung. Dies kann ein erstes Gegengewicht zum Schmerz sein. Auch wenn der Schmerz stärker ist, ist es möglich, die Bewegung der Atmung wahrzunehmen. Danach entscheiden Sie, ob Sie die Augen schließen mögen. Eine bewusste Vorstellung ist auch mit geöffneten Augen möglich. Es kann hilfreich sein, die Muskulatur etwas zu lösen und zu entspannen, aber auch das ist nicht zwingend.

Die Therapeutin bittet Sie dann z. B., sich eine Landschaft, eine Farbe oder auch ein Motiv zum Schmerz vorzustellen, und zumeist machen Sie dann die Erfahrung, dass man nicht lange nachdenken muss: Welche Landschaft nehme ich denn? Sondern ein Bild taucht auf, ganz von alleine, und oftmals ist der Patient überrascht, welches Bild nun auftaucht. Indem Sie das Vorstellungsbild während der Imagination in Worte übersetzen, werden Gefühle und feste Gedanken sichtbarer, die sich über die Zeit hinweg zum Schmerz gesellt haben.

In dem Sie Ihre „inneren" Vorstellungen kennen lernen, kommt es zu einer verbesserten Wahrnehmung des Körpers und der Gefühle. Sie werden die Erfahrung machen, dass Sie über Imaginationen die körperlichen Empfindungen von Gefühlen und von Gedanken unterscheiden lernen und bald auch besser steuern können. Wenn ein

Schmerzpatient mehr Bewusstheit über die vertrauten Vorstellungen gewinnt und neue Imaginationen zu seinem Schmerz erprobt, kann er sich dem Schmerz gegenüber anders verhalten. Über ein neues Verhalten verändert sich auch die Qualität des Schmerzes, weil er nun einen anderen Platz im Gesamtkonzert der Bilder und Melodien im Organismus bekommt.

5.5.2 Die Feldenkrais-Methode

Claudia Borrmann

Die Feldenkrais-Methode ist eine körperbezogene Behandlungsform, mit deren Hilfe die Qualität von Bewegungen und Körperhaltungen grundlegend verbessert werden kann. Benannt wurde sie nach ihrem Begründer, dem Naturwissenschaftler Dr. Moshé Feldenkrais (1904–1984). Die Anwender dieses Verfahrens nennen sich zumeist Feldenkrais-Lehrer oder auch Feldenkrais-Practitioner (was so viel bedeutet wie Feldenkrais-Praktiker).

Das Gehirn ermöglicht uns Menschen, anspruchsvolle Bewegungen zu erlernen. Einzelne von uns können sich beispielsweise mit den Fingerspitzen eine Felswand hinaufziehen, in einer Wellenröhre surfen oder unter einem Mikroskop ein Auge operieren.

Diese Lernfähigkeit des menschlichen Gehirns beinhaltet zugleich aber auch seine Schwachstelle. Denn es ist ebenso in der Lage, schädigende Bewegungsabläufe und Fehlhaltungen zu speichern und diese beständig abzurufen. Hierfür kann es nachvollziehbare Ursachen geben, z. B. nach Unfällen, schweren Operationen, Fehlbildungen, entzündlichen oder psychischen Erkrankungen.

Oftmals sind jedoch die Gründe für die Störung in der Bewegungsharmonie weniger offensichtlich. Vielfältige und mühelose Bewegungsabläufe, wie wir sie aus der Kindheit kennen, werden im Erwachsenenalter immer mehr „verlernt". Ungünstige Bewegungsgewohnheiten schleichen sich über die Jahre in den Alltag ein. Häufig werden sie anfangs nicht bemerkt, nicht als besonders bedenklich eingestuft oder später als altersbedingte Veränderung hingenommen.

Diese Gewohnheiten können jedoch zur Fehlbelastung bis hin zu Schädigungen körperlicher Strukturen führen (z. B. Sehnenentzündungen, Wirbelblockierungen, Veränderungen an den Knochenstrukturen oder Bandscheibenvorfälle). Oft erst nach Jahren oder Jahrzehnten werden wir dann durch Schmerzen auf diese Veränderungen aufmerksam.

Dieser Schmerz als Warnsignal ist für die Betroffenen nicht so einfach zu deuten wie z. B. der Schmerz, der von einer heißen Herdplatte ausgelöst wird. Die ursächlichen Bewegungsmuster sind meist sehr komplex, schwer zu erspüren, betreffen in der Regel den ganzen Körper und nicht nur den schmerzenden Bereich.

Mit Hilfe der Feldenkrais-Körperarbeit ist es möglich, diese unbewussten Bewegungsgewohnheiten zu erkennen, vielfältige, gesündere Wahlmöglichkeiten zu finden und den Gebrauch des Körpers wieder zu verbessern. Diese Veränderungen geschehen zunächst im Gehirn. Von hier aus wird die Motorik anders gesteuert, die Spannung in den Muskeln und im Bindegewebe reguliert. Verkürzte und verspannte Muskeln werden länger und weicher, ungenutzte Muskeln werden wieder aktiv. Die Beweglichkeit der Gelenke lässt sich so oft ohne Mühe vergrößern. Je nach Grad der Verbesserung der Koordination und der körperlichen Voraussetzungen können Schmerzen gelindert werden oder gänzlich verschwinden. Schmerzen können also besonders dort durch die Feldenkrais-Methode gelindert werden, wo Funktionsstörungen des Bewegungsapparates die Ursache des Leidens sind.

Die Feldenkrais-Methode kennt zwei Anwendungsformen: die Einzelbehandlung und den Gruppenunterricht.

Im **Gruppenunterricht** werden alltägliche und auch ungewohnte Bewegungsabläufe in kleinste Einheiten aufgeteilt, die die Teilnehmer langsam und bewusst erkunden, abwandeln und neu zusammenfügen. Durch die feine Wahrnehmung, die Vielfältigkeit der Bewegungen und die ungewöhnlichen Aufgaben entstehen im Gehirn neue Verknüpfungen zwischen den Nervenzellen, die für den reibungslosen Bewegungsablauf sorgen. Die Körpersignale können nach und nach besser gedeutet werden. Die Bewegungen werden allmählich bequemer, vielfältiger und effektiver. Die Teilnehmer lernen, eigenständig persönliche Lösungsmöglichkeiten im Bewegungsablauf zu finden. Der Ablauf einer Gruppenstunde weicht also stark von eventuell bekannten Gymnastikstunden ab. Obwohl Schmerzen bei den achtsamen Bewegungen bewusst vermieden werden sollen, kann es innerhalb der Lernschritte auch einmal zu einer Schmerzauslösung kommen. Hier ist auf jeden Fall eine Anpassung der Vorgehensweise notwendig, die auch Gedanken und Einstellungen des Betroffenen berücksichtigt, die den Bewegungsfluss stören könnten (z. B. übertriebener Leistungswille).

Die **Einzelstunden** folgen den gleichen Zielen, das Körpergefühl zu schulen, Angewohnheiten aufzuspüren und Bewegungsalternativen zu finden. Gelernt wird hier jedoch ohne viele Worte. Der Feldenkrais-Lehrer benutzt stattdessen geführte Bewegungen, gezielte Berührungen, sanften Druck und Zug und beobachtet, ob diese achtsamen, kleinen Bewegungen vom Patienten aufgenommen werden können. Die Einzelbehandlungen sind maßgeschneidert auf die persönlichen Bedürfnisse der Betroffenen. Konkrete Beschwerden können hier intensiv bearbeitet werden. Sollten in seltenen Fällen in dieser behutsamen Behandlung Schmerzen ausgelöst bzw. verstärkt werden, ändert der Feldenkrais-Lehrer sofort seine Vorgehensweise durch eine Anpassung der Dosierung, Änderung der Bewegung oder der Ausgangsposition des Patienten.

Mit den Einzelstunden können oft schneller Ergebnisse erzielt werden, da die individuelle Behandlung eine größere Unterstützung bietet. Empfehlenswert ist daher, bei akuten Schmerzen mit Einzelbehandlungen zu beginnen.

Die Gruppen bieten den Vorteil, dass der Lernende die angeleiteten Bewegungen auch außerhalb der Gruppenstunden alleine wiederholen kann. So fördert das eigenständige Lernen die dauerhafte Speicherung der „neuen" Bewegungs- und Haltungsmuster. Beide Anwendungen können sehr wirkungsvoll kombiniert werden.

Zwei Beispiele aus einem verkürzt dargestellten Behandlungsverlauf:

- Eine Patientin mit Nackenschmerzen findet heraus, dass sie bisher ihren Kopf mit viel zu viel Kraft und nur mit den oberen Nackenwirbeln gedreht hat, die dadurch überfordert wurden. Nach und nach lernt sie den Schultergürtel zu entspannen, die Wirbel des Brustkorbes mit zu drehen und auch den restlichen Körper mit in die Bewegung einzubeziehen. So entlastet sie den Nacken und reduziert ihre Schmerzen.
- Ein Patient mit einem Bandscheibenvorfall im unteren Rücken lernt, seinen Brustkorb und seine Hüftgelenke weich und flexibel werden zu lassen und so die Beanspruchung seiner Lendenwirbelsäule und deren Bandscheiben zu verringern. Die übermäßige Spannung in der Rückenmuskulatur verringert sich, die Schmerzen werden weniger, bis er trotz Bandscheibenschadens nahezu schmerzfrei leben kann.

Die klinische Praxis der Feldenkrais-Methode zeigt ein effektives Behandlungsspektrum mit schmerzlindernder Wirkung für verschiedenste Störungen des Bewegungsapparates.

Feldenkrais-Lehrer brauchen eine zertifizierte Feldenkrais-Ausbildung. Die Feldenkrais-Berufsverbände geben die Adressen ihrer Mitglieder auf ihrer Webseite bekannt (Feldenkrais Verband Deutschland e. V./► www.feldenkrais.de).

Einige gesetzliche Krankenkassen erstatten anteilig die Kosten für Feldenkrais-Gruppen. Einzelstunden werden privat abgerechnet. In Deutschland gibt es zunehmend Kliniken und Reha-Einrichtungen, die die Feldenkrais-Methode in ihr Behandlungsangebot aufgenommen haben.

Bücher und CDs können einen Einblick in die Methode geben. Die enthaltenen Lektionen eignen sich aber nur für die, die schon mit der Gruppenarbeit vertraut sind. Ohne die praktische Erfahrung unter der Anleitung eines Feldenkrais-Lehrers könnten die Lektionen als eine mechanische Gymnastik missverstanden werden und damit nicht zum gewünschten Erfolg führen.

5.5.3 Musiktherapie

Ralph Spintge

Die ältesten Zeugnisse der menschlichen Heilkunde belegen, dass Musik immer ein wichtiger Bestandteil therapeutischer Rituale und Behandlungen war. Mehr als 10.000 Jahre zurück lassen sich derartige archäologische Funde nachweisen. In den sich entwickelnden Hochkulturen des alten China, des Vorderen Orients, Ägyptens und später dann auch in der Antike existieren vielfältige Zeugnisse und Dokumente bildlicher und schriftlicher Art über die Verwendung von Musik zu Heilzwecken. Wissenschaftliche Untersuchungen haben bestätigt, dass Musik vor allem über den Rhythmus biologische Regelkreise wie Herzschlag, Atmung, Blutdruck, den Spannungszustand von Muskeln und die Schmerzempfindlichkeit positiv beeinflussen kann.

Die moderne Schmerzmedizin hat erkannt, dass lange Zeit anhaltender, chronischer Schmerz zu einer eigenen Schmerzkrankheit wird, die geprägt ist von dem Teufelskreislauf aus Schmerz – Stress – Angst – Hilflosigkeit – Enttäuschung – Anspannung – und noch mehr Schmerz. Die Schmerzkrankheit umfasst nicht nur eine gestörte Regulation wichtiger Lebensvorgänge im Körper des Schmerzkranken, sondern beeinflusst auch seine bewusste Wahrnehmung, das Selbstwertgefühl, das Denken bis hin zum emotionalen Befinden.

In dieser ganzheitlichen Sicht kommt die oft sinnvolle medikamentöse Schmerzlinderung an ihre Grenzen. Medikamente können unzureichend wirksam sein oder müssen so hoch dosiert werden, dass die Lebensqualität der Patienten eingeschränkt wird. Aus dieser Situation heraus erinnern wir uns an ergänzende Hilfsmittel, mit denen Patienten durchaus auch Linderungen ihrer Schmerzen erfahren, wie z. B. durch Musik. MusikMedizin versteht sich hier als wissenschaftlich fundiertes Verfahren zur Unterstützung und Ergänzung schulmedizinischer Maßnahmen in Prävention (Vorbeugemaßnahmen) und Therapie.

Die „medico-funktionale" Musik wirkt bereits auf Rückenmarksebene schmerzfilternd, insbesondere im zentralen Nervensystem beeinflusst sie die Schmerzverarbeitung und das Schmerzerleben sowie begleitende Stressreaktionen durch die Freisetzung von Hormonen und Überträgersubstanzen (z. B. körpereigene Endorphine).

So verringert sich z. B. durch den Einsatz von Entspannungsmusik vor, während oder nach einer Operation der Schmerzmittelbedarf deutlich. Bei der Verknüpfung von Musik mit gesprochener Entspannungsanleitung verringerten sich beim täglichen Hören von 25 min über 3 Wochen nicht nur die Schmerzintensität, sondern auch die Werte für Angst, Depression und Schlafstörungen – besonders bei Kopfschmerzpatienten.

Die genaue Wirkweise von Musik ist dabei noch nicht völlig geklärt.

Neben der Aufmerksamkeitsfokussierung und dem damit verbundenen Ablenkungseffekt kann es zu einer deutlichen Dämpfung der Stressreaktion mit verminderter Ausschüttung von Stresshormonen in das Blut, zu einer Anhebung der Schmerzschwelle

(Schmerztoleranz), zu einer direkten Dämpfung der Schmerzwahrnehmung auf Ebene des Gehirns, zu einer Senkung der Muskelspannung, zu einer Förderung von Lebensmut sowie zu einer psychomotorisch verbesserten Koordination bei krankengymnastischen Übungsbehandlungen kommen. Diese Behandlungseffekte werden quasi ohne Nebenwirkungen erreicht.

Belegte Erfolge bei der Bekämpfung des akuten Schmerzes durch Musik haben in vielen Kliniken zum Einsatz einer routinemäßigen Schmerzbehandlung durch Musiktherapie bzw. MusikMedizin („Audioanalgesie") geführt. Aber auch im Rahmen der Selbsthilfe gewinnt die Schmerzbehandlung durch Musik an Bedeutung, besonders da, wo Heilung nicht mehr möglich ist.

Man unterscheidet zwischen aktiver Musiktherapie, wo der Patient sich mit Stimme oder einem Instrument einbringen kann, und rezeptiver Musiktherapie, die über einen Tonträger wie zum Beispiel eine CD gehört wird.

In der Praxis erhält der Schmerzkranke speziell für diese Zwecke entwickelte Musik vor und während einer Behandlungssitzung beim Schmerztherapeuten. Ebenso werden musikgestützte Programme zur Selbstanwendung zu Hause im Sinne einer Hilfe zur Selbsthilfe eingesetzt. Solche Programme, die auch am Arbeitsplatz Verwendung finden können, erfordern es, dass der Patient selbst seine Musikauswahl trifft. Musik ist für jeden einzelnen Menschen mit unterschiedlichen Erinnerungen und Empfindungen verbunden, deshalb soll sie seinem persönlichen Geschmack in der betreffenden Situation entsprechen, ihm zunächst Ablenkung und Entspannung ermöglichen, um dann in einem zweiten Schritt aufmunternd und aktivierend zu wirken. Befragt man solcher Art betreute Patienten auch über mehrere Jahre zu ihren Erfahrungen, so betonen rund 90 % aller Betroffenen die Nützlichkeit eines derartigen Musikeinsatzes.

Die Internationale Gesellschaft für Musik in der Medizin e. V. und die Deutsche Musiktherapeutische Gesellschaft (DGMT) bemühen sich seit über 30 Jahren durch einen fachübergreifenden Austausch zwischen Ärzten, Musiktherapeuten, Hirnforschern und Musikern darum, den Einsatz von Musik in der Schmerzbehandlung zu erforschen und zu fördern.

5.5.4 Schmerz und Ernährung

Sigrid Bosmann und Marc Werner

Ernährungstherapie hat in letzter Zeit immer mehr an Bedeutung im Rahmen von Schmerzerkrankungen gewonnen und wird auch in der Rheumatologie mehr beachtet. Die Wirkung von Nährstoffen und der Ernährungsumstellung ist in Studien belegt.

Um den Effekt von Ernährung zu verstehen ist es sinnvoll sich mehrere Stoffwechselvorgänge im Körper genauer anzusehen:

- **Die „Stille Entzündung" (silent inflammation)**

Als ein wichtiger Aspekt bei Schmerzerkrankungen wurde in letzter Zeit die „Stille Entzündung" (englisch: silent inflammation) erkannt. Hierunter versteht man eine im Körper ablaufende Entzündung, die zwar im Blut technisch messbar ist, aber nicht immer zu den entzündungstypischen Beschwerden führt – Rötung, Schwellung, Überwärmung, Schmerz. Man beschreibt diese Entzündung als „unterschwellig". Fettgewebe gibt solche entzündlichen Botenstoffe zum Beispiel ins Blut ab.

- **Oxidativer Stress**

Hierunter sind Stoffwechselvorgänge im Körper gemeint, die Körperzellen und letztlich das Gewebe schädigen. Substanzen, die gegen diesen Stress wirken, nennt man „antioxidativ". Dieser oxidative Stress entsteht

über freie Radikale, die über Stoffwechselvorgänge die Schäden an Zellwänden und
anderen Körperstrukturen auslösen.

■ **Blutzucker und NF-κB**

Einfache Kohlenhydrate wie Glukose und
Fruktose führen zu einem erhöhten Blutzuckerspiegel. Nach einer Mahlzeit ist das
normal, langanhaltend hohe Mengen Zucker
im Blut sind hingegen ungünstig und regen
Entzündungsprozesse an. Dem körpereigenen
Botenstoff NF-κB kommt besondere Bedeutung
zu teil. Er wird durch das Essen im Allgemeinen
aktiviert – aber besonders der erhöhte Blutzuckerspiegel führt zu einer verstärkten Bildung
von NF-κB. Praktisch bedeutet dies: Ein hoher
Konsum von einfachen Kohlenhydraten
begünstig die Entwicklung der oben genannten
stillen Entzündung (s. ◘ Abb. 5.13.)

■ **Die Darmflora**

Als Darmflora werden die Bakterien innerhalb des Darms bezeichnet. Diese reagieren
auf die Ernährung und Umwelteinflüsse. Die
Darmflora hat Wirkung auf die menschlichen
Darmzellen und über den Darm auf den
gesamten Menschen.

Die Ernährung wirkt nun unter anderem
über diese und auf diese Strukturen und
Vorgänge. Hierüber kann mittels Ernährung
auf Schmerzerkrankungen eingewirkt
werden, und zwar sowohl auf die entzündlichen Schmerzerkrankungen – wie der bei

der Gichterkrankung, der entzündlichen
Gelenkserkrankung (z. B. die rheumatoide
Arthritis), den Kollagenosen (Entzündungen
im Bindegewebe) – wie auf Verschleiß
(Arthrose) und anderen Schmerzer-
krankungen.

■ **Vollwert-Ernährung**

Mit den Lebensmitteln, wie sie z. B. im Rahmen
einer mediterranen (Länder im Mittelmeer-
raum) Vollwert-Ernährung verwendet werden,
können Entzündungsprozesse eher vermieden
bzw. gehemmt werden. Die mediterrane
Vollwert-Ernährung ist überwiegend
vegetarisch, also pflanzenbetont. Das bedeutet
konkret: Gemüse, Obst, pflanzliche Öle, Nüsse,
Fisch und bestimmte Kohlenhydratlieferanten,
die hier hauptsächlich gegessen werden, haben
antientzündliche Effekte (◘ Abb. 5.14).

Die **Ballaststoffe** aus **Gemüse und
Obst** im Rahmen einer anti-entzündlichen
Ernährung haben eine wichtige Bedeutung
für eine schmerzreduzierende Ernährungs-
weise: Vereinfacht ausgedrückt sind viele
Ballaststoffe direkte Nährstoffe für die Dickdarmbakterien. Und die Dickdarmbakterien
liefern Nährstoffe (die Fettsäuren Butyrat und
Propionat) für die Darmzellen. Diese Nährstoffe wirken sich wiederum im günstigen
Sinne auf die Aktivität von NF-κB in den
Darmschleimhautzellen aus. Bei Patienten
mit chronischen Darmentzündungen konnte
durch den vermehrten Konsum von Gemüse
und Obst eine verminderte Aktivität dieses
entzündungsfördernden Proteins in den
Darmzellen beobachtet werden.

Die Vermeidung von schnell auf-
genommenen Kohlenhydraten (Weißmehl,
helle Nudeln) zählt zum anti-entzündlichem
Essen durch die Vermeidung einer Hyper-
glykämie (vermehrter Blutzuckergehalt).
Die Qualität der Kohlenhydrataufnahme
kann durch komplexe Kohlenhydrate aus
Vollkornprodukten und Hülsenfrüchten
verbessert werden. Die darin enthaltenen
Ballaststoffe, die auch in Gemüse, Obst,
Nüssen und Ölsaaten vorkommen, vermeiden einen zu starken Blutzuckeranstieg.

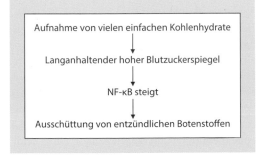

◘ **Abb. 5.13** Ausschüttung von entzündlichen
Botenstoffen

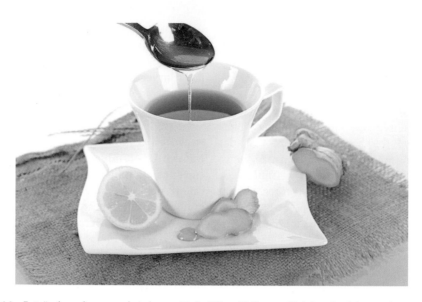

◻ Abb. 5.14   Entzündungshemmende Lebensmittel wählen. (© Yvonne Weis/stock.adobe.com)

In der Ernährung kommt neben den Ballaststoffen und den Kohlenhydraten einer weiteren Gruppe besondere Bedeutung zu: den **sekundären Pflanzenstoffen.**

Die sekundären Pflanzenstoffe sind die Farb-, Duft-, Aroma- und Bitterstoffe, die im Gemüse, Obst aber auch Nüssen und Ölsaaten, kaltgepressten Pflanzenölen und Kräutern vorkommen. Diese breite Palette zeigt sich in der folgenden Auflistung:

Sekundäre Pflanzenstoffe (Beispiele):
1. **Carotinoide,** sind antioxidativ wirksam und finden sich in rotem, gelben und grünem Gemüse und Obst
2. **Flavonoide** aus Tomaten und Fenchel, Blumenkohl, Äpfeln, Beeren- und Zitrusfrüchten haben eine wichtige Funktion für die Barriere-Funktion der Darmzellen.
3. **Sulfide** aus Knoblauch, Zwiebeln und Lauch mit hoher antioxidative Kapazität.
4. **Polyphenolen,** die ebenfalls eine antioxidative Wirkung haben, findet sich in der mediterranen Vollwert-Ernährung besonders in den Ölen. Das virgin oder extra native Olivenöl, neben Lein- und

Walnussöl an erster Stelle für die Zubereitung von Salaten, Brotaufstrichen oder als einfache Vorspeise gereicht mit Salz zum Brot.

Daneben können auch Kohlgemüse, Soja, Kurkuma, Ingwer und grüner Tee direkt die Entzündungsfaktoren hemmen.

Wichtig ist, dass fast alle sekundären Pflanzenstoffe hitzeempfindlich sind. Eine Ausnahme ist das Lykopin (zählt zu den Carotinoiden), welches in Tomaten zu finden ist und hitzestabil ist. Eingekochte Tomaten erhalten so ihren berechtigten Platz im Speiseplan.

■ **Fleischkonsum**

Bei entzündlich-rheumatischen Erkrankungen hat sich eine eher fleischarme, am besten sogar eine vegetarische Ernährung, mit der zusätzlichen Verwendung von omega-3-Fettsäurereichen Fisch (Makrele, Hering, Wildlachs), bewährt. Die omega-3-Fettsäuren weisen eine entzündungshemmende Wirkung auf. Aus diesem Grund sollten auch eher Lein-, Walnuss- und Rapsöl verwendet werden.

Demgegenüber fördert die Arachidonsäure, eine omega-6-Fettsäure, aus anderen tierischen Lebensmitteln, Entzündungen.

■ **Flüssigkeit**

Eine ausreichende Flüssigkeitsaufnahme von 1,5–2 L pro Tag ist wichtig, nicht nur um die Verluste über Schweiß, Urin und Stuhlgang auszugleichen. Ein Flüssigkeitsmangel kann auch die Schmerzempfindlichkeit erhöhen. Der genaue Mechanismus ist noch nicht herausgefunden worden. Eine mögliche Erklärung ist, dass über die verminderte Flüssigkeitsmenge im Körper eine höhere Cortisolkonzentration (Hormon der Nebennierenrinde) im Blut auftritt. Diese höhere Konzentration führt dann zu einer gesteigerten Schmerzwahrnehmung. Bei Kopfschmerzen hat sich eine vermehrte Flüssigkeitsaufnahme als sehr hilfreich gezeigt, sodass dann unter Umständen weniger Schmerzmitteln benötigt werden.

Der nötige Flüssigkeitsbedarf des Körpers sollte idealerweise mit Mineralwasser, Leitungswasser und ungesüßten Kräuter- bzw. Früchtetee gedeckt werden.

■ **Körpergewicht**

Ein normales Körpergewicht hat ebenfalls einen positiven Effekt auf Schmerzen, nicht alleine das höhere Gewicht, das auf Gelenke und Knochen einen stärkeren Druck ausübt, ist ein Faktor. Generell setzt das Fettgewebe entzündungsfördernde Substanzen, wie Leptin und Cytokine frei. Eine Gewichtsreduzierung, insbesondere der Fettmasse, führt dazu, dass weniger Leptin und Cytokine freigesetzt werden. Diese unterschwellige Entzündung greift die Zellmembrane und das Erbgut an. Eine langfristige und bedarfsgerechte Ernährungsumstellung ist damit ein guter Garant für weniger Schmerzen.

■ **Fasten**

Als Einstieg in die mediterrane Vollwert-Ernährung hat sich das Fasten bewährt. Manche Rheumatiker, Patienten mit Fibromyalgie und Migränepatienten erleben bereits während der Fastenzeit eine Verringerung der Schmerzen. Diese schmerzstillende Wirkung des Fastens kann erfahrungsgemäß mindestens ein halbes Jahr anhalten. Fasten bedeutet in diesem Fall, einen bewussten Verzicht auf feste Lebensmittel und mindestens 3 L kalorienfreie Getränke pro Tag. Während des Fastens wird überschüssiges Bauchfett abgegeben und damit werden die entzündungsfördernden Botenstoffe (Interleukine und der Tumornekrosefaktor-alpha) verringert. Das bereits erwähnte Protein NF-κB, das bei Nahrungsaufnahme immer eine Entzündungskaskade auslöst, wird beim Fasten nicht gebildet. Der Effekt, dass weniger entzündungsfördernde Botenstoffe entstehen und der zweite Effekt im Fasten, dass mehr Serotonin verfügbar ist, führt sowohl zu einer stimmungsaufhellenden und appetitvermindernden Stoffwechsellage. Das bedeutet: die Schmerzempfindlichkeit reduziert sich. Der sogenannte Reinigungsprozess des Fastens zeigt sich auch deutlich an der gesteigerten Autophagie. Autophagie ist ein Selbstverdauungsgramm unserer Körperzellen, bei dem überflüssige und störende Bestandteile (defekte, fehlgeformte Proteine und andere funktionsunfähige Zellbestandteile) während des Fastens abgebaut werden. Das alles führt dazu, dass es zur Verbesserung von schmerzhaften Grunderkrankungen, wie Rheuma und Arthrose kommen kann.

❯ **Die Länge der Fastenzeit sollte mit dem behandelnden Arzt abgestimmt und von ihm begleitet werden. Ideal für das Fasten wäre, mindestens den Beginn in eine berufsfreie Zeit zu legen.**

Fazit

Regeln für die schmerzreduzierende Auswahl von Lebensmitteln:

- Gemüse der Saison pro Tag, am besten roh oder sonst schonend gedünstet
- Obst der Saison pro Tag, frisches Beerenobst in der Saison bevorzugen
- 2–3 Portionen Hülsenfrüchte in der Woche
- Vollkornprodukte bevorzugen (Vollkornbrot, Vollkornnudeln und Vollkornreis)
- 30–50 g Nüsse und Ölsaaten pro Tag essen
- Reichlich Kräuter und Gewürze zum Abschmecken und Verfeinern verwenden
- Kaltgepresste native Pflanzenöle auswählen: Lein-, Walnuss- und Rapsöl sowie natives Olivenöl auswählen
- Ausreichend trinken: Mineralwasser, Leitungswasser, ungesüßte Kräuter- und Früchtetees
- 2 Portionen Milchprodukte pro Tag: mindestens 1 Joghurt, sonst auch Quark und Käse
- Omega-3-Fettsäure-reichen Fisch (Hering, Wildlachs) bevorzugen
- Maximal 2 Portionen Fleisch pro Woche essen
- Maximal 3 Eier, inklusive verarbeiteter Form, pro Woche verwenden

Erfahrungsberichte von Schmerzpatienten

Carmen Franz* und Hans-Günter Nobis

*Frau Carmen Franz ist verstorben.

© Springer-Verlag Berlin Heidelberg 2020
H.-G. Nobis, R. Rolke, T. Graf-Baumann (Hrsg.), *Schmerz – eine Herausforderung*,
https://doi.org/10.1007/978-3-662-60401-4_6

6.1 Und dann auch noch Psychotherapie!

Carmen Franz

Etwas abgekämpft, aber lachend kommen die Teilnehmer unseres Programms zur Behandlung von chronischem Rückenschmerz in den Gruppenraum. Vormittags haben die Frauen und Männer an Kraftmaschinen geschwitzt und nun ein anspruchsvolles Ausdauertraining absolviert. Wir bewundern ihren Mut, denn seit vielen Jahren – teilweise Jahrzehnten – hatten sie schwerste Rückenschmerzen. Sie haben Operationen hinter sich, so manchen Kurpark durchwandert, kennen viele Arztpraxen von innen. Bei einigen war der Arbeitsplatz in Gefahr, andere haben schon notgedrungen die Rente eingereicht, weil die Krankenkasse nicht mehr zahlte. Verzagtheit, Wut, Resignation beherrschten Herz und Verstand.

Als wir ihnen vor Wochen unser Programm vorstellten, wollten die meisten wieder gehen. Sie, die froh waren, wenn sie die Treppe zur Wohnung bewältigt hatten, und denen auch die beste Matratze keinen erholsamen Schlaf verschaffte, sollten ein Kraft- und Ausdauertraining absolvieren, dazu ein ausgeklügeltes Arbeitsprogramm, das berufliche Tätigkeiten und Hausarbeit simulierte? Als auch noch Psychotherapie als Behandlungsbaustein auftauchte, äußerten sie ihr Befremden eindeutig: Noch hatten sie es nur im Rücken, und nicht im Kopf! Und wieso jetzt körperliche Aktivität als Wundermedizin, da doch bislang alle Ärzte dringend Ruhe und Schonung gepredigt hatten? (s. ◘ Abb. 6.1)

Weil jede körperliche Anstrengung die Schmerzen verstärkte, hatten die Frauen und Männer ihre Aktivitäten auf das Nötigste beschränkt nach dem Motto „Sport ist Mord".

Und was sollten die Kollegen oder die Familie denken, wenn sie, die seit Monaten arbeitsunfähig waren oder die Hausarbeit nur noch mithilfe der Schwiegermutter bewältigten, an Fitnessgeräten und Kraftmaschinen trainieren sollten?

Sie hatten alle zu Beginn das Gefühl gehabt, die Ärzte hielten sie für Simulanten. Warum fragten die nach Schwierigkeiten im Beruf oder in der Familie? Die Schmerzen waren jedenfalls nicht eingebildet! Unser Programm war die letzte Chance dieser Patienten.

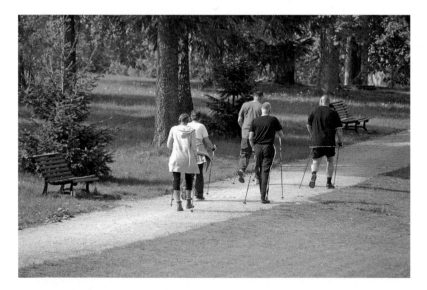

◘ **Abb. 6.1**   Gruppe beim Nordic Walking. (© Wilsons/fotolia.com)

Jetzt sind wir schon in der 18. Therapiestunde und haben herauszufinden versucht, inwieweit Gedanken, Gefühle, Erwartungen, Hoffnung, aber auch Wut und Verzweiflung Schmerzen beeinflussen. Wir haben nach Situationen gefahndet, in denen Schmerzen verstärkt auftraten oder wie von Zauberhand verschwanden oder in denen der Schmerz geholfen hat, Konflikte nicht lösen zu müssen oder etwas zu bekommen, was sonst nicht zu erreichen war.

6.2 Manfred findet die Sprache wieder

Carmen Franz

Wir hatten in der Schmerzgruppe unter psychologischer Leitung lebhafte Diskussionen zu dem Thema, wieviel seelisches Leid im Schmerz stecken könnte (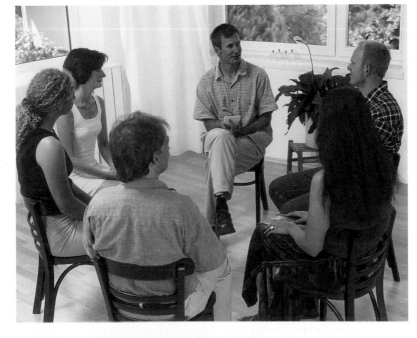 Abb. 6.2). Alle beteiligten sich daran, bis auf einen: Manfred, ein 46-jähriger leitender Angestellter, seit eineinhalb Jahren krankgeschrieben. Wir ließen ihn in Ruhe. Niemand muss müssen, ist unsere Devise. Ein aufmerksamer Zuhörer kann durchaus auch von der Gruppe profitieren.

Unsere Stunde begann mit der üblichen Einstiegsfrage „Was hat mich seit gestern beschäftigt". Häufig entfaltete eine Diskussion oder ein Rollenspiel vom Vortag einen Nachklang und ließ uns das Gespräch wieder aufnehmen, manchmal hatte unser Kopf unaufgefordert am Thema weitergearbeitet und Ideen gesammelt.

Da sagte Manfred ohne Vorwarnung in die Stühle rückende Unruhe „Ich möchte etwas sagen! Ich wollte euch sagen, dass mein Schweigen nichts mit euch zu tun hat. Mein Sohn ist tot, er hatte einen Unfall mit seinem Moped, in einer Kurve gegen die Leitplanke, er war sofort tot. Meine Frau kommt besser damit zurecht, in unserem Dorf sind schon zwei Jungs durch Unfall umgekommen, auch im Nachbardorf. Ich weiß nicht, was ich tun soll, mein Sohn ist tot."

◘ Abb. 6.2 Gruppensitzung. (©Simone Fichtl/mauritius images)

Wir saßen mit angehaltenem Atem da. Einige Gruppenmitglieder hatten Tränen in den Augen, andere rangen mit der Fassung. Dieser Sturzbach von Unglück und Leid, herausgestoßen mit einer hastigen Stimme ohne Klang und ohne jede Gefühlsregung ließ uns „schockgefrieren".

> **Übrigens**
>
> Wenn Menschen ihre Gefühle nicht mehr durch Worte oder Handlungen ausdrücken können, muss der Körper die Sprache übernehmen.

Dann sprachen wir mit Manfred darüber, was sein Bericht in uns ausgelöst hatte, und fragten ihn, ob wir weiter darüber sprechen sollten. „Wenn die anderen nichts dagegen haben?", war seine Antwort. Die anderen nickten zustimmend, Manfreds Nachbar legte ihm wortlos die Hand auf die Schulter. Wir fragten Manfred, woran er festmachen würde, dass seine Frau mit dem Tod des Jungen besser zurechtkomme. Möglicherweise könne hierin ja auch ein Ansatz zur Bewältigung liegen.

Manfred berichtete uns, dass seine Frau schon im ersten Trauerjahr ihre Tätigkeiten im örtlichen Sportverein wiederaufgenommen habe. Sie sei Gymnastiklehrerin und leite dort eine Mädchengruppe. Gleichzeitig sei sie Schatzmeisterin. Dann sänge sie noch im Gospelchor und sei halbtags im Gemeindebüro tätig. Sie habe ihn immer wieder gebeten, wenigstens in den Verein mitzukommen, da er früher die Volleyballmannschaft trainiert habe. Manchmal habe er schon gewollt, aber wegen der Schmerzen, die immer schlimmer wurden, sei das unmöglich gewesen. Seine Frau ginge auch jede Woche zum Grab, während er seit der Beerdigung nicht mehr dort gewesen sei. Er mied die Begegnung mit seinem toten Kind.

Konnte es nicht sein, dass er beim Tod des Sohnes quasi vor Entsetzen erstarrt war? Sagt man nicht, dass jemand starr vor Schreck ist?

Normalerweise entspannt sich die Muskulatur nach der berühmten Schrecksekunde. Das war bei Manfred nur in Maßen möglich, er funktionierte nur noch irgendwie, trug sein Kreuz. Ohne Schaden zu nehmen, kann so eine Daueranspannung nicht lange aufrechterhalten werden. Der Körper beginnt zu schmerzen, und das zumeist an seiner schwächsten Stelle. Bei Manfred war dies der Rücken.

Aber unabhängig von den körperlichen Vorgängen übernahmen die Schmerzen noch andere Funktionen. Sie sprachen von seinem großen Kummer, hinderten ihn, ins Leben zurückzukehren, in ein Leben ohne sein Kind.

Wir atmeten tief durch. Durch seine Mitteilung an uns war Manfred der erste Befreiungsschritt gelungen. Er hatte seine Sprache wiedergefunden; die Gefühle würden sich in Worte kleiden lassen, und der Körper konnte Ruhe finden.

6.3 Friedrich und sein Gesichtsschmerz

Carmen Franz

Friedrich, ein kleiner, stämmiger Mann mit wettergegerbter Haut, ist wegen „atypischer Gesichtsschmerzen" in die Schmerzambulanz geschickt worden. Die Diagnose bedeutet, dass niemand so genau weiß, woher die Schmerzen kommen – eine typische Diagnose, mit der Patienten zu Psychologen geschickt werden (◘ Abb. 6.3).

Friedrich ist auf einem Gutshof aufgewachsen, auf dem seine Familie seit Generationen als Knechte und Mägde gelebt hatte: „Wir gehörten dazu wie das Vieh." Er selbst war fast 40 Jahre für die Schweine des Gutes verantwortlich. „Die Tiere waren mein Leben. Ich war mit Leib und Seele Schweinemeister." Mit dem Tod des alten Gutsherrn endete das bisherige Arbeitsleben abrupt, denn der „junge Herr" wollte die Landwirtschaft nicht weiterführen, sondern aus dem

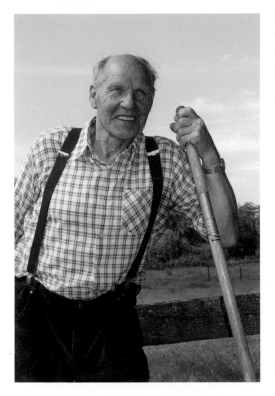

◘ Abb. 6.3 Unabhängig von seiner Quelle stellt Schmerz selbst einen extremen Stress dar, der mit einer schmerzhaften Muskelanspannung verbunden sein kann. (© Heiko Butz/fotolia.com)

schlossähnlichen Gutshof ein Hotel machen. Friedrich erlebte die Geschehnisse als eine Vertreibung; er konnte nicht fassen, dass er Arbeit und Heimat verlieren sollte. „Ich war wie gelähmt und wollte das Ganze nicht wahrhaben, bis plötzlich der Viehhändler vorfuhr und die Tiere holte. Als alles erledigt war, bin ich in den Stall gegangen und hab Gift geschluckt". Glücklicherweise fand ihn seine Frau.

Im Krankenhaus sei es ihm relativ gut gegangen, dennoch wäre er lieber tot gewesen, weil er keine Zukunft für sich gesehen habe. Der „junge Herr" habe ihm dann ein Häuschen mit etwas Land am Dorfrand für eine geringe Pacht angeboten, zudem noch eine Abfindung. Auf Drängen seiner Frau habe er das Angebot schließlich angenommen.

Langsam habe er sich an die neue Situation gewöhnt, sich sogar ein paar Hühner angeschafft, denn ein Leben ohne Tiere könne er sich nicht vorstellen. Wenn er es genau bedenke, habe das Ganze ja auch etwas Gutes gebracht. Jetzt sei er zum ersten Mal im Leben eine Woche in Urlaub gewesen.

In der Schmerzambulanz wird Friedrich ein Entspannungstraining empfohlen, um seine angespannte Nacken- und Gesichtsmuskulatur zu lockern.

Während der Trainingsstunden verstärkt sich im Laufe der Gespräche der Verdacht, dass der Gesichtsschmerz eine organische Ursache haben könnte. Des Rätsels Lösung findet schließlich ein Zahnmediziner: Die Ursache für die unklaren Gesichtsschmerzen liegen in Friedrichs Kiefergelenk.

6.4 Nach 38 Jahren vom Schmerz getrennt

Hans-Günter Nobis

Frau P. ist 54 Jahre alt und seit 38 Jahren Schmerzpatientin. Sie ist verheiratet, leitende Sparkassenangestellte, hat drei Kinder und zwei Enkelkinder. Im Alter von 15 Jahren überlebte sie bei einem Schulausflug ein Zugunglück, bei dem 41 Kinder und fünf Erwachsene starben. Frau P. erlitt einen Beckenbruch, einen Brustwirbelbruch, eine Hirnprellung und mehrere äußere Verletzungen. An den Unfall und die ersten sechs Wochen im Krankenhaus konnte sie sich nicht erinnern.

Nach sechs Monaten Krankenhausaufenthalt wurde ihr in einem Gutachten bescheinigt, dass sie sich „besonders psychisch sehr gut erholt habe und nur noch unter gelegentlichen Schwindelgefühlen und verschlechterter Gedächtnisleistung leide".

Frau P. verlor durch den Unfall ihren gesamten Freundeskreis und war nicht mehr in der Lage, geliebte Sportarten weiter zu betreiben. Sie habe weder über die

Geschehnisse weinen können noch bei Besuchen auf dem Friedhof Betroffenheit gespürt. Frau P. beschreibt ihren Zustand als wie „erfroren". Nach dem Krankenhausaufenthalt kämpfte sie zunächst gegen drängende Suizidgedanken. Schließlich habe sie „zwei Persönlichkeiten" entwickeln müssen: eine, die stark sein und kämpfen musste, und eine andere, die sich „ausgeliefert, bevormundet, unverstanden und mutterseelenallein fühlte". Psychotherapeutischen Beistand habe es zu dieser Zeit weder für die Überlebenden noch für Angehörige gegeben. Die Eltern, selbst überfordert, seien dem Thema aus dem Weg gegangen. Frau P. habe das Geschehene verdrängt.

Im Ort wurde sie zunehmend als „die Überlebende" gemieden, sogar von den Eltern ihrer toten besten Freundin. Sie erfuhr ihr Überleben durch die Umwelt als tiefes Unrecht und entwickelte Schuldgefühle und Unverständnis. Unter der Reaktion der Umwelt habe sie mehr gelitten als unter den Schmerzen. Zwei Jahre nach dem Unfall wurde, in der Hoffnung auf ein besseres Gangbild und Schmerzlinderung, ihre Hüfte versteift. Die Operation verbesserte zwar etwas ihr Gangbild, brachte aber keine Schmerzlinderung.

Die seit dem Unfall bestehenden Kopfschmerzen und Gelenkbeschwerden behandelte Frau P. zunächst mit einfachen Schmerzmitteln. Ihren großen Wunsch, Polizistin zu werden, musste sie nun endgültig „begraben", wie so viele ihrer Ziele in der Folgezeit. Dennoch meisterte sie ohne Verzögerung eine Banklehre, heiratete und bekam drei Kinder. Beruflich entwickelte Frau P. einen besonderen Arbeitseifer und engagierte sich zusätzlich noch in mehreren sozialen Projekten – oft bis zu 18 h am Tag. Sie habe sich „regelrecht in die Arbeit gestürzt". Ihre Mutter verstarb 49-jährig bei einem Autounfall, der Vater 60-jährig an einem Herzinfarkt.

Als zusätzliche Belastung erlebte Frau P. den „ständigen Kampf" mit der Bundesbahn und den Gutachtern um die Anerkennung ihrer Folgeschäden und die Gewährung von Behandlungen.

Weil die schmerzbedingten Bewegungseinschränkungen immer mehr zunahmen, wurde zwanzig Jahre nach der Hüftversteifung eine operative Hüftumstellung durchgeführt. Doch auch dieser Eingriff brachte keine Besserung, ebenso wie weitere Eingriffe, u. a. am Knie. Enttäuscht entschloss sich Frau P., sich keinen weiteren ärztlichen Behandlungen mehr „auszuliefern". Mittlerweile litt sie auch unter einer „extremen Angst" vor Krankenhäusern, Spritzen und allem, was Schmerzen macht. Der zunehmende berufliche und private Einsatz wurde begleitet von sich ständig verstärkenden Schmerzen, die sie auf Folgeerkrankungen (u. a. Arthrose in mehreren Gelenken) zurückführte.

Aus der Panik heraus, die Schmerzzustände könnten sich bis zu einer Rollstuhlabhängigkeit verschlimmern, unternahm Frau P. doch noch weitere medizinische Abklärungen und Behandlungsversuche. Von der Überzeugung getrieben, dass es auch ihrer Seele besser gehe, wenn es ihrem Körper besser gehe, war sie sogar zu weiteren Operationen bereit.

Dann brach ihre „Selbstbeherrschung" zusammen. Aus dem Erleben heraus, eine Behinderte zu sein, der man nicht mehr helfen kann, kam es zu massiven Suizidgedanken. Innerlich habe sie schon begonnen, sich von ihrer Familie zu verabschieden. Dann erfuhr sie, dass ihr Sohn Vater werden würde. Daraufhin entschied sie sich „weiterzukämpfen" und begab sich erstmalig in eine psychotherapeutische Behandlung.

Ihr Psychotherapeut schrieb, „dass Frau P. über all die Jahre bemüht gewesen sei, mit großer Disziplin und unter ständiger Anspannung Gefühlszustände von Traurigkeit, Angst, Verzweiflung und Wut zu unterdrücken und zu kanalisieren, und dass diese Seite der unterdrückten Gefühle nun immer häufiger in das Alltagsleben hineindränge und sich in der bisher gewohnten Weise nicht mehr kontrollieren lasse".

Diese Gespräche hatten nur einen stützenden Charakter. Eine Aufarbeitung der traumatischen Vergangenheit mit Förderung des Gefühlsausdrucks konnte Frau P. nicht zulassen. Sie habe, trotz mehrerer Versuche des Psychotherapeuten, „standgehalten".

Zeitgleich sagte ein Gutachter, dass er keine Hinweise auf eine posttraumatische Belastungsstörung finden könne. Aus seiner Sicht handele es sich lediglich um eine Anpassungsstörung als Folge der körperlichen Behinderung und ihrer Schmerzen. Seine Bewertung ergab sich u. a. aus der Tatsache, dass „Frau P. ja in der Lage war, das Unfallereignis distanziert zu beschreiben".

In einer Schmerzklinik wurde ihr der Vorschlag gemacht, sich wegen ihrer Schmerzen auf ein einfaches Schmerzmittel zu beschränken, was sie empörte. Deshalb setzte sich der Hausarzt dafür ein, dass sie einer weiteren Fachabteilung für Schmerztherapie vorgestellt wurde, die ihr erstmalig ein Morphin verschrieb. Obwohl sie Medikamente „hasste", erhoffte die Patientin sich eine Linderung, die auch tatsächlich ein Vierteljahr anhielt. Enttäuscht stellte sie fest, dass sie auch unter der Morphinmedikation keine grundsätzliche Schmerzfreiheit erreichte, obwohl die Tagesdosis im Laufe der Zeit versechsfacht wurde. Ihre psychische und physische Verfassung verschlechterte sich zunehmend.

2005 erhielt sie erstmalig einen dreiwöchigen Aufenthalt in einer Rehabilitationsklinik mit multimodalem und interdisziplinärem Behandlungskonzept. Im Rahmen der diagnostischen Klärung wurde sie auch einem Psychologen, einem Schmerztherapeuten und einer Fachärztin für Psychosomatische Medizin vorgestellt. Die Fachärztin regte an, Frau P. an der Schmerz-Info-Gruppe teilnehmen zu lassen. Diesem Vorschlag stimmte sie nur vordergründig zu, da sie ja „richtige" Schmerzen hatte. Was sie während der Teilnahme gelernt oder empfunden hatte, offenbarte sie erst in einer Unterredung, die ein Jahr später während eines erneuten Aufenthaltes stattfand.

» In der ersten Stunde der „Schmerz-Info-Gruppe" zum Thema „Körper, Geist und Seele" dachte ich zuerst, was erzählen die mir da. Mir geht es schlecht, weil ich Schmerzen habe. Da aber in den vielen Jahren nichts geholfen hatte und ich immer tiefer ins Loch zu fallen drohte, versuchte ich genauer zuzuhören und stellte fest: Die reden mir aus der Seele. Ich konnte es nicht glauben, aber es stimmte jeder Punkt, der uns vermittelt wurde. In der Vergangenheit wurden von den behandelnden Ärzten immer mal wieder psychologische Zusammenhänge behauptet, aber ich habe sie einfach nicht nachvollziehen können.

Sie habe durch die Teilnahme an der Schmerz-Info-Gruppe „einen tiefen Anstoß bekommen", etwas in ihrem Leben zu ändern. Zunächst habe sie sich zu einem Morphinentzug entschlossen. Diese Entzugsbehandlung sei die „reinste Hölle" gewesen. In den darauffolgenden zwei Jahren habe sie tief greifende Veränderungen durchgemacht. Sie sei vom „Ich muss" zum „Ich will" gekommen, habe ihr verlorenes Ich wiedergefunden.

Frau P. nimmt keinerlei Schmerzmittel mehr. Auch das Beruhigungsmittel gegen ihre „innere Unruhe" hat sie inzwischen abgesetzt. Sie fragte sich nun immer öfter, inwieweit sich das „verdrängte Geschehen" noch negativ in ihr auswirke. Sie habe mit dem damaligen Psychotherapeuten nur die allgemeine Lebenssituation besprochen. Bisher habe sie niemanden an ihren Gefühlen teilhaben lassen, weil sie es „allein schaffen wollte und Angst vor dem habe, was dann hochkommen könne". Erstmalig entstand in ihr selbst der Wunsch nach psychologischen Gesprächen, die sie in einer auf chronischen Schmerz spezialisierten Reha-Klinik begann und bei einer Trauma-Therapeutin am Heimatort fortsetzte. Nach 25 Einzelsitzungen zieht sie eine positive Bilanz (◘ Abb. 6.4):

6

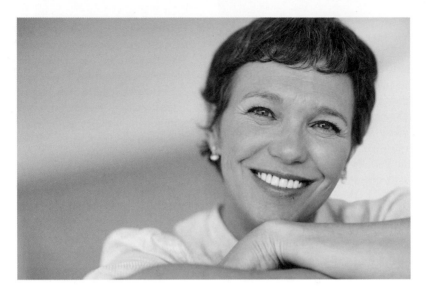

■ **Abb. 6.4**   „Heute geht es mir gut." (© Stigur Karlsson/iStockphoto.com)

» Heute kann ich „Nein" sagen, habe gelernt, meinen Körper und meine Behinderung zu akzeptieren. Ich gehe mit Ruhe, Entspannung, positiven Gedanken und Reha-Sport mit meinen Schmerzen um. Beruflich habe ich die Arbeit auf 3,5 Stunden pro Tag reduziert, habe die Leitung der Abteilung abgegeben und mache in meiner Freizeit häufiger Dinge, die mir Ruhe und Entspannung geben.

Gesundheitlich geht es mir gut. Durch die Psychotherapie habe ich meine Panik vor dem Autofahren im Winter und ärztlichen Untersuchungen überwunden. Auch mit den Ängsten um meine Kinder kann ich besser umgehen. Auch ohne Medikamente bin ich lange schmerzfrei, weil ich mich innerlich weniger anspanne.

6.5 Auch ein Leben mit Schmerzen kann ein lebenswertes Leben sein

■ **Eine Schmerzpatientin berichtet**

Ich tue mich sehr schwer damit, meine Geschichte zu Papier zu bringen. Einerseits, weil sie mir selbst heute noch nicht real vorkommt, andererseits weil ich mir manchmal wünsche, dass sie gar nicht wahr wäre. Mittlerweile aber kann ich die Situation besser akzeptieren als noch vor ein paar Jahren und bin nun auch bereit gerne darüber zu berichten, um meine Erfahrungen zu teilen und eventuell anderen Menschen damit helfen zu können.

Ich bin eine ganz junge Schmerzpatientin und zwar erst Mitte 30. Trotzdem hat es mich hart getroffen, wenn ich die anderen Menschen sehe, die mit mir zusammen die Therapien durchlaufen. Ich bin neidisch und deprimiert. „Warum geht es mir nicht auch so gut wie denen?" „Warum sind die doppelt so alt wie ich und können dies und das noch und ich nicht mehr?" Genau das ist es, was es mir lange so schwer gemacht hat, die Krankheit anzunehmen. Ich habe mich jahrelang dagegen gewehrt und wollte sie nicht wahrhaben. Ich bin von Arzt zu Arzt gelaufen, immer in der Hoffnung, es würde einen geben, der mir sagen würde, es sei alles nicht so schlimm und es würde eines Tages wieder besser werden. Diesen Arzt gab es jedoch nicht. Mittlerweile habe ich die Suche nach ihm auch aufgegeben und eingesehen, dass es besser ist, meine Zeit und Kraft in die tägliche Lebensbewältigung zu stecken. Trotzdem musste ich diesen Weg gehen, um dazu zu lernen und um da zu sein, wo ich heute bin. Ich habe die Krankheitsfolgen jetzt angenommen, kämpfe nicht mehr gegen sie an, sträube mich nicht mehr gegen sie, sehe sie als ein Teil von mir, und genau seit diesem Zeitpunkt habe ich mir die Chance gegeben, dass mein Leben wieder besser werden kann.

Meine Krankheitsgeschichte ist lang und sehr komplex und ich versuche sie daher hier kurz zusammen zu fassen, damit man den Verlauf nachvollziehen kann.

Ich leide, seitdem ich denken kann, an einer schweren chronischen Essstörung und zwar an atypischer, restriktiver Anorexia nervosa, einer Art der Magersucht. Warum es mich getroffen hat, kann ich bis heute nicht beantworten. Ich habe mein Leben lang dagegen angekämpft, war in etlichen psychosomatischen und internistischen Kliniken. Es gibt Jahre in meiner Biographie, in denen ich mehr im Krankenhaus als zu Hause war. Diese Krankheit hat mich meine ganze Kindheit und meine ganze Jugend begleitet. Sie hat mich einsam werden lassen und mir mein Leben sehr schwer gemacht. Trotzdem habe ich niemals den Mut verloren, immer weiter gekämpft und konnte daher auch ein einigermaßen normales Leben mit ihr führen. Es ging mir oft schlecht und ich war oft schwach, aber ich habe es nie gezeigt. Ich habe das Abitur gemacht, eine Ausbildung bei einer großen renommierten Firma abgeschlossen, habe zwei Fortbildungen im Bereich Sprachen absolviert und all dies mit Bestnoten. Ich war im Ausland, ich habe angefangen zu studieren, ich war erfolgreich auf ganzer Linie. Ich war gut im Sport, hatte viele Hobbys, war angesehen im Berufsleben, konnte gut mit Menschen umgehen, so schien es zumindest. Doch das täuschte. Nach außen wirkte ich stark und unbesiegbar, aber innen war ich zerbrechlich, verletzlich und schwach. Ich lebte lange hinter dieser Fassade, deren Aufrechterhaltung unheimlich viel Kraft kostete.

Im Frühjahr 2011 war es dann soweit, mein Immunsystem brach nach einer längeren Auslandsreise zusammen. Ich bekam eine schwere Infektionskrankheit der Lunge, die zu einer Kachexie führte, einer krankhaften Auszehrung des ganzen Körpers, die mich auf 25 kg abmagern ließ und die mich beinahe mein Leben gekostet hätte. Ich lag damit Monate lang im Krankenhaus. Ich wurde künstlich über die Vene ernährt, beatmet, im Rollstuhl gefahren oder getragen. Gehen war kaum mehr möglich. Ich konnte meinen Kopf nicht mehr selbstständig anheben, wenn ich im Bett lag, ich konnte keine Treppe mehr steigen, weil meine Beine durch die fehlende Muskulatur zu schwach waren, ich konnte nicht mehr ausschnauben, weil mir die Atemmuskulatur fehlte. Ich war so unendlich erschöpft. Ich schaffte einen halben Tag liegend im Bett und dann musste ich wieder schlafen und mich ausruhen. Ich wurde gewaschen und gepflegt wie eine alte Frau. Es fühlte sich erbärmlich an, war ich doch zu dem Zeitpunkt gerade mal erst 27 Jahre alt. Ich hatte literweise Wasser in den Füßen durch Eiweißmangel, die Haut riss ein. Ich fühlte mich so hilflos und habe quasi dabei zusehen müssen, wie mein Körper mir wegstirbt. Ich habe letztendlich doch überlebt. Und darauf bin ich heute stolz. Das schafft nicht jeder. Ich bekam etliche Monate starke Antibiotika, die mir das Leben gerettet haben, aber danach war nichts mehr wie vorher.

Diese Erkrankung hat mich komplett aus dem Leben gerissen. Von halbwegs gesund und fest im Leben stehend zu todkrank und schwerbehindert. So richtig komme ich da manchmal auch noch nicht hinterher, obwohl das nun schon einige Jahre zurück liegt. Aber so war es leider. Wer einmal so eine schwere Kachexie überlebt, hat hinterher kein normales Leben mehr. Das war mir leider lange Zeit auch nicht wirklich bewusst oder ich wollte es aus Selbstschutz einfach nicht wahrhaben.

6

Die Schmerzen begannen schleichend. In erster Linie präsentierten sie sich als drückende, dumpfe, bohrende, durchdringende, am Anfang schlecht zu lokalisierende Knochenschmerzen, vornehmlich in den Knien, im Rücken, in den Kiefergelenken und in den Sprunggelenken. Er stellte sich schnell heraus, dass mein Skelett, respektive meine Knochen, durch die schwere Kachexie einen schwerwiegenden, unveränderlichen Schaden davon getragen hatten. Bildlich konnte man das wunderbar im MRT sehen, was es eigentlich noch viel schlimmer machte, denn ständig schob man mich nun „in die Röhre". Die Ärzte waren beeindruckt von den weiß leuchtenden Knochen, die man überall fand. Einordnen konnte das jedoch keiner so recht und somit wurde ich 3 Monate auf Unterarmgehstützen gestellt und mit den Bildern von Arzt zu Arzt geschickt, bis ich letztendlich in der Uniklinik landete, wo man meine Knochenstoffwechselerkrankung das erste Mal etwas besser einordnen konnte und wo ich heute noch in Behandlung bin. Mir machte diese Odyssee und diese Unwissenheit der Ärzte noch mehr Angst. Diese Panik übertrug sich regelrecht auf mich. Psychisch war das alle sehr belastend, aber ich sah letztendlich ein, warum das alles auch sehr wichtig war. Man wollte mir ja wirklich nur helfen und versuchen, dass ich wieder auf die Beine komme. Eigentlich ist es ja klar und logisch auch nachzuvollziehen, dass der Körper an jegliche Restsubstanz ran geht, und somit auch an die Knochen, um das Überleben des Organismus in so einem lebensbedrohlichen Zustand zu sichern und das Gehirn weiterhin mit Energie zu versorgen, koste es, was es wolle. Genau der Mechanismus, der meinen Knochen so geschadet hat, hat dafür gesorgt, dass ich heute überhaupt noch lebe. So muss ich es sehen. Mit den Jahren chronifizierten sich die Schmerzen immer mehr und wurden leider auch immer schlimmer, unerträglicher und zeitweise ganz schwer für mich zu kontrollieren. Es gab Phasen, da habe ich mich nur

noch gequält, hatte absolut keine Kontrolle mehr über das, was passierte, und fand das Leben nicht mehr lebenswert. Leider wurde ich zu dem Zeitpunkt auch noch nicht schmerztherapeutisch begleitet, vermutlich weil man das Ausmaß und die Schwere der Erkrankung nicht erkannte. Ich denke heute, wäre das der Fall gewesen, hätte man mir viel Leid ersparen können.

Es gesellten sich dann noch Schmerzen der stark abgebauten und überlasteten Muskulatur, Schmerzen der Nerven durch den schweren Nährstoffmangel und Migräne dazu. Außerdem habe ich heute viele Probleme durch fehlende Hormone und gestörte Körperkreisläufe.

Das ist der Zustand, der heute immer noch vorherrscht. In gute schmerztherapeutische Hände kam ich leider erst 2 Jahre später im Jahre 2013 und da konnte man eigentlich an der Chronifizierung der starken Schmerzen nicht mehr viel ändern. Es gelang mir nur sehr mühsam, den Teufelskreis Schritt für Schritt etwas zu durchbrechen und wieder mehr Lebensqualität zurückzugewinnen. Wenn ich ehrlich bin, kämpfe ich heute noch jeden Tag dafür. Ich versuche, das Gelernte aus den Therapien der letzten Jahre in meinen Alltag mit einzubauen. Ich bemühe mich, mich zu entspannen, ich mache Atemübungen, ich wende Rotlicht und TENS an, ich höre Entspannungs-CDs am besten mit Kopfhörer, ich arbeite viel mit Wärme oder dehne leicht und vorsichtig die schmerzende Muskulatur. Aber auch leichte Bewegung tut mir gut. Ich versuche jeden Tag eine kleine Bewegungseinheit einzubauen. Entweder gehe ich kurz an der frischen Luft spazieren (allzu weit komme ich durch meine Gehbehinderung aber leider nicht), mache Gymnastik mit kleinen Sportgeräten, die ich mir zugelegt habe, oder ich führe Übungen aus der Physiotherapie aus, die man mir beigebracht hat.

Es ist nicht einfach und es wird nie einfach sein. Ich sehe heute genau das, diesen Kampf, als Lebensaufgabe an, für die es sich lohnt immer weiter zu machen und nie aufzugeben. Kleine Fortschritte geben so viel Kraft und sind so wertvoll. Man lernt das Leben ganz anders zu sehen, man schätzt Kleinigkeiten, wie ein paar Sonnenstrahlen oder nur ein paar Stunden der Schmerzfreiheit, so viel mehr als vorher. Man wird bescheidener und dankbarer. Man sieht das Leben mit ganz anderen Augen. Man setzt Prioritäten anders. Man schätzt Menschen mehr, und Materielles ist unbedeutender.

Ich bin heute 34 Jahre alt, berentet, schwerbehindert und gehbehindert. Ich bin Schmerzpatientin und ich werde es immer sein. Ich werde nie eine Familie gründen können, ich bin auf viele Medikamente angewiesen, meine Knochen und mein Skelett gleichen dem einer alten Frau, und ich kann mich nur mühsam im Alltag bewegen und wenig machen im Vergleich zu Gleichaltrigen. Trotzdem bin ich glücklich, dass ich heute noch lebe. Ich habe ganz wertvolle Unterstützung durch viele Fachärzte, die mir hochprofessionell und verständnisvoll zur Seite stehen. Profis, wie ich sie nenne, aus den Bereichen Orthopädie, Osteologie, Reha-Medizin, Endokrinologie, Pneumologie, Psychosomatik, Neurologie und Physiotherapie/Ergotherapie. Diese wundervollen Menschen helfen mir jeden Tag aufs Neue den Kampf gegen die Schmerzen aufzunehmen und niemals aufzugeben, auch wenn das manchmal schwer ist. Erst durch diese intensive Begleitung war es mir möglich, erfolgreich an meinen Scherzen zu arbeiten, um wieder mehr Lebensqualität zurückzugewinnen. Das sind Menschen, die mir vertrauen, die an mich glauben und die mir Verantwortung übertragen. Das tut so gut.

Diese Menschen kennen meine Krankheitsgeschichte im Detail und können dadurch meine Schmerzen und meinen seelischen Zustand bestens einordnen. Man kennt mich da als lebhaften Charakter mit Humor und kann, falls ich durch unkontrollierbare, starke Schmerzen ein anderes Bild präsentieren sollte, sehr schnell reagieren. Man sieht, wenn es mir nicht mehr gut geht, ich alleine überfordert bin und mehr Hilfe brauche, als man mir ambulant bieten kann. Das gibt mir Sicherheit. Keiner dieser Menschen macht mir irgendwelche Vorwürfe, alle stehen mir bei, obwohl jeder weiß, dass meine Erkrankung nicht heilbar ist und auch nie wieder besser werden wird, eher im Gegenteil.

Meiner Psyche macht das nach wie vor alles immer noch sehr zu schaffen. Das lässt sich nicht abstreiten. Ich bin trotz großer Bemühungen immer noch sehr einsam, denn meine Altersgenossen die mit Kindern, Hochzeit und Hausbau mitten im Leben stehen und gerade anfangen, richtig durchzustarten, können mit Schmerzen leider nicht viel anfangen und distanzieren sich lieber davon, was auch verständlich ist. Wer will schon etwas mit Schmerzen zu tun haben? Oder mit Menschen, die leiden und sich quälen müssen? Mit Menschen, die Schmerzmittel nehmen, die andere Patienten bekommen kurz bevor sie sterben. Ich wünsche mir mehr Aufklärung, besonders unter den jungen Menschen in Bezug auf chronische Schmerzen und deren Umgang und Behandlung. Ich wünsche mir mehr Toleranz für Menschen, die anders sind und nicht der Norm entsprechen.

Ich kann heute trotzdem sagen, dass ich einen Weg für mich gefunden habe, mit den Schmerzen einigermaßen „gut" leben zu können. Ich konnte durch ganz viel Hilfe und ein tolles Netzwerk wieder mehr Lebensqualität gewinnen. Ich kann heute stolz sagen: Ich bin meinen Weg gegangen und habe trotz dieser schlimmen Erfahrungen, die ich in jungen Jahren schon machen musste, nie aufgegeben und immer weiter gekämpft. Ich habe meinen persönlichen Weg gefunden, auch wenn es viele Jahre gedauert hat, ich viele Umwege nehmen, viele schlechte Erfahrungen sammeln und ganz viel externe Hilfe in Anspruch nehmen musste. Ich habe wieder so etwas wie Lebensfreude, ich kann wieder etwas mehr am Leben teilnehmen, ich lebe wieder einen

Alltag und ich habe wieder neue, andere Ziele im Leben für mich entdeckt. Ich studiere wieder, allerdings im Fernstudium, und ich habe einen neuen, kleinen, bescheidenen, wenn auch älteren und somit weiseren Freundeskreis.

Auch ein Leben mit Schmerzen kann ein wertvolles und lebenswertes Leben sein. Dies zu denken musste ich mir aber selbst erst gestatten.

Mit meiner kleinen Geschichte möchte ich anderen Schmerzpatienten, besonders den jungen, Mut machen. Auch wenn es manchmal alles hoffnungslos sein mag, scheint es doch immer weiter zu gehen. Entwicklung findet ständig statt und genau das ist es, was mir Hoffnung gibt. Man weiß nie, was das Leben noch für einen bereithält. Ich konnte in der schweren Zeit, viel über mich lernen und habe das Gefühl, dass ich jetzt erst verstanden habe, wer ich überhaupt bin. Heute weiß ich, das Leben definitiv mehr zu schätzen als früher und mein Weg, auch wenn er so beschwerlich war, hat mich reif gemacht. Ich bin weiter als andere Menschen in meinem Alter, einfach weil ich viel erleben durfte und gesehen habe. Daran wächst man.

6.6 Wie ich zur eigenen „Migränemanagerin" wurde

■ **Eine Schmerzpatientin berichtet**

Mein Name ist Anne. Ich wohne im Harz. Seit meinem 21. Lebensjahr, also seit 54 Jahren, habe ich Migräne. Diese Krankheit begann von einem Tag auf den anderen nach der Geburt meines ersten Sohnes. Sie äußert sich durch starke einseitige Kopfschmerzen mit Übelkeit, Erbrechen und Durchfall. Kurz vor einer Attacke sehe ich manchmal auch Lichtblitze. Solch ein Anfall dauert meistens mehr als 24 h, oft sogar mehrere Tage. Ich lege mich ins Bett, wenn die Kopfschmerzen so stark sind – ich bin dann völlig „lahmgelegt" und kann nichts tun außer im abgedunkelten Zimmer zu liegen (weil ich dann so lichtempfindlich bin)

und zu hoffen, dass das Hämmern in meinem Kopf bald nachlässt. Meine Alltagspflichten ruhen dann. Früher, als mein Mann noch lebte, habe ich mich dazu gezwungen, die nötigsten Dinge im Haushalt zu tun. Wenn es sehr schlimm war, konnte ich aber beispielsweise kein Essen zubereiten. Während der Attacken kann ich auf keinen Fall starke Gerüche, z. B. von Essen, ertragen. Teilweise ist das Erbrechen so quälend und mit solchen Kreislaufproblemen verbunden, dass ich mich im Bad auf den Boden legen und auf allen Vieren ins Bett kriechen muss. Manchmal bin ich auch schon in einer solchen Situation für kurze Zeit, vermutlich einige Minuten lang, ohnmächtig geworden. Meistens friere ich während der Attacken so sehr, dass ich kaum wieder warm werden kann, trotz Wärmflasche, Körnerkissen und anderen wärmenden Dingen.

Wenn ich seelischen Stress wie z. B. Kummer habe, bekomme ich öfter Migräneattacken. Solchen seelischen Stress hatte ich öfter, weil im Lauf der Jahre zunächst mein Mann und 15 Jahre später mein älterer Sohn durch Unfälle verstorben sind. Oft hatte ich nur wenige Tage ohne Migräneanfälle.

Früher war ich mehrfach in Kliniken und bekam starke Schmerzmittel. Auch in einer Schmerzklinik war ich dreimal für jeweils 3 bis 5 Wochen. Dort konnte ich durch Medikamentengaben zwar „Ferien vom Schmerz" machen, denn die Attacken traten dort nur noch ganz selten auf. Die medikamentösen Behandlungen erfolgten in dieser Klinik mit starken Schmerz- und Schlafmitteln in Form von Infusionen, die zweimal wöchentlich unter intensiver Überwachung gegeben wurden. Aber wenn ich wieder zu Hause war, kamen auch die Migräneattacken zurück. In dieser Schmerzklinik konnte ich allerdings mehr Selbstvertrauen aufbauen durch intensive Gespräche mit den Psychologen. So lernte ich gegenüber meinem zweiten Mann auch mal NEIN zu sagen und meine Meinung besser zu vertreten, was ich zuvor nicht konnte. Mein zweiter Mann, der beim Zoll war, sagte dann immer aus Spaß: Mein Frau war wieder beim „Scharfmacherlehrgang!" im Sinne von „Es ist für mich ungewohnt, dass meine Frau plötzlich mehr Selbstbewusstsein hat und zeigt."

Auch der Austausch mit den anderen Schmerzpatienten hat mir gut getan, denn ich merkte, dass ich nicht alleine unter Schmerzen leide. Auch anderen geht es mit chronischen Schmerzen schlecht. Bisher war ich ja immer allein zu Hause gewesen, sodass ich es nie miterlebt hatte, dass andere Menschen ähnliche Einschränkungen haben wie ich. Auch mein Mann konnte ja nie nachvollziehen, wie es mir während der Attacken ging.

Zum Glück erfuhr ich von einer anderen Schmerzklinik, die auf Kopfschmerzen und Migräne spezialisiert ist. Dort war ich zweimal zu stationären Aufenthalten. Zum ersten Mal wurde ich richtig über die Migräne aufgeklärt und bekam Triptane, ein speziell für Migräne wirksames Medikament, das ich während des stationären Aufenthaltes erproben konnte, sodass ich jetzt ein genau auf meine Erkrankung abgestimmtes Medikament habe. Dieses nehme ich nun sofort, wenn sich eine Migräneattacke ankündigt. Wenn eine solche Attacke bevorsteht, wird mir „komisch im Kopf" und ich habe eine plötzliche, starke Übelkeit, die sich von einer normalen Übelkeit wie bei einem Virus unterscheidet. Das Medikament bewirkt nicht nur eine Reduzierung meiner Symptome, sondern auch, dass ich „neben mir stehe", also nicht in der Lage bin, klar zu denken. Es macht mich auch müde, sodass ich mich hinlegen muss. Ich lernte aber auch, dass ich dieses Medikament nicht öfter als 10x im Monat einnehmen darf und dass durch einen Übergebrauch von Schmerzmitteln auch Kopfschmerzen ausgelöst werden können. Wenn mein Tagesablauf regelmäßig ist, sinkt auch die Zahl meiner Migräneattacken, zunächst auf ca. 10 Attacken im Monat. Seit den Aufenthalten in der ersten Schmerzklinik mache ich täglich meine Entspannungsübungen. Dafür höre ich täglich für etwa eine Stunde lang intensiv „meine" Musik, die mir gut tut. Auch Wärme tut mir in jeder Form gut und entspannt mich und meine verkrampften Muskeln.

2006 ließ ich mir zum ersten Mal Botox in den Kopf und die Nackenmuskulatur spritzen. Dadurch wurde die Häufigkeit meiner Migräneattacken reduziert, sodass ich jetzt meistens nur noch 5 bis höchstens 7 Attacken im Monat habe. Diese Spritzen müssen alle Vierteljahre durch einen Neurologen wiederholt werden. Es ist zwar im Moment schmerzhaft, aber sonst habe ich dadurch keine Nebenwirkungen. Das Medikament soll meine Muskeln vor allem im Schläfen- und Nackenbereich entkrampfen. Zum Glück übernimmt meine Krankenkasse die Kosten dafür, denn es sind ja keine Schönheitsbehandlungen. Der Neurologe muss gelegentlich der Krankenkasse einen Behandlungsbericht senden, damit die Genehmigung für diese Spritzenbehandlung weiterhin gegeben wird.

So, wie es jetzt ist, kann ich einigermaßen mit meiner Migräne leben. Ich habe zwar noch etwa 5-mal im Monat eine schlimme Attacke, aber ich weiß, was ich dann machen muss, nämlich sofort mein Triptan einzunehmen, mich ruhig zu verhalten und mich hinzulegen. Ganz wichtig ist mir auch, dass ich es akzeptiert habe, Migräne zu haben, denn ich kann diese Tatsache nicht ändern, aber ich lerne immer besser damit zu leben und umzugehen. Die Migräne gehört zu mir und zu meinem Leben dazu.

6.7 Von der Hilflosigkeit zum aktiven Tun

■ **Ein Schmerzpatient berichtet**

Der Schmerz schlich sich in mein Leben, ganz unspektakulär und ohne erkennbaren Grund setzte er sich in meiner rechten Schulter fest. Es war der Schmerz, er wurde mein ständiger Begleiter, tagsüber raubte er mir die Kraft und nachts ließ er mich nicht mehr richtig und erholsam schlafen. Ich war fest davon überzeugt, dass er irgendwann auch wieder gehen würde so, wie er gekommen war. Aber das blieb ein Wunschtraum. Ich entschloss mich, ihn mit Schmerzmitteln zu vertreiben, und so begann eine Odyssee durch die Arztpraxen der verschiedenen Fachbereiche. Kein Arzt konnte mir die Ursache für den Schmerz nennen, nicht einmal Vermutungen wurden geäußert. Meine Wege führten vom Hausarzt, über den Orthopäden zum Neurologen, dann erfolgte eine mehrmonatige Behandlung bei einer Fachärztin für Physikalische und Rehabilitative Medizin, eine sehr erfolgreiche Symptombehandlung mit Spritzen; Ich schwebte jedes Mal wie auf Wolken aus der Praxis und war selig. Aber die Abstände zwischen den notwendigen Spritzen verkürzten sich von anfangs 4–6 Wochen immer mehr, und nach ungefähr einem Jahr wurde mir klar, dass es so nicht weitergehen konnte.

Im Rahmen meiner beruflichen Tätigkeit, die mich in viele Krankenhäuser führte, fand ich heraus, dass es in unserem örtlichen Krankenhaus eine Schmerzambulanz gab; ein für mich damals völlig unbekannter Begriff. Aber er signalisierte mir, dass ich dort Hilfe finden könnte. Der Leiter der Ambulanz verschrieb mir ein sehr wirkungsvolles Mittel. Ich nahm es einige Monate, bis es vom Markt genommen wurde, weil es Herzinfarkte auslösen könnte. (Auch das durfte ich dann später noch erleben, als ich einen schweren Herzinfarkt erlitt). Nach dieser Behandlung begann die Therapie mit Opioiden, relativ wirkungsvoll aber mit den bekannten Nebenwirkungen, wie Müdigkeit, Verstopfung und Übelkeit. Das Positive war aber, dass sich meine Schmerzen deutlich verringerten.

Meine Suche nach dem Grund für die Schmerzen aber blieb erfolglos. Kein Arzt erklärte mir, was den Schmerz verursacht. Ein Radiologe teilte mir nach einem MRT zwar mit, dass mir durch eine Operation am Schultergelenk geholfen werden könnte, verneinte aber die Notwendigkeit, weil ich ja kein Berufssportler sei (?!). Also quälte ich mich weiter durch mein sehr eingeschränktes und bescheiden gewordenes Leben. Der ununterbrochene Ruheschmerz in der Schulter schränkte mich nicht nur in der Bewegungsfähigkeit ein, sondern ließ auch keine anderen Aktivitäten mehr zu. Das führte zum sozialen Rückzug und zur Vereinsamung. Die depressiven Phasen wurden immer länger und stärker, und mir wurde wieder einmal klar, dass ich etwas verändern musste, wenn ich nicht die Kontrolle über mein Leben verlieren wollte. Im Internet stieß ich auf die Website einer Schmerzklinik und nahm sofort Kontakt auf. Relativ schnell bekam ich einen Aufnahmetermin und war – wie so oft vor Beginn einer neuen Behandlung – sehr hoffnungsvoll. Das Ergebnis dieses Krankenhausaufenthalts war für mich jedoch ziemlich enttäuschend. Die Behandlung beschränkte sich im Wesentlichen auf das Testen verschiedener Medikamente und deren Dosierung. Andere Therapieverfahren, wie z. B. Psycho- oder Physiotherapie fanden nur in sehr bescheidenem Maße statt und brachten darum keine erkennbaren Verbesserungen. Für mich war das Endergebnis lediglich die ärztliche Feststellung, dass die Opioid-Therapie die einzig wirksame Möglichkeit für mich ist. Die nicht medikamentösen Therapien schieden aus, weil sie keine Wirkung zeigten.

Mein psychischer Zustand, verschlechterte sich in der Zeit sehr stark. Der ständig vorhandene Schmerz, das immer stärker werdende Gefühl der Hilflosigkeit und vor allem die Erfahrung, dass kein Arzt mir helfen kann, zwangen mich zu der Erkenntnis, dass ich diesem Schmerz nur dadurch entrinnen kann, wenn ich mein Leben beende. Hoch selbstmordgefährdet hat mich meine damals behandelnde Schmerztherapeutin in eine psychosomatische Klinik eingewiesen. Dort wurde ich u. a. durch einen, der damals sehr seltenen Spezies, einem Schmerz-Psychotherapeuten behandelt. Er schaffte es, mir klar zu machen, dass ich meinen chronischen Schmerz nie mehr loswerden würde. Meine Illusion, er müsste wieder so weggehen, wie er gekommen ist, wurde mir genommen. Ich lernte, dass ich den mir eigentlich fremden Schmerz, als einen Teil von mir und meinem zukünftigen Leben annehmen müsste. Das war ein sehr schwieriger Prozess, doch ich schaffte es durch viele Therapeutengespräche, einzeln und in Gruppen und gewann dabei die Erkenntnis, dass ich durch eigene Aktivitäten meinen Schmerz beeinflussen kann. Nicht die Selbstbemitleidung oder das sinnlose Warten auf Veränderungen helfen mir weiter, sondern die eigene aktive Bearbeitung meines Schmerzproblems führen zum Erfolg. Denn die eigenen Aktivitäten lenkten mich vom Schmerz ab, sie drängten ihn in den Hintergrund und so konnte er nicht mehr ausschließlich meinen Alltag bestimmen. Meine Aktivität erzeugte positive Gedanken, manchmal auch Glücksgefühle, und die überlagerten die negativ behafteten Bereiche im Schmerzgedächtnis.

In den Gruppengesprächen habe ich gelernt, meine Hilflosigkeit nicht zu verbergen, sondern offen auch über meine Gefühle und Gedanken zu sprechen. Hier konnte ich auch erfahren, dass ich nicht der einzige Mensch bin, der diese Geißel ertragen musste. Ja, es gab sogar Menschen dort, denen es noch viel schlechter ging als mir.

Ich fing an, den Schmerz zwar nicht als Freund, aber als Teil meines Lebens zu akzeptieren. Ich pflegte ihn nicht, aber ignorierte ihn auch nicht. Er war da und ich arrangierte mich mit ihm. Und ich erlebte ein Wunder: Ich wachte eines Morgens auf und war völlig schmerzfrei. Ohne jegliche Veränderungen in der Schmerzmedikation. Ich war glücklich! Leider nur einen Tag. Am nächsten Tag war er wieder da, unverändert und gleich stark. Aber ich hatte einen Tag Urlaub vom Schmerz und konnte dabei fühlen, wie das Leben sein kann, und mir wurde klar, dass es einen Weg aus der Schmerzfalle geben kann.

Diesen Weg suchte ich und fand ihn. Nach mehrmonatigem Aufenthalt in der psychosomatischen Klinik und Rückkehr in mein häusliches Leben suchte ich nach so einer Gruppe, wie ich sie in der Klinik kennengelernt hatte. Aber in meiner näheren Umgebung fand ich keine geeignete Selbsthilfegruppe. Und so entschloss ich mich, eine Selbsthilfegruppe für Menschen mit chronischen Schmerzen zu gründen. Es begann mit der Suche nach einem geeigneten Raum, wobei die örtliche Kontaktstelle schnell helfen konnte. Der ersten Flyer, den ich entwarf und selbst ausdruckte, sah noch etwas unbeholfen aus. Er hatte aber trotzdem Wirkung. Nachdem ich ihn in den Wartezimmern verschiedener Ärzten ausgelegt hatte, erhielt ich die ersten Anfragen. Schon bald konnte ich einen Termin für das erste Treffen bekannt geben. Auch die örtliche Presse war bereit, meine Einladung zu veröffentlichen. So entstand in unserer Stadt die wohl erste Selbsthilfegruppe für Menschen mit chronischen Schmerzen. Dieses zunächst kleine Grüppchen von 3–4 Personen war die Keimzelle für eine langsam aber kontinuierlich wachsende Gemeinschaft von Menschen, die sich untereinander austauschten und sich gegenseitig Mut machten. Danach habe ich mich weiteren Aufgaben in der Selbsthilfearbeit gewidmet und dabei die Erkenntnis gewonnen, dass die Arbeit in und mit den Selbsthilfegruppen ein sehr wirkungsvolles Therapeutikum gegen den Schmerz ist. Die Aktivitäten und fast täglichen Herausforderung durch den Kontakt mit anderen Schmerzpatienten haben mich so stark beschäftigt, dass mir kaum Zeit zur eigenen Nabelschau blieb, und ich so von meinen Problemen abgelenkt wurde. Außerdem erwarb ich durch Gespräche mit anderen Betroffenen, aber auch durch die Lektüre einschlägiger Bücher und Fachzeitschriften, Kenntnisse über die Entstehung des Schmerzes und über die Abläufe im Körper, über Schmerzbahnen und die unterschiedlichen Schmerzarten. Die Erkenntnis, dass der Schmerz im Gehirn entsteht, hat mich dazu gebracht, auch den psychologischen Aspekt in meine Strategie der Schmerzbewältigung einzubeziehen. Ich lernte etwas über multimodale Schmerztherapie und Entspannungstechniken. Ich erfuhr von der Möglichkeit, dass man seine Schmerzen in einem sogenannten Schmerzbewältigungstraining sehr erfolgreich reduzieren kann. Durch meine eigenen Aktivitäten wurde ich zum Experten meiner Krankheit und kann heute meine Erfahrungen und mein erworbenes Wissen an andere weitergeben. Meine Schmerzen haben sich bis heute so weit verringert, dass ich keine Schmerzmedikamente mehr benötige, und ich wieder ein normales Leben führen kann.

Zusammenfassend kann ich heute sagen, dass die mir ursprünglich vermittelte „Tatsache", mein Schmerz würde mich ein Leben lang begleiten, nicht ganz zutreffend war. Ich durfte erfahren, dass ich ihn, den Schmerz durch eine positive Grundeinstellung und daraus möglich werdenden eigenen Aktivitäten sehr positiv beeinflussen kann. Es gilt, den Teufelskreis „Schmerz – Angst – Depression" zu durchbrechen, was selten ohne fremde Hilfe und Unterstützung geht. Bei mir haben die Ärzte und Psychologen zunächst die Weichen gestellt, dass ich in die richtige „Spur kam", und danach konnte ich selbstständig das Erreichte festigen, indem ich im Rahmen der Selbsthilfearbeit den Kontakt mit anderen Betroffenen pflegte und weiter ausbaute.

6.8   Selbsthilfe hilft mir selbst

▪ **Eine Schmerzpatientin berichtet**

Meine Geschichte beginnt mit einem Fahrradunfall, den ich als Studentin auf dem Heimweg von der Universität hatte. Auf dem Fahrradweg, den ich vorschriftsmäßig befuhr, wurde ich an einem ampelgesicherten Überweg von einer Autofahrerin angefahren, die mich zunächst überholte und dann beim Abbiegen nach rechts übersah. So kam es zu einem heftigen Anprall hauptsächlich meines linken Beins. Die Autofahrerin kurbelte das Fenster herunter – und gab Gas. Ein Mann drückte mir einen Zettel mit dem Autokennzeichen in die Hand. Plötzlich floss der Verkehr wieder. Ich fühlte mich verlassen und war geschockt. Meine größte Sorge galt meinem hart ersparten und etwa zwei Wochen vor dem Unfall gekauften Fahrrad. Dass mit meinem Bein etwas nicht in Ordnung war, merkte ich am Rande auch, aber es erschien mir zunächst nicht so wichtig zu sein. Richtige Schmerzen verspürte ich erst am nächsten Tag. Dann begab ich mich in die Behandlung eines Orthopäden. Der erkannte die Schwere der Verletzung nicht und meinte, ich solle mich einige Tage ins Bett legen, dann würde es schon wieder gehen. Es besserte sich aber nicht so, wie er es vorhergesagt hatte. So wurde ich in den nächsten Monaten mehrfach arthroskopiert, d. h. die Ärzte schauten durch einen kleinen Schnitt mit einer Optik in das Kniegelenk hinein. Es gab widersprüchliche Befunde, die von Operateur zu Operateur variierten. Dann stand es fest, dass der Innen-Meniskus abgerissen war, außerdem sollte es Schäden an den Bändern geben, die man aber nicht operieren konnte. Auch der Knorpel war beschädigt. Der Innen-Meniskus sollte in einer offenen Operation wieder angenäht werden. Jahre später erfuhr ich, dass das längere Zeit nach dem Unfallereignis gar nicht möglich ist. In der Aufklärung vor dieser Operation schloss ich eine Entfernung oder teilweise Entfernung des Meniskus aus, weil ich Sorge vor Folgeschäden hatte. Die Operation erfolgte, und angeblich wurde der Meniskus erfolgreich wieder angenäht. Etliche Jahre später allerdings wurde eine weitere Arthroskopie in einer anderen Klinik vorgenommen. Dabei stellte man einen fachgerecht entfernten Meniskus fest, der aber „offiziell" nie entfernt wurde.

Jedenfalls begann eine der OP-Wunden zu eitern, und ich bekam plötzlich hohes Fieber. Die entstandene Fistel an der Innenseite des Knies wurde herausoperiert. Großes Glück war es, dass das Kniegelenk durch die Entzündung keinen zusätzlichen Schaden genommen hatte. Nach der Fisteloperation hatte ich „seltsame Schmerzen", nämlich an der anderen Seite des operierten Knies, also an der Außenseite. Als ich das den Ärzten im Krankenhaus sagte, taten sie meine Schmerzen ab. Sie teilten mir mit, dass das gar nicht sein kann. Ich verspürte aber ganz sicher diese Schmerzen, die sich im Lauf der nächsten Monate noch intensivierten und manchmal auch blitzartig mit einer hohen Intensität in das Bein hineinschossen, sodass ich oft zurückzuckte. In solchen Situationen konnte ich als Autofahrerin auch die schon getretene Kupplung nicht halten, sodass mein Auto manchmal an einer Ampel nach vorne schoss und dann ausging. Hinzu kamen weitere Symptome, wie z. B. das Gefühl, dass Tropfen an dem betroffenen Bein herunter laufen, eine Art „schmerzhaftes Jucken" sowie Farbveränderungen in dem betroffenen Gebiet, die mal die Haut rot, manchmal auch blau aussehen ließen. Auch eine erhebliche Berührungsempfindlichkeit stellte sich ein. Teilweise konnte ich nicht mal den Stoff der Hose über der Stelle ertragen. Nachts wachte ich bis zu 50mal auf, wenn ich im Schlaf unabsichtlich an diese Stelle kam.

In der kommenden Zeit machte ich das, was man „Ärzte-Hopping" nennt. Ich suchte viele Ärzte verschiedener Fachrichtungen auf. Von manchen wurde ich mit meinen Beschwerden nicht mal ernst genommen. Einer sagte mir sogar, dass ich wohl auf eine Entschädigung aus sein, entweder von der Autoversicherung oder von der Berufsgenossenschaft, die als Kostenträger auch heute noch für diesen Wegeunfall eintritt. In dieser Zeit verschlechterte sich mein psychischer Zustand. Ich haderte mit dem Unfallereignis: „Warum gerade ich? Warum konnte ich nicht zu einer anderen Zeit diesen Weg befahren? Wieso habe ich Schmerzen, die die meisten Ärzte nicht mal behandeln?" Auch machte es mir zu schaffen, dass sich die Autofahrerin, die durch das Autokennzeichen ermittelt werden konnte, nie bei mir entschuldigte.

Ein gewaltiges Selbstmitleid baute sich auf. Ich kapselte mich immer weiter von Freunden ab. Große Sorgen machte ich mir auch um meine berufliche Zukunft. Ich stand vor einer wichtigen Laufbahnprüfung. Wenn ich diese nicht bestehen würde, war mein Studienabschluss wertlos.

Mein Halt in dieser Zeit war mein damaliger Hausarzt, der mich mit großem Engagement auch psychisch aufbaute. Er gab zur Schmerzlinderung Spritzen mit einem örtlich betäubenden Mittel an den Nerven.

In der Folgezeit begab ich mich zu einem Schmerztherapeuten. Dieser nahm mich nicht nur ernst, sondern erklärte mir auch, dass ich unter Nervenschmerzen leide, die durch die Verletzung eines Nervs bei der Operation entstanden sind. Er schaffte es aber auch „nur", die Schmerzen zu lindern und schickte mich zu einem Neurochirurgen in eine weiter entfernte Stadt. Dieser zerstörte den geschädigten Nerven teilweise, indem er durch eine Sonde, die er an den Nerven führte, flüssigen Stickstoff leitete, der etwa minus 100 Grad kalt ist. Diese Methode war bei mir insofern erfolgreich, dass die Schmerzen für bis zu drei Monate gelindert waren. Nach dieser kurzen Zeitspanne erholte sich der Nerv immer wieder. Er durfte aber nicht komplett zerstört werden. So wurde diese kleine Operation etwa alle drei Monate wiederholt. Insgesamt etwa 60 bis 70 mal wurde sie von verschiedenen Ärzten durchgeführt. Diese führten natürlich immer wieder zu Fehlzeiten in meinem Beruf. Die wichtige Prüfung hatte ich bestanden und wurde beruflich in eine fast unkündbare Stellung übernommen.

Nach einiger Zeit las ich eine Anzeige von einer Schmerzklinik. Dort stellte ich mich ambulant vor. Während dieser Konsultation fühlte ich mich sehr gut aufgehoben und ließ mich dort stationär behandeln. Zu meiner großen Überraschung half mir dieser Aufenthalt, bei dem ich eine multimodale Schmerztherapie erhielt, entscheidend. Die Behandlung umfasste medizinische Behandlung mit Schmerzmitteln aber auch Kältetherapie, psychologische Einzeltherapiestunden, Physiotherapie und Bewegungseinheiten nach genauer Anleitung. Dort bekam ich so viele Anregungen, anders mit meinem Schmerz umzugehen, nämlich beispielsweise ihn zu akzeptieren, was ja eine Linderung keineswegs ausschließt. Wichtig war es für mich, dass mir von allen Berufsgruppen der Schmerz „geglaubt" wurde, was ich vorher so bei vielen Behandlern nicht erlebt hatte. Der Chefarzt hatte ein großes Schild in seinem Zimmer, auf dem stand: „Schmerz ist immer das, was der Patient sagt." Dieser Spruch hing so, dass sowohl der Patient als auch der Arzt das immer sehen konnten. Auch lernte ich durch die Gespräche mit einigen Patienten, dass ich nicht auf der Suche nach Zuwendung bin, denn mich stießen die Verhaltensweisen von einigen Patienten ab, die mich beispielsweise fragten: „Geht es Ihnen auch so schlecht wie mir?" Ich wollte, dass sich meine Schmerzen bessern, und ich verstand, dass ich selbst den größten Anteil daran trage, indem auch ich meine Schmerzen ernst nehme und so mich auch nicht überfordere, sondern mir auch zugestehen darf, dass ich an einem Tag, wenn die Beschwerden schlimm sind, mal nicht funktioniere. Bisher dachte ich, ich müsse immer alles gut machen. Dies bestand für mich darin, dass ich „funktioniere".

Ein Arzt sagte mir in der Schmerzklinik einmal, dass ich wohl immer Schmerzen haben werde. Ich sollte aber versuchen, mich nicht vom Schmerz beherrschen zu lassen, sondern meine eigene Schmerzmanagerin zu werden. Das war mein erstes großes „Aha-Erlebnis". In der folgenden Zeit begann ich zu lernen, dass ich mich nicht von meinen Schmerzen regieren lasse, sondern auch eine Verantwortung für meine Befindlichkeit trage. Heute bin ich darin ein großes Stück weitergekommen, aber ich arbeite immer noch daran. Mir wurde auch nahe gebracht, dass ich das tun solle, was mir Spaß macht. Erst viel später habe ich verstanden, dass

sich dadurch auch meine Einstellung zu den Schmerzen verbessert, indem ich meine Aufmerksamkeit auf etwas Positives richte und so aus den negativen Gedanken hinauskomme. In der Schmerzklinik erfuhr ich auch, dass es hilft, sich zu bewegen. Bisher wurde mir immer geraten, mich zu schonen, wenn es weh tut. Nun lernte ich, dass jeder Mensch Bewegung braucht und dass eine dosierte Bewegung sich sogar positiv auf meine Schmerzen auswirkte. Bei der Wassergymnastik während der stationären Therapie lachten wir sogar viel. Diese „positive" Bewegung (wenn ich es so nennen darf) tat mir so gut, dass ich heute immer noch begeistert Wassergymnastik mache.

Wenn die Schmerzen stark sind, kann ich auch heute noch nicht richtig das Bein belasten und auch nicht komplett bewegen. Wenn mir der Schmerz mal wieder heftig blitzartig ins Bein schießt, bin ich auch schon gestürzt. Vor einigen Jahren habe ich mir deswegen mal den Fuß gebrochen. Teilweise habe ich auch das Gefühl, dass ich mit meinen Mitmenschen während der Schmerzattacken ungeduldiger bin. Dieses Problem konnte ich aber ausführlich mit meinen Freunden besprechen, sodass dies nun für mich keine so große Belastung mehr darstellt. Und ich habe ja auch erfahren, dass ich nicht immer funktionieren muss.

In der Zeit nach dem ersten Schmerzklinikaufenthalt wurde ich als Patientin immer selbstständiger. Dazu gehörte auch, dass ich es lernte, mir diese betäubenden Spritzen selbst in den Oberschenkel zu setzen. Das erforderte am Anfang zwar viel Überwindung, aber ich wurde dadurch unabhängiger von dem Hausarzt und von seinen Sprechzeiten. So konnte ich mir nun bis zu 6mal am Tag diese Spritze selbst geben, wenn nötig sogar nachts. Die Schmerzstärke war immer noch hoch, aber ich konnte ja selbst spritzen, und somit wurden die Auswirkungen der Schmerzen auf meine Lebensqualität geringer.

Bei einem zweiten Aufenthalt in dieser Klinik nach etwa einem Jahr nahm ich an Treffen einer Schmerz-Selbsthilfe-gruppe teil, die sich in dieser Klinik traf. Dort hatte ich ein weiteres „Aha-Erlebnis", denn es entstand ein Austausch mit einer Frau, die dasselbe Problem hatte wie ich: Wenn sie sich an ihrer Arbeitsstelle wegen der Schmerzen krank meldete, befürchtete sie, dass ihre Kollegen hinter ihrem Rücken schlecht über sie redeten. Dies hatte ich auch schon erlebt, denn meine und auch ihre Schmerzen sieht man nicht. Bisher konnte ich so etwas nur mit den Ärzten besprechen, die mir zwar professionellen Rat geben konnten. Aber ein Austausch mit einer anderen Betroffenen war für mich viel wertvoller, denn wir sprachen gemeinsam darüber, dass wir unsere Mitmenschen viel mehr über unsere Einschränkungen auf-klären sollten, damit sie ein Mindestmaß an Verständnis entwickeln. Als ich nach Hause kam, schloss ich mich einer Selbst-hilfegruppe in einer etwa 40 km entfernten Stadt an. Die Fahrten in die andere Stadt wurden mir bald zu viel. Deswegen beschloss ich, in meiner Stadt eine Selbsthilfegruppe zu gründen. Dazu nahm ich Kontakt mit der örtlichen Selbsthilfeberatungsstelle auf. Daraus entwickelte sich eine bis heute sehr gute Zusammenarbeit. Die geschulten Mit-arbeiterinnen konnten der neuen Gruppe einen Raum kostenfrei zur Verfügung stel-len, beim Formulieren einer Pressemit-teilung wurde geholfen, auf Wunsch hätten wir für die ersten Sitzungen Hilfe bei der Moderation erhalten können. Wenn es Pro-bleme in der Selbsthilfegruppe gibt, kön-nen wir uns auch heute noch jederzeit an die Beratungsstelle wenden. In den bis jetzt zwölf Jahren, die unsere Selbsthilfegruppe besteht, habe ich gelernt, was meine Situa-tion als Schmerzpatientin verbessert. Einer-seits werden wir immer mehr zu „Experten unserer eigenen Erkrankung" und können dadurch mehr auf Augenhöhe mit unseren Behandlern sprechen. Mit am wichtigsten ist mir jedoch, dass wir durch unsere Gespräche, die absolut vertraulich sind, ein größeres Selbstbewusstsein als Schmerzpatienten aufbauen. Mir passiert es nicht mehr, dass ich von einem Arzt nicht ernst genommen werde! Das hat auch damit zu tun, dass ich meine Beschwerden nun ganz anders, mit mehr Selbstsicherheit, vortragen kann. Sollte es ein Arzt sein, der so etwas nicht ernst nehmen sollte, würde ich auch diesen nicht weiter aufsuchen. Es freut mich auch, wenn ich Teilnehmer unserer Selbsthilfegruppe dabei beobachten kann, wie diese andere Menschen aufklären und ihr inzwischen großes Patientenwissen weitergeben, bei-spielsweise wenn unsere Selbsthilfegruppe einen Informationsstand hat, wie beim Tag der Offenen Tür in unserem Krankenhaus oder beim Aktionstag gegen den Schmerz.

Ich merke, dass sich meine Sichtweise auf mein Leben, so wie es mit den Schmerzen ist, positiv verändert hat. Ich kämpfe nicht län-ger gegen die Tatsache an, dass ich Schmerz-patientin bin, sondern kann das akzeptieren. Dadurch sind viele Energien bei mir frei geworden, die ich in die Selbsthilfearbeit stecken kann und oft als Freude zurück-bekomme. Dadurch ist mein Glas Wasser nicht mehr halb leer sondern halb voll.

Wo finden Schmerzpatienten Hilfe?

Heike Norda, Stephan Panning und Dagmar Seeger

© Springer-Verlag Berlin Heidelberg 2020
H.-G. Nobis, R. Rolke, T. Graf-Baumann (Hrsg.), *Schmerz – eine Herausforderung*,
https://doi.org/10.1007/978-3-662-60401-4_7

7.1 Patienten-Selbsthilfe

Heike Norda

- **Was ist Selbsthilfe?**

Selbsthilfe und Selbstorganisation gehören in unserer Gesellschaft zu den traditionellen Bewältigungsformen von Krankheit, Behinderung und psychosozialen Problemen. Etwa 3,5 Mio. Menschen sind in 70.000 bis 100.000 Selbsthilfegruppen in Deutschland aktiv.

Selbsthilfeaktivitäten kann man nach individueller und gemeinschaftlicher Selbsthilfe unterscheiden. **Individuelle Selbsthilfe** ist beispielsweise die selbstständige und verantwortliche Einnahme von Medikamenten oder die Anwendung bewährter Hausmittel ohne Hinzuziehung von ärztlicher Hilfe. Darüber hinaus ist aber auch die aktive Verringerung krankheitsfördernden Verhaltens gemeint, von übertriebener Schonung hin zu einem förderlichen Gesundheitsverhalten wie angemessenen körperlichen Aktivitäten.

Bei der **gemeinschaftlichen Selbsthilfe** schließen sich Menschen mit gleichen Problemen außerhalb ihrer Familie zusammen, um sich gegenseitig zu helfen. Die überwiegende Mehrheit der Selbsthilfegruppen gibt es rund um die Themen Erkrankung und Behinderung. Selbsthilfegruppen für Schmerzpatienten haben u. a. die Bewältigung der körperlichen, psychischen und sozialen Probleme im Rahmen der Erkrankung zum Ziel.

Für alle Selbsthilfegruppen gilt das Teilen des gemeinsamen Schicksals in der Gruppe. Es ermöglicht den Gruppenmitgliedern eine besondere Form von Verständnis, wechselseitiger Unterstützung und Solidarität (◘ Abb. 7.1). Die gemeinsame Betroffenheit ist es, die oftmals motiviert, in der eigenen Sache aktiv zu werden: „Endlich bin ich nicht mehr allein, es gibt noch andere, denen es genauso geht wie mir.

- **Was leisten Selbsthilfegruppen, und was können sie nicht?**

Selbsthilfegruppen haben im Gesundheits- und Sozialbereich wichtige Aufgaben übernommen und sind aus dem sozialen Netzwerk nicht mehr wegzudenken. Diese gemeinschaftliche Selbsthilfe findet innerhalb selbst organisierter, eigenverantwortlicher Gruppen statt, in denen sich

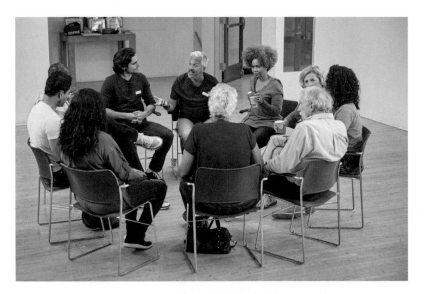

◘ **Abb. 7.1**   Selbsthilfe heißt – sich gemeinsam stärken. (© Monkey Business/stock.adobe.com)

Betroffene einschließlich ihrer Angehörigen zusammenschließen. Die Aktivitäten richten sich auf die gemeinsame Bewältigung von Krankheiten bzw. Behinderungen und/oder psychischen Problemen durch Gespräche mit gegenseitiger Hilfestellung. Somit kann die Veränderung persönlicher Lebensumstände verbessert werden.

Neben den Selbsthilfegruppen existieren weitere Formen der Selbsthilfe, z. B. Beratung von Außenstehenden und Angehörigen, Mitwirkung an Studien und Leitlinien, Vernetzung außerhalb der bewährten Formen einer SHG, politisches und öffentliches Engagement, um die eigenen Bedingungen zu verbessern, und vieles mehr.

Selbsthilfegruppen werden nicht von professionellen Helfern geleitet. Den Selbsthilfegruppen können im Rahmen der Selbsthilfeförderung nach § 20c des 5.Sozialgesetzbuches nach Antragsstellung von den gesetzlichen Krankenkassen die Kosten für Büro, Raummieten, Öffentlichkeitsarbeit usw. erstattet werden.

- **Die Arbeit der Schmerz-Selbsthilfegruppen**

Selbsthilfegruppen ersetzen keine medizinische Behandlung, können diese aber sinnvoll ergänzen. Sie stärken die Eigenkompetenz der Betroffenen.

Selbsthilfegruppen (SHG) für Schmerzpatienten gibt es für einzelne chronische Erkrankungen. Hierzu zählen SHG für Rückenschmerzen, Fibromyalgie, Kopfschmerzen und Migräne, Gesichtsschmerzen, Rheuma, Arthrose, Schmerz nach Operationen, CRPS, Schmerzen bei Krebs und Bauchschmerzen u. a.

Daneben existieren viele SHG, die allgemein für Betroffene (und möglicherweise deren Angehörige) mit chronische Schmerzen jeglicher Art und Ursache offen sind.

Das offene und vertrauensvolle Gespräch und der Informationsaustausch spielen immer eine zentrale Rolle. Eine typische Organisations- und Arbeitsweise einer Selbsthilfegruppe ist die folgende:

Eine ideale Selbsthilfegruppe hat eine überschaubare Teilnehmerzahl von ca. 6–12 Personen. Die Teilnehmer/innen treffen sich regelmäßig, z. B. monatlich. Die Treffen finden nicht im privaten Rahmen, sondern in einem neutralen Raum statt. Alle Teilnehmer/innen sind gleichgestellt. Jede/r kann Leitungs- und Arbeitsaufgaben übernehmen. Gemeinsame Fragen entscheidet die Gruppe in eigener Verantwortung. Die Teilnehmer/innen bestimmen selbst, wie die Arbeit gestaltet wird, ob und wann sie für „Neue" offen sind, ob und wie sie in die Öffentlichkeit gehen und welche Aktivitäten sie durchführen. Was besprochen wird, bleibt in der Gruppe (Regel der Vertraulichkeit). Die Teilnahme an einer Selbsthilfegruppe ist kostenlos. Jede Gruppe durchläuft verschiedene Phasen. Anfängliche Ängste und Unsicherheiten werden dadurch überwunden, dass sich jede/r mit seinen Bedenken, Gefühlen und Konflikten einbringt. Mit der Zeit entstehen ein Gruppengefühl sowie eine Atmosphäre von Vertrauen und Geborgenheit.

- **Einbindung in eine multimodale Schmerztherapie**

In der multimodalen Schmerztherapie lernen Betroffene, mit ihren Schmerzen umzugehen, sie zu bewältigen. Zur Stabilisierung des erreichten Therapieerfolgs erscheint es sinnvoll, geeignete in der Selbsthilfe engagierte Schmerzpatienten regelmäßig in die Therapiegruppen einzuladen. Dort berichten sie von ihrer eigenen Schmerzbewältigung und den positiven Auswirkungen des Zusammenschlusses mit anderen Betroffenen. Sie zeigen auf, wie Selbsthilfegruppen arbeiten und ermutigen, sich einer SHG anzuschließen oder selbst eine zu gründen, wenn der Wunsch besteht, dass die Therapiegruppen-Mitglieder sich weiterhin ohne professionelle Anleitung treffen wollen.

Selbsthilfeorganisationen, Selbsthilfe-kontaktstellen, Online-Selbsthilfe

Selbsthilfeorganisationen oder -ver-bände arbeiten auf Landes- und/oder Bundesebene.

Selbsthilfekontaktstellen sind eigen-ständige, örtlich oder regional arbeitende professionelle Beratungseinrichtungen. Sie verfügen über hauptamtliches Personal, Räume und Ressourcen. Selbsthilfekontakt-stellen erbringen Informations-, Bera-tungs- und Unterstützungsangebote für neu zu gründende und bestehende Selbsthilfe-gruppen.

Jeder Landkreis und jede größere Stadt hat eine Selbsthilfekontaktstelle. Die Stellen können über die Nationale Kontakt- und Informationsstelle (NAKOS) erfragt werden.

> **WebTipp**
>
> Adressen von entsprechenden Selbsthilfegruppen können erfragt werden bei der NAKOS,
> E-Mail: selbsthilfe@nakos.de,
> Internet: ▶ www.nakos.de.

Die örtlichen Selbsthilfeberatungsstellen sowie die Selbsthilfeorganisationen geben Auskünfte über bestehende SHG.

Online-Selbsthilfe: Immer mehr verbreitet sich auch Selbsthilfe über das Internet. Hilfe-suchende tauschen sich in Internetforen, Mailinglisten oder Chaträumen aus. Obwohl diese Form der Selbsthilfe schon seit mehr als einem Jahrzehnt praktiziert wird, ist teilweise strittig, ob sie als Selbsthilfe zu bezeichnen ist. Das schlägt sich zum Beispiel darin nie-der, dass Selbsthilfe-Initiativen, die sich aus-schließlich über das Internet gegenseitig unterstützen, bislang nicht von den Kranken-kassen unterstützt werden können.

> **WebTipp**
>
> Unter ▶ www.schmerzgesellschaft.de/topnavi/patienteninformationen/nuetzliche-links-und-literatur/nuetzliche-links werden schmerzbezogene Selbstorganisationen aufgelistet.

7.2 Schmerzambulanz

Stephan Panning

In einer Schmerzambulanz werden Patien-ten mit akuten und chronischen Schmerzen ambulant (besuchsweise tagsüber) behandelt. Schmerzambulanzen sind oft größeren Krankenhäusern wie z. B. Universitätskliniken angegliedert und ein wichtiges Bindeglied zwischen den niedergelassenen Ärzten und stationär arbeitenden Einrichtungen. Dem-entsprechend besteht in der Regel eine enge Zusammenarbeit mit den Haus- und Fachärzten des Patienten und anderen Fachabteilungen im gleichen Haus. Schmerz-ambulanzen können ergänzende diagnosti-sche und therapeutische Schritte einleiten, die dem Patienten weite Wege ersparen. Ein wei-terer Schwerpunkt ist die Therapiekontrolle, zum Beispiel hinsichtlich der Wirkung und Verträglichkeit starker Schmerzmittel, dem Auffüllen einer Schmerzpumpe oder der Umstellung von Schmerzmitteln.

Zum Personal einer Schmerzambulanz gehören neben auf Schmerz spezialisier-ten Ärzten und spezialisiertem Pflege-personal häufig auch Psychotherapeuten und Physiotherapeuten. Durch das zusammen-getragene Wissen mehrerer Fachdisziplinen wird eine ganzheitliche Diagnostik und Therapie ermöglicht. Beispielsweise kön-nen Patienten auf einer interdisziplinären

Schmerzkonferenz (Treffen von Therapeuten verschiedener Fachbereiche) vorgestellt werden, wenn die Schmerzen nur schwer zu behandeln sind. Im Rahmen der Therapie kommen anerkannte Behandlungsverfahren zum Einsatz.

Darüber hinaus kooperieren manche Schmerzambulanzen mit spezialisierten Kliniken in der Nachsorge (Schmerzklinik, Schmerz-Rehaklinik, Schmerz-Tagesklinik).

7.3 Schmerzklinik

Stephan Panning

In einer Schmerzklinik werden Patienten mit besonders schwer zu behandelnden Akutschmerzen und chronischen Schmerzerkrankungen, wie beispielsweise Migräne, Kopf- und Gesichtsschmerzen, Schmerzen bei Krebs, Schmerzen nach Amputation oder Rückenschmerzen behandelt. In die Schmerzklinik kommen insbesondere Patienten, bei denen es notwendig ist, sie für längere Zeit aus dem sozialen und beruflichen Umfeld herauszunehmen, um das Schmerzgeschehen intensiver zu behandeln. Grundlage ist ein ganzheitlicher, auch multimodal genannter Behandlungsansatz: Nach einer eingehenden Befragung über den aktuellen Gesundheitszustand und die Vorgeschichte der Erkrankung erstellen Ärzte und verschiedene Therapeuten in einer Konferenz einen Behandlungsplan. Dieser Plan beinhaltet medizinische (z. B. Medikamente, Nervenstimulation) und psychologische Verfahren (z. B. Schmerzbewältigungstraining) sowie körperliches Training und Bewegungstherapie. Darüber hinaus wird eine Beratung zur beruflichen Wiedereingliederung angeboten. Ziel der Therapie ist es, dem Patienten ein weitgehend schmerzfreies Leben zu ermöglichen und ihn zu befähigen, wieder aktiv am gesellschaftlichen und beruflichen Leben teilzunehmen. Zu den Schwerpunkten

gehört auch das sogenannte Ein- oder Ausschleichen („Entzug") eines Medikaments unter ärztlicher Kontrolle. Schmerzkliniken sind in der Regel Teil von Akutkrankenhäusern. Durch die Einbeziehung von Ärzten und Therapeuten aus unterschiedlichen Fachdisziplinen kann die Behandlung besser auf das individuelle Schmerzproblem des Patienten abgestimmt werden.

7.4 Schmerz-Tagesklinik

Stephan Panning

Eine Schmerz-Tagesklinik ist eine spezielle Form einer Schmerzklinik, von denen es in Deutschland nur wenige gibt. Die Schmerz-Tagesklinik ist ein Bindeglied zwischen Schmerzambulanz und Schmerzklinik und richtet sich an Schmerzpatienten, die noch mobil sind und in räumlicher Nähe zur Tagesklinik wohnen. Zumeist ist sie Akutkrankenhäusern bzw. Universitätskliniken angegliedert. Die Besonderheit besteht darin, dass die Patienten sich tagsüber (in der Regel zwischen 8.30 Uhr und 16.00 Uhr) zur Behandlung in der Klinik aufhalten und abends in das häusliche Umfeld zurückkehren. Auch hier besteht das Therapieprogramm aus medizinischen, bewegungstherapeutischen und schmerzpsychotherapeutischen Bausteinen. Die Behandlung erfolgt über einen Zeitraum von drei bis vier Wochen, überwiegend in festen Gruppen mit acht bis zehn Patienten. Ein Vorteil der Behandlung besteht darin, dass der Bezug zum persönlichen Alltag bestehen bleibt. Auf diese Weise können hilfreiche Bewältigungsstrategien möglicherweise einfacher in den Alltag integriert werden. Bei einer hohen beruflichen oder familiären Belastung kann es dagegen sinnvoller sein, Abstand zum problembelasteten Umfeld zu schaffen und die Schmerztherapie stationär in einer Schmerzklinik oder Schmerz-Rehaklinik durchzuführen.

7.5 Schmerz-Rehaklinik

Stephan Panning

Bei Reha-Kliniken handelt es sich ganz allgemein um spezialisierte Einrichtungen, in denen sich Menschen nach Operationen, lang anhaltenden Erkrankungen oder Krankheitsfolgen durch ein intensives, multimodales Behandlungsprogramm rehabilitieren können. Rehabilitation umfasst alle Maßnahmen, welche die Gesundheit des Menschen wiederherstellen und seine Teilhabe am gesellschaftlichen und beruflichen Leben ermöglichen. Der Patient beantragt eine Rehabilitationsmaßnahme in der Regel mit seinem Hausarzt/Facharzt beim zuständigen Rentenversicherungsträger oder über die Krankenkasse. Schmerz-Rehakliniken sind zumeist Kliniken mit einem orthopädischen oder psychosomatischen Schwerpunkt. In einer orthopädischen Klinik heißt dieser Schwerpunkt „verhaltensmedizinische Orthopädie", in der Psychosomatik beispielsweise „orthopädische Psychosomatik". Zumeist besitzen die behandelnden Ärzte und Therapeuten eine auf Schmerz spezialisierte Ausbildung und führen ein auf bestimmte Schmerzerkrankungen abgestimmtes Behandlungsprogramm durch. Üblicherweise liegt der Schwerpunkt einer Schmerz-Rehaklinik nicht mehr auf der Ursachenfindung, sondern auf der Behandlung der vorher abgeklärten Schmerzerkrankung. Schwerpunkte sind die Aktivierung und Information des Patienten, die sozialmedizinische Einschätzung seines Leistungsvermögens und die Vermittlung von Hilfen zur beruflichen Wiedereingliederung und Teilhabe am sozialen und kulturellen Leben. Die Patienten bleiben ca. drei bis sechs Wochen. Manche Kliniken führen diese Behandlung auch teilstationär durch.

7.6 Interdisziplinäre Schmerzkonferenz

Stephan Panning

Interdisziplinäre Schmerzkonferenzen sind zumeist monatliche Zusammenkünfte von Ärzten und verschiedenen Therapeutengruppen, die einen „besonderen Problemfall" diskutieren. Der um Rat fragende Arzt kann seinen Schmerzpatienten per Aktenlage oder sogar persönlich vorstellen. Ziel ist es, dass Experten verschiedener Fachrichtungen (deshalb interdisziplinär) die möglichen Schmerzursachen und bisherige Behandlungsversuche eines konkreten Falles beurteilen. Nur der behandelnde Arzt kann einen Patienten anmelden. In der Regel sind Fachärzte aus mindestens drei unterschiedlichen Fachrichtungen (z. B. Anästhesist, Neurologe, Orthopäde, Neuro-Chirurg oder Facharzt für Psychosomatik) beteiligt. Darüber hinaus nehmen psychologische Schmerztherapeuten sowie Physio-, Ergo- und Sporttherapeuten sowie ein Sozialarbeiter an der Konferenz teil. In der Regel wird auch der betroffene Schmerzpatient mit einbezogen. Nach einer kurzen Vorstellung durch seinen behandelnden Arzt oder Therapeuten wird er von den anwesenden Experten zu seiner Schmerzsymptomatik befragt. Später wird er über die Diskussionsergebnisse der Experten informiert.

7.7 Arzt mit Zusatz „Spezielle Schmerztherapie"

Stephan Panning

Zur Verbesserung der medizinischen Behandlung von chronisch schmerzkranken Patienten hat der Deutsche Ärztetag am 8.6.1996 die Zusatzbezeichnung „Spezielle

Schmerztherapie" eingeführt. Sie umfasst Verfahren und Techniken, welche die Schmerzweiterleitung auf der körperlichen Seite verringern oder stoppen (z. B. Medikamente, Spritzen, Nervenblockaden). Um die Zusatzbezeichnung zu führen, muss ein Arzt über eine Facharztanerkennung verfügen und eine mindestens einjährige Weiterbildung absolvieren. Im Rahmen der Weiterbildung erwirbt er theoretische Kenntnisse und praktische Fertigkeiten in der Diagnostik und der Therapie chronischer Schmerzzustände. Am Ende der Weiterbildung legt er vor der jeweiligen Ärztekammer eine Prüfung ab.

7.8 Psychotherapeut mit Zusatz „Spezielle Schmerzpsychotherapie"

Stephan Panning

„Spezielle Schmerzpsychotherapie" ist ein Zusatztitel für psychologische und medizinische Psychotherapeuten, den sie am Ende einer zweijährigen Weiterbildung führen dürfen. Der Titel ist von der Bundespsychotherapeuten-Kammer seit 2018 offiziell anerkannt.

Die „Spezielle Schmerzpsychotherapie" wurde für Patienten mit chronischen Schmerzen entwickelt, bei denen die Schmerzzustände durch ungünstige Denk- und Verhaltensmuster aufrechterhalten und verstärkt werden. Die Patienten lernen mithilfe des Therapeuten, schmerzhemmende Erlebens- und Verhaltensmuster einzuüben, bis sich die chronischen Schmerzen spürbar verringern und sich die Lebensqualität insgesamt verbessert.

WebTipp

Bei der Suche nach auf Schmerz spezialisierte Physiotherapeuten, Ärzte oder Psychotherapeuten helfen Ihnen die Internet-Adressen im Serviceteil dieses Ratgebers.

7.9 Pflegekräfte mit Zusatz „Pain-Nurse"

Stephan Panning

Das medizinische Assistenzpersonal hat in Praxen und Krankenhäusern häufig den direktesten und zeitintensivsten Kontakt mit den Patienten. Aus diesem Grund verlangt die qualifizierte Behandlung von Schmerzpatienten auch von medizinischen Assistentinnen und Assistenten sehr spezielle Kenntnisse über akute und chronische Schmerzen sowie die Gesprächsführung mit Schmerzpatienten.

Zur Verbesserung des pflegerischen Umgangs mit Schmerzpatienten bieten Weiterbildungseinrichtungen von Kliniken Ausbildungsgänge zur sog. Algesiologischen Fachassistenz (ALFA, auch „pain nurse" genannt) an. Ziel ist die Erlangung von wichtigen Fachkompetenzen für das pflegerische Schmerzmanagement und allen notwendigen pflegefachlichen Voraussetzungen für die Umsetzung des Expertenstandards Schmerzmanagement.

Zielgruppe sind Pflegende aus Anästhesie und Intensivpflege, im Altenpflegebereich, in Hospizeinrichtungen sowie Arzthelferinnen.

Inhalte der Weiterbildungen sind zum einen die Vermittlung von dem aktuellen Stand der wissenschaftlichen Forschung entsprechenden Wissen über akute und chronische Schmerzzustände, spezielle Schmerzsyndrome, Verfahren der Schmerzdiagnostik und -therapie, den Einfluss von psychologischen Faktoren sowie moderne interdisziplinäre Therapiekonzepte. Zum anderen werden kommunikative Kompetenzen im Umgang mit Schmerzpatienten vermittelt (Beratung, Edukation, Anleitung, Förderung von Selbstverantwortung). Dauer und Umfang der Weiterbildungen sind zwischen den Anbietern unterschiedlich. Einige Weiterbildungen basieren auf der Grundlage des Schmerztherapeutischen Curriculums für die integrierte Aus-, Weiter- und

Fortbildung in der Pflege der Deutschen Schmerzgesellschaft e. V.

7.10 Physiotherapeut mit Zusatz Spezielle SchmerzPhysioTherapie (SpSPT)

Dagmar Seeger

In der Physiotherapie bei chronischen Schmerzen wie auch in der Schmerztherapie allgemein gibt es viele neue Erkenntnisse. Unter dem Dach der Deutschen Schmerzgesellschaft wurde als Spezialisierung für Physiotherapeuten die Zusatzqualifikation „Spezielle Schmerzphysiotherapie" entwickelt. Die Inhalte dieser Weiterbildung basieren auf internationalen und nationalen Curricula für Schmerztherapie.

In der Regel werden Sie in der Speziellen Schmerzphysiotherapie beim ersten Termin ausführlich befragt untersucht und behandelt.

Zur Ergänzung bekommen Sie Fragebögen um Fakten zu erfassen, die im Gespräch nicht aufgenommen werden konnten. Die Informationen aus dem Gespräch und den Fragebögen fließen in die Therapieplanung ein.

Zusätzlich zur Untersuchung findet eine Funktionsanalyse in unterschiedlichen Bewegungsabläufen und in angepassten Tests statt, um ein Bild Ihrer Fähigkeiten und Ihrer Belastbarkeit zu bekommen.

Danach erfolgt die Behandlung speziell auf Ihre individuelle Schmerzproblematik und Ihr Ziel zugeschnitten. Ein wichtiger Teil der Behandlung sind Informationen über Schmerzentstehung, schmerzfördernde und schmerzreduzierende Mechanismen. Gemeinsam mit dem Therapeuten finden Sie gangbare Wege mit Schmerzen umzugehen und Ihre Beschwerden in den Griff zu bekommen. Ein weiterer wichtiger Teil der Behandlung ist Ihr Eigenübungsprogramm für den Alltag und der stufenweise Aufbau Ihrer Alltagsaktivitäten mit angemessenen Pausen (Adressen s. Servicteil).

Serviceteil

© Springer-Verlag Berlin Heidelberg 2020
H.-G. Nobis et al. (Hrsg Schmerz – eine Herausforderung,
https://doi.org/10.1007/978 3 662-60401-4

Fachbegriffe verständlich erklärt …

*Bernd Kappis, Friederike Keifel,
Britta Lambers, Peter Post,
Heike Norda, Roman Rolke,
Hella Warnholz*

Absteigende Schmerzhemmung Aus dem Hirnstamm absteigende Nervenbahnen, die zu einer Hemmung der Schmerzweiterleitung im Rückenmark führen.

Akuter Schmerz Rasch einsetzender, kurzzeitig anhaltender Schmerz.

Allodynie Schmerz durch einen normalerweise nicht als schmerzhaft empfundenen Reiz, zum Beispiel leichte Berührung.

Analgesie Schmerzunempfindlichkeit, Aufhebung der Schmerzempfindung.

Analgetikum (Mehrzahl: Analgetika) Schmerzmittel. Ein Arzneimittel mit schmerzlindernder oder schmerzstillender Wirkung.

Anästhesie Empfindungslosigkeit gegenüber schmerzhaften und nicht schmerzhaften Reizen.

Antidepressivum (Mehrzahl: Antidepressiva) Ein Arzneimittel gegen die Symptome bei Depression. Antidepressiva werden auch bei Ängsten oder zur Behandlung chronischer Schmerzen eingesetzt – auch ohne Vorliegen einer Depression.

Antikonvulsivum (Mehrzahl: Antikonvulsiva) Medikamente, die zur Unterdrückung epileptischer Anfälle entwickelt wurden, von denen einige auch gegen Nervenschmerzen wirksam sind, siehe ->neuropathischer Schmerz.

Arthritis Entzündung eines oder mehrerer Gelenke.

Arthrose Verschleißerkrankung der großen oder kleinen Gelenke. Dabei werden die Gelenkflächen zerstört, das umgebende Gewebe verhärtet und der Knochen verändert sich.

Aura bei Migräne Individuell unterschiedliche Ausfallerscheinungen zumeist im Bereich des Sehens, Fühlens oder Bewegens, die einem Migränekopfschmerz unmittelbar vorausgehen können.

Autogenes Training Aufeinander aufbauende gedankliche Übungen, die zu einer körperlichen und seelischen Entspannung führen können. Dabei wird die eigene Vorstellungskraft unterstützt, indem man sich kurze und einfache Sätze in Gedanken vorsagt, zum Beispiel: „Ich bin ganz ruhig".

Bandscheibenvorfall Das Heraustreten des inneren Kerns der Bandscheibe aus seiner Faserhülle in den Wirbelkanal.

Belastungsschmerzen Schmerzen, die bei über das normale Maß hinausgehender körperlicher Anstrengung oder mechanischer Belastung einer Körperregion auftreten.

Bewegungsschmerzen Schmerzen, die bei normaler körperlicher Anstrengung oder mechanischer Belastung einer Körperregion auftreten.

Bio-psycho-soziales Schmerzmodell Eine ganzheitliche Sichtweise, in der neben den körperlichen Aspekten auch seelische und soziale Faktoren und deren gegenseitige Beeinflussung als bedeutsam für chronische Schmerzen betrachtet werden.

Biofeedback Ein technisches Verfahren, bei dem Körperfunktionen wie die Muskelaktivität oder der Herzschlag gemessen und unmittelbar zurückgemeldet werden. Hierdurch kann erlernt werden, eigene Körpervorgänge bewusst zu beeinflussen.

Chronische Schmerzen Schmerzen, die über ein individuell nachvollziehbares zeitliches Maß hinaus anhalten oder immer wiederkehren.

Clusterkopfschmerz Kopfschmerzerkrankung mit wiederkehrenden, sehr heftigen und einseitigen Attacken im Bereich von Schläfe und Auge. Die Schmerzen treten oft mitten in der Nacht auf und dauern meist 15 bis 180 min.

Computertomographie, CT Schnittbildgebung mithilfe von Röntgenstrahlen.

CRPS = komplexes regionales Schmerzsyndrom (früher: Morbus Sudeck) Oft infolge einer Verletzung – meist an Armen oder Beinen – auftretender und lang anhaltender Schmerz mit gesteigerter Schmerzempfindlichkeit. Typisch sind begleitende Schwellungen, Durchblutungsstörungen, Hautverfärbungen, vermehrtes Haarwachstum und gestörter Knochenstoffwechsel im betroffenen Bereich.

Dysästhesie/Parästhesie Missempfindung, die nicht notwendigerweise mit Schmerzen verbunden ist, zum Beispiel ein Kribbeln auf der Haut.

Evozierter Schmerz Durch äußere Reize unmittelbar ausgelöster Schmerz, zum Beispiel durch Nadelstiche.

Facettengelenke Wirbelbogengelenke: paarige Gelenkverbindung benachbarter Wirbelkörper.

Faszie Faszien sind Umhüllungen der Organe, Muskeln und Muskelgruppen. Da alle Körperfaszien direkt oder indirekt miteinander verbunden sind, kann eine erhöhte Spannung sich auch auf einen anderen Körperbereich auswirken.

Faszien-Therapie (inkl. Faszienrolle) Behandlung unbeweglicher und unelastischer Faszien. Durch Dehnungen, federnde Bewegungen und Selbstmassage, zum Beispiel mit einer Faszienrolle wird der betroffene Körperbereich gelockert.

Fibromyalgie-Syndrom Eine länger anhaltende Erkrankung mit Schmerzen in mehreren Körperbereichen und erhöhter Schmerzempfindlichkeit. Oft kommen Müdigkeit, Erschöpfung, Schlafstörungen und Konzentrationsstörungen oder andere körperliche und seelische Beschwerden hinzu. Die Ursache der Erkrankung ist bisher nicht bekannt.

Gelenkblockade Einschränkung der Beweglichkeit eines Gelenks.

Hypästhesie/Hypoästhesie Vermindertes Empfinden von nicht schmerzhaften Reizen.

Hyperalgesie Gesteigertes Schmerzempfinden eines schmerzhaften Reizes.

Hyperästhesie Gesteigertes, aber schmerzloses Empfinden eines nicht schmerzhaften Reizes.

Hypnose Ein veränderter Bewusstseinszustand, der sich von Schlaf und Wachsein unterscheidet. Diesen Zustand der tiefen und gleichzeitig wachen Entspannung bezeichnet man auch als hypnotische Trance. In der hypnotischen Trance ist eine unmittelbar wirksame Schmerzbeeinflussung für einen begrenzten Zeitraum möglich, z. B. bei einer Zahnbehandlung.

Hypnotherapie Eine Form der Psychotherapie, in der hypnotische Trance genutzt wird, um Gedanken und Erinnerungen neu zu verknüpfen, neue Lösungsmöglichkeiten für Probleme zu finden und körperliche Veränderungen für Heilungsprozesse zu fördern. Zur

Hypnotherapie gehört auch die Anleitung zur Selbsthypnose als Selbsthilfetechnik.

Hypoalgesie Vermindertes Schmerzempfinden eines schmerzhaften Reizes.

Iatrogen Durch Ärzte oder andere Therapeuten verursacht, zum Beispiel als Behandlungsfehler.

Idiopathische Schmerzen Schmerzen ohne erkennbare Ursache.

Iliosakralgelenksblockade (ISG-Blockade) Bewegungseinschränkung des ohnehin straffen Gelenkes zwischen Kreuzbein und Darmbein durch Fehlbelastung, Bandlockerung oder Abweichen der Stellung der Gelenkflächen zueinander von der Norm.

Injektion, spinale, intravenöse, subkutane, intramuskuläre Einbringung von Medikamenten mithilfe einer Spritze. Die Injektion kann in den Nervenwasserraum (spinal), in ein Blutgefäß (intravenös), unter die Haut (subkutan) oder in einen Muskel (intramuskulär) erfolgen.

Invasive Schmerzbehandlung Behandlungsmethoden, bei denen Medikamente meist durch Injektionen mit Spritzen oder Katheter (dünne Schläuche) in den Körper eingebracht werden. Neben Nervenblockaden zählen auch operative Techniken und elektrische Schrittmacher dazu.

Ischialgie Sammelbezeichnung für Schmerzzustände im Versorgungsbereich des Ischiasnervs, der vom unteren Rücken über das Bein bis zum Fuß verläuft.

Konservative Schmerztherapie Behandlung von Schmerzen mithilfe medikamentöser Therapie, Psychotherapie, Physiotherapie (Krankengymnastik) und/oder physikalischen Maßnahmen, z. B. der Anwendung von Wärme oder Kälte.

Kopfschmerz bei Medikamentenübergebrauch Kopfschmerzen an mehr als 15 Tagen pro Monat, die infolge einer zu häufigen Einnahme von Schmerzmitteln auftreten.

Krankheitsgewinn Vom Patienten erlebte Vorteile, die aus einer Krankheit hervorgehen können. Das können Zuwendung, Aufmerksamkeit, Schonung, Pflichten abgeben oder finanzielle Entschädigung sein. Manchmal wird hierdurch die Genesung erschwert.

Leitlinien Medizinische Leitlinien sind systematisch entwickelte Expertenaussagen mit Behandlungsempfehlungen. Sie unterstützen die Entscheidungsfindung von Arzt und Patient und vermitteln den Stand des aktuellen medizinischen Wissens. Leitlinien sind rechtlich nicht bindend, stellen aber Handlungs- und Entscheidungskorridore dar.

Lokalanästhetikum (Mehrzahl: Lokalanästhetika) Medikament, das eingespritzt werden kann und eine örtliche Betäubung verursacht, z. B. beim Zahnarzt, aber auch bei Operationen.

Magnetresonanztomografie, MRT Für den Körper unbelastende Technik zur Schnittbildgebung mithilfe von Magnetfeldern, auch als Kernspintomografie bezeichnet.

Medikamentenabhängigkeit Zwingendes Verlangen nach einem bestimmten Medikament.

Medikamentenfehlgebrauch Für den Patienten ungünstige Anwendung eines Medikamentes außerhalb der vorgesehenen Zulassung.

Medikamenteninteraktion (auch: Arzneimittelwechselwirkung) Beeinflussung einer Medikamentenwirkung durch ein anderes Medikament. Die Wirkung kann dadurch verstärkt, abgeschwächt oder aufgehoben werden.

Medikamentenmissbrauch Körperlicher oder für die Psyche schädlicher Gebrauch von Medikamenten.

Missempfindungen Ungewöhnliche, durch Gefühlsnerven vermittelte Sinneswahrnehmungen, z. B. ein Brennen, Kribbeln, Stechen oder Ameisenlaufen. Diese treten oft infolge von Schädigungen auf, die durch Druck, Einklemmung oder andere Krankheiten eines Nervs entstehen.

Multimodale Schmerztherapie Ein eng unter den beteiligten Berufsgruppen abgestimmtes, individuelles Behandlungskonzept aus medikamentöser, psychologischer und Physiotherapie. Häufig werden Elemente des Entspannungs-/Bewegungstrainings und der Ergotherapie einbezogen. Die mehrwöchige Therapie beinhaltet die aktive Mitwirkung des Patienten.

Multiprofessionelle Schmerztherapie Eine Therapie, in der verschiedene Berufsgruppen fachübergreifend zusammenarbeiten. Sie nutzen dabei ihre unterschiedlichen Behandlungsansätze und Behandlungsmethoden. Das Team setzt sich beispielsweise aus Ärzten, Psychologen, Physiotherapeuten, Ergotherapeuten, Sozialarbeit und Pflegefachkräften zusammen.

Myofaszialer Schmerz Schmerzen, die von Muskulatur, dem Sehnen- oder Bindegewebe ausgehen und durch Verklebung des Gewebes bedingt sind. Siehe auch ->Triggerpunkte.

Nervenblockade Unterbrechung der Nervenleitung, häufig im Sinn einer Unterdrückung der Schmerzweiterleitung. Diese kann zeitlich begrenzt sein, z. B. durch eingespritzte Medikamente, oder anhaltend, z. B. durch gezielte Behandlung mit Hitze/Kälte oder chemische Substanzen.

Nervenschmerzen Siehe ->neuropathischer Schmerz.

Nervenwurzel Unmittelbar an das Rückenmark angrenzendes Bündel von Nervenfasern, das Gefühlsnervenbahnen und auch motorische Nervenbahnen zu den Muskeln enthält.

Neuralgie Attackenförmiger Nervenschmerz. Bekanntestes Beispiel ist die Trigeminusneuralgie mit blitzartig einschießenden Schmerzen im Gesichtsbereich.

Neuritis Entzündung eines Nervs.

Neuromodulation Beeinflussung der Erregbarkeit von Nervenzellen, z. B. durch ->Neurostimulation.

Neuronal Nerven betreffend.

Neuronale Plastizität Der Ausdruck beschreibt die Anpassungsvorgänge im schmerzverarbeitenden System von Rückenmark und Gehirn, die zu einer Aufrechterhaltung von Schmerzen beitragen können.

Neuropathie Schädigung eines Nerven, die schmerzhaft oder schmerzlos sein kann.

Neuropathischer Schmerz Schmerz als direkte Folge einer Schädigung der Gefühlsbahnen im Nervensystem.

Neurostimulation Erregung von Nerven, meist durch Stromimpulse. Neurostimulation kann von außen erfolgen durch auf die Haut einwirkende Stromimpulse, z. B. ->TENS. Innere Neurostimulation wird durch einen operativ in den Körper eingebrachten ->Neurostimulator durchgeführt, z. B. ->SCS.

Neurostimulator Elektronisches System, das aus einem Impulsgeber und Kabeln mit Elektroden besteht und schwache elektrische Impulse aussendet, siehe ->Neurostimulation und ->SCS.

Nozizeptiver Schmerz Normales Schmerzerleben – ausgelöst durch Reize, die auf gesunde Schmerzfasern einwirken. Diese Nervenfasern werden dabei aktiviert, aber nicht zerstört.

Nozizeptor Für die Wahrnehmung von Schmerzen verantwortlicher Nerv.

NSAR (Nicht-steroidale Anti-Rheumatika) Gruppe von entzündungshemmenden Schmerzmitteln, die kein Kortison enthalten.

Opioide/Opiate Gruppe von stark wirksamen Schmerzmitteln. Hauptvertreter der Gruppe ist Morphin. Die Verordnung muss ggf. auf einem besonderen Betäubungsmittel-Rezept (BTM-Rezept) erfolgen.

Osteoporose Knochenerkrankung, die mit einer verminderten Knochenmasse und einer Verschlechterung des Knochengewebes einhergeht. Der Knochen wird poröser und ist anfälliger für Brüche.

Palliativmedizin Medizinischer Bereich, in dem Menschen mit fortgeschrittenen und nicht mehr heilbaren Erkrankungen versorgt werden. Im Vordergrund steht eine Verbesserung der Lebensqualität von Patienten und Angehörigen durch Linderung belastender Beschwerden wie Schmerzen, aber auch psychischer und sozialer Probleme einschließlich des Ansprechens von Sinnfragen des Lebens.

Periduralanästhesie (auch: Epidural-anästhesie) Regionale Narkoseform, bei der ein örtlich wirkendes Schmerzmittel in die Nähe des Rückenmarks gespritzt wird.

Periphere Nervenstimulation (PNS) Elektrische Reizung von Nerven durch unter die Haut eingebrachte Elektroden, meist an Armen oder Beinen.

Periphere Sensibilisierung Gesteigerte Empfindlichkeit von Schmerzfasern infolge andauernder Reizung, zum Beispiel als Hitzeüberempfindlichkeit bei Sonnenbrand.

Periradikuläre Therapie (PRT) Einspritzung von schmerzstillenden Medikamenten direkt an eine Nervenwurzel im Bereich der Wirbelsäule.

Perzeption Vorgang und Inhalte der Körperwahrnehmung, z. B. das Spüren eines brennenden Schmerzes der Füße nach Nervenschädigung.

Phantomschmerzen Schmerzen, die außerhalb des eigenen Körpers erlebt werden, wo sich ein zuvor amputiertes Bein oder Arm befunden hatten. Auch fehlende Zähne oder eine amputierte Brust können solche Schmerzen auslösen.

Plexus Nervengeflecht. In der Schmerzbehandlung am häufigsten betroffen sind das Armnervengeflecht (Plexus brachialis), das Beinnervengeflecht (Plexus lumbosacralis) oder das Nervengeflecht des Oberbauchs (Solarplexus).

Polymyalgie Schmerzhafte entzündliche Erkrankung mehrerer Muskeln.

Polyneuropathie Wörtlich meint der Begriff: „Viele Nerven sind krank". Gleichzeitige Schädigung mehrerer Nerven, die schmerzlos oder schmerzhaft sein kann, zum Beispiel im Rahmen einer Zuckerkrankheit. Betroffen sind meist Füße und Hände.

Postoperativ Die Tage oder Wochen nach einem chirurgischen Eingriff, abhängig von Ausmaß und Folgen der Operation.

Progressive Relaxation Ein Entspannungsverfahren, bei dem durch abwechselnde bewusste Anspannung und Entspannung der Muskeln die Körperwahrnehmung trainiert und Schmerzen günstig beeinflusst werden können.

Propriozeptoren Nervenendigungen, die Informationen aus Muskeln, Sehnen und Gelenkkapseln aufnehmen und zur Wahrnehmung der Stellung und Bewegung des Körpers im Raum beitragen.

Psychopharmakon (Mehrzahl: Psycho-pharmaka) Medikamente mit Einfluss auf die Psyche.

Psychosomatik, Psychosomatische Medizin Ein Fachgebiet der Medizin. Es beschäftigt sich mit Störungen, bedingt durch Zusammenhänge und Wechselwirkungen von Körper, Seele und Umwelt.

Psychotherapie Ein Überbegriff für verschiedene Therapieverfahren, die zur Behandlung seelischer Störungen eingesetzt werden.

Radikulär/pseudoradikulär Die Nervenwurzeln betreffend (radikulär) oder nur anscheinend (pseudo-) betreffend mit einer vergleichbaren Schmerzausstrahlung.

Rezidivierend Nach einer Heilung wiederkehrend. Beispielsweise können Entzündungen, Depressionen, Rückenschmerzen oder Krebs erneut auftreten.

Ruheschmerzen Anhaltende Schmerzen, die durch äußere Reize verstärkt werden können, meist aber ohne diese fortbestehen.

Schmerzgedächtnis Oberflächlicher Begriff. Dieser Ausdruck beschreibt die Anpassungsvorgänge im schmerzverarbeitenden System von Rückenmark und Gehirn, die zu einer Aufrechterhaltung von Schmerz beitragen können. Zutreffender ist der Fachausdruck „neuronale Plastizität im Schmerzsystem".

Schmerzpumpe Pumpe, die schmerzlindernde Medikamente enthält und diese über einen dünnen

Schlauch entweder in das Blut oder an Nerven transportiert.

Schmerzschwelle Die geringste Reizstärke, die als schmerzhaft empfunden wird.

Schmerztherapeut Bezeichnung für einen Arzt, Psychologischen Psychotherapeuten oder Physiotherapeuten, der Patienten mit akuten und chronischen Schmerzen behandelt. Am häufigsten meint die Verwendung des Begriffs Mediziner mit einer Weiterbildung in „Spezieller Schmerztherapie" zusätzlich zu ihrer fachärztlichen Ausbildung als z. B. Anästhesist, Neurologe oder Orthopäde. Für die Berufsgruppen der Psychologischen Psychotherapeuten und Physiotherapeuten gibt es die Zusatzbezeichnung „Spezielle Schmerzpsychotherapie" oder „Spezielle Schmerzphysiotherapie".

Skoliose Verdrehung und seitliche Verbiegung der Wirbelsäule.

Somatoforme Störung Länger anhaltende körperliche Beschwerden, die den Alltag stark beeinträchtigen und für die nach sorgfältiger Untersuchung keine oder keine ausreichende körperliche Ursache gefunden wurde. Ein Beispiel ist eine durch Gefühle (Emotionen) ausgelöste Erregung im Körper, die einen Bluthochdruck bei Ärger bewirkt oder das Auftreten von Übelkeit bei zugrunde liegender Angst.

Spinal cord stimulation (SCS) Verfahren, das mithilfe von Stromreizen direkt am Rückenmark Einfluss auf die Schmerzverarbeitung nimmt.

Spinalkanalstenose Einengung des Wirbelkanals, die zu einer schmerzhaften Quetschung von Rückenmark oder Nervenwurzeln führen kann.

Spontanschmerzen Schmerzen, die ohne erkennbare äußere Ursache auftreten.

Sympathisches Nervensystem Teil des sich weitgehend selbst steuernden Nervensystems mit Einfluss auf Herzrhythmus, Blutdruck, Darmtätigkeit, Schwitzen, aber auch auf die ->Chronifizierung von Schmerz.

TENS (transkutane elektrische Nervenstimulation) Elektrisches Reizverfahren mit Aufkleben von Elektroden auf die Haut mit dem Ziel einer Schmerzlinderung.

Traditionell Chinesische Medizin (TCM) Aus China kommende Heilkunde mit den 5 Säulen Arzneitherapie, Akupunktur, Moxibustion (Erwärmung von Akupunkturpunkten), Tuina und Shiatsu (Massage-

techniken) und Qigong und Taijiquan (Bewegungsübungen/Kampfkunst).

Trigeminusneuralgie Meist nur Sekunden andauernde und blitzartig einschießende, elektrisierende Schmerzen im Gesichtsbereich nach Schädigung des verantwortlichen Gefühlsnervs (Trigeminus-Nerv). Die Schmerzen können ohne Auslöser auftreten, oder nach Berühren des Gesichts oder durch Kaubewegungen ausgelöst werden.

Trigger Auslöser.

Trigger-Punkt Punkt innerhalb eines Muskels, an dem sich auf Druck Schmerz auslösen lässt, der ausstrahlt und sich auch auf andere Körperabschnitte ausbreiten kann.

Verhaltenstherapie (VT) An der wissenschaftlichen Psychologie ausgerichtete Form der ->Psychotherapie. Wichtige Grundlage ist der Zusammenhang von Denken, Fühlen und Handeln. Patienten haben oft eine aktive Rolle in der Therapie, z. B. durch Übungen, die im Alltag ausprobiert werden.

Viszeralschmerz (auch viszeraler Schmerz) Ein Schmerz, der von Organen des Bauchraums oder der Beckenhöhle ausgeht, wie Magen, Darm, Milz, Leber und Nieren.

WHO-Stufenschema Dreistufige Empfehlung der Weltgesundheitsorganisation (WHO=World Health Organisation) zur Behandlung von Tumorschmerzen. *Stufe 1:* Behandlung mit leichten Schmerzmitteln wie ->NSAR. *Stufe 2:* zusätzliche Gabe von mittelstark wirksamen Schmerzmitteln wie ->Opioiden. *Stufe 3:* wie Stufe 2, aber mit Gabe stark wirksamer statt mittelstark wirksamer Opioide.

Work hardening Ein Trainingsprogramm, das sich aus einem Hebe-, Haltungs- und Arbeitstraining zusammensetzt. Es ist auf die individuellen Bedingungen am Arbeitsplatz ausgerichtet.

Zentrale Schmerzen Schmerz nach Schädigung der Schmerzbahn im Rückenmark oder Gehirn, zum Beispiel nach Schlaganfall.

Zentrale Sensibilisierung Gesteigertes Antwortverhalten von schmerzverarbeitenden Nervenzellen in Rückenmark und Gehirn.

Zielkonflikt Eine Situation, in der eine Beschwerdebesserung durch weitere gegensätzliche Ziele erschwert oder unmöglich wird. Meistens sind diese Konflikte den Betroffen nicht vollständig bewusst.

Buchempfehlungen

Allgemein

Adler K, Fengler A (2016) Gesunde Faszien. Ihr Trainingsprogramm (mit DVD). Trias, Stuttgart

Bartrow K (2014) Schwachstelle Rücken. Gezielt und effektiv. Übungen gegen den Schmerz. TRIAS, Stuttgart

Bißwanger-Heim T (2012) Schmerztherapie – was tun, wenn der Schmerz nicht nachlässt? Stiftung Warentest, Berlin

Bueß-Kovacs H, B Birgit Kaltenthaler (2013) Chronische Schmerzen natürlich behandeln. Schlütersche, Hannover

Butler D, Moseley LG (2016) Schmerz verstehen, 3. Aufl. Springer, Berlin

Eischet-Maldener D (2016) Die faule Sekretärin und der Zauberer: Mein Leben mit chronischen Schmerzen. Tredition, Hamburg

Harris R, Kleinschmidt B (2013) Wer vor dem Schmerz flieht, wird von ihm eingeholt: Unterstützung in schwierigen Zeiten. ACT in der Praxis. Kösel, München

Karst M (2014) Das Schmerz-Buch – Neue Wege wagen. Schlütersche Verlagsgesellschaft, Hannover

Phillips M (2013) Chronische Schmerzen behutsam überwinden, 2. Unveränderte Aufl. Carl Auer, Heidelberg

Richter J (2018) Schmerzen verlernen – Anleitungen und Übungen zur Selbsthilfe, 3. Aufl. Springer, Berlin

von Wachter M (2014) Chronische Schmerzen. Selbsthilfe und Therapiebegleitung, Orientierung für Angehörige und konkrete Tipps und Fallbeispiele, 2. Aufl. Springer, Berlin

Wengenroth M (2016) Das Leben annehmen: So hilft die Akzeptanz – und Commitment-Therapie (ACT). Hogrefe, Bern

Zu Salm C (2016) Weiter Leben. Goldmann, Berlin

Rückenschmerz

Bartrow K (2015) Schwachstelle Nacken. TRIAS, Stuttgart

Froböse I (2010) Das neue Rücken-Akut-Training So werden Sie schnell schmerzfrei, 5. Aufl. Gräfe & Unzer, München

Grönemeyer D (2012) Das Grönemeyer Rückentraining. Goldmann, München

Marianowicz M (2015) Den Rücken selbst heilen – Schmerzfrei werden und bleiben – das ganzheitliche Programm. Gräfe & Unzer, München

Soyka M (2019) Dein Rückenretter bist du selbst. Ellert & Richter, Hamburg

Kopfschmerz

Gaul C, Totzeck A, Nicpon A, Diener HC (2016) Patientenratgeber Kopfschmerzen und Migräne. ABW Wissenschaftsverlag, Berlin

Göbel H (2016) Erfolgreich gegen Kopfschmerzen und Migräne. Springer, Berlin

Somatoforme Schmerzstörung

Seemann H (2016) Freundschaft mit dem eigenen Körper schließen – Über den Umgang mit psychosomatischen Schmerzen Leben lernen, 10. Aufl. Klett-Cotta, Stuttgart

Seemann H (2016) Mein Körper und ich – Freund oder Feind? Psychosomatische Störungen verstehen. Mit Übungen auf CD, 4. Aufl. Klett-Cotta, Stuttgart

Kinder

Dobe M, Zernikow B (2016) Rote Karte für den Schmerz: Wie Kinder und ihre Eltern aus dem Teufelskreis chronischer Schmerzen ausbrechen, 4. Aufl. Carl-Auer, Heidelberg

Frisch K, Göbel H (2015) Mütze hat den Kopfschmerz satt: Eine Mut- und Mitmachgeschichte. Ratgeber für kopfschmerzbetroffene Kinder und Jugendliche sowie deren Familien. ZIES gGmbH, Frankfurt a. M.

Seemann H (2016) Kopfschmerzkinder, 2. Aufl. Klett-Cotta, Stuttgart

Kiefergelenk

Bartrow K (2014) Übeltäter Kiefergelenk: Endlich wieder entspannt und schmerzfrei: 60 Übungen mit Soforteffekt. TRIAS, Stuttgart

Höfler H (2016) Entspannungs-Training für Kiefer, Nacken, Schultern: 10 Programme zum Loslassen und Wohlfühlen. TRIAS

Kares H, Schindler H, Schöttl R (2010) Der etwas andere Kopf- und Gesichtsschmerz. Schlütersche, Stuttgart

von Treuenfels H (2017) Gesund beginnt im Mund: Warum Zähneknirschen zu Rückenschmerzen führt und Lachen den Blutdruck reguliert. Knaur, München

Gelenkschmerz und Arthrose

Fischer J (2016) Das Arthrose-Stopp-Programm. So bleiben Sie schmerzfrei und beweglich. Die 82 besten Übungen und Experten-Tipps. 3-Minuten-Tipps: sofort anwendbar, 4. Aufl. TRIAS, Stuttgart

Grifka J (2012) Die neue Knieschule: Selbsthilfe bei Schmerzen und Beschwerden, 5. Aufl. rororo, Hamburg

Höfler H (2016) Das gesunde Knie: Übungen zu Schmerzprävention und Heilung, 4. Aufl. Meyer & Meyer, Aachen

Höfler H (2010) Das tut den Knien gut. BLV, Augsburg

Roßmüller-Meister PN, Schwarz G (2012) Das Arthrose Buch. Das können Sie selbst tun. Alle bewährten Behandlungsmethoden der Schulmedizin und Naturheilkunde. Schlütersche, Hannover

Rüskamp A, Haupt G (2014) Das Tübinger Hüftkonzept. Von der Wissenschaft in die Praxis. Hellblau, Essen

de Stefano R, Kelly B, Hooper J (2011) Gesunde Muskeln. Gesunder Körper. Wie Sie ihre Muskeln und Gelenke erhalten, stärken und heilen. Schmerzfrei und aktiv in jedem Alter. Goldmann, München

Schmerz und Pflege

Kreße H (2017) 100 Fragen zum Umgang mit Schmerz in der Pflege. Schlütersche, Hannover

Maier R, Mayer P (2012) Der vergessene Schmerz. Schmerzmanagement und Pflege bei Demenz. Ernst Reinhardt, München

Entspannung und Achtsamkeit

Alman BM, Lambrou PT (2010) Selbsthypnose. Ein Handbuch zur Selbsttherapie. Carl-Auer, Heidelberg

Derra C, Schilling C (2017) Achtsamkeit und Schmerz. Stress, Schlafstörungen, Stimmungsschwankungen und Schmerz wirksam lindern. Mit Hör-CD. Klett-Cotta, Stuttgart

Gardner-Nix J, Costin-Hall L (2012) Der achtsame Weg durch den Schmerz Praxisprogramm gegen chronischen Schmerz. Arbor, Freiburg

Kabat-Zinn J (2013) Schmerz: Meditationen zum Umgang mit chronischen Schmerzen. Arbor, Freiburg

Knechtle R (2011) Schmerz ADE mit Atmen, Dehnen, Entspannen. Neue Erde, Saarbrücken

Liedl A, Knaevelsrud C (2013) Trauma und Schmerz: Manual zur Behandlung traumatisierter Schmerzpatienten. Schattauer, Stuttgart

Tamme P, Tamme I (2010) Frei sein im Schmerz – Selbsthilfe durch achtsamkeitsbasierte Schmerztherapie (ABST). Books on Demand, Norderstedt

Fibromyalgie

Brückle W (2016) Fibromyalgie: Endlich erkennen – richtig behandeln. TRIAS, Stuttgart

Wormer EJ (2015) Fibromyalgie. Kompakt-Ratgeber: Chronischen Schmerz erfolgreich bewältigen. Mankau, Murnau am Staffelsee

Weiss T (2010) Fibromyalgie – Schmerzen überall. 10-Punkte-Programm. Südwest, Augsburg

Sport/Bewegung bei Schmerzen

Fox C, Schmid C (2013) Medizinische Trainingstherapie bei chronischen Schmerzen: Für den Alltag trainieren durch Training im Alltag. MWV Medizinisch Wissenschaftliche Verlagsgesellschaft, Berlin

McGonigal K (2012) Schmerzen lindern durch Yoga: Einfache Übungen, die den Geist beruhigen und chronische Schmerzen besänftigen. Junfermann, Paderborn

Müller A, Löwe H (2015) Mit Hanteln heilen: Muskeltraining als unterstützende Therapie: Wie selbst schwere Erkrankungen und Behinderungen deutlich gelindert werden. Novagenics, Arnsberg

Starrett K, Cordoza G (2016) Sitzen ist das neue Rauchen: Das Trainingsprogramm, um lebensstilbedingten Haltungsschäden vorzubeugen und unsere natürliche Mobilität zurückzugewinnen. Riva, München

Hörbuch/Film

Frede U, Otto C (2015) Mit chronischen Schmerzen leben. Neue Wege in der Begleitung von Schmerzpatienten. Schattauer, Stuttgart

FILM: Gold – Du kannst mehr als du denkst (2012) DVD

FILM: SchmerzHAFT (2013) DVD, Medienprojekt Wuppertal

Unterbauchschmerzen

Steinberger K (2013) So leben wir mit Endometriose – Der Alltag mit der chronischen Unterleibserkrankung: Begleitbuch für betroffene Frauen, ihre Familien und medizinische Ansprechpartner. Riedenburg, Salzburg

CRPS

Pauli S, Straub S (2011) Erkrankungen und Verletzungen der Hand: Ein Ratgeber für Betroffene, Angehörige und Fachleute im Bereich der Handrehabilitation (Ratgeber für Angehörige, Betroffene und Fachleute). Schulz-Kirchner, Idstein

Internetadressen mit Patienteninformationen

Ärzte mit der Zusatzbezeichnung „Spezielle Schmerztherapie"

- ► www.kbv.de/arztsuche
- ► www.dmkg.de/kopfschmerzexperten.html
- ► www.schmerzgesellschaft.de/einrichtungen
- ► www.dgschmerzmedizin.de/nc/ueber die dgs/ regionale-schmerzzentren-dgs/
- ► www.jameda.de/arztsuche
- ► www.arztinfo24.de/Arzt_Auskunft/Arzt_/ Spezielle+Schmerztherapie
- ► www.sanego.de/Arzt/Spezielle+Schmerztherapie
- ► www.dmkg/Patienten/DMKG-Kopfschmerzexperten

Psychotherapeuten mit Zusatzbezeichnung „Spezielle Schmerzpsychotherapie"

- ► www.dgpsf.de/listedertherapeuten.html
- ► www.igps-schmerz.de/content/für-patienten
- ► www.opk-info.de/wp-content/uploads/ Schmerzpsychotherapeuten-OPK-2.pdf?x34679

Physiotherapeuten mit Zusatzbezeichnung „Spezielle SchmerzPhysioTherapie"

- ► www.schmerzgesellschaft.de/topnavi/ patienteninformationen/netzwerke-der-versorgung/spezielle-schmerzphysiotherapie-spspt
- ► www.igps-schmerz.de/content/für-patienten

Patientenseiten von Fachgesellschaften

Patienteninformationen der Deutsche Schmerzgesellschaft e. V. ► www. schmerzgesellschaft.de/patienteninformationen

Deutsche Gesellschaft für psychologische Schmerztherapie und -forschung (DGPSF) e. V. ► www.dgpsf.de/fuerpatienten.html

Deutsche Migräne- und Kopfschmerzgesellschaft (DMKG). ► www.dmkg.de/patienten.html

Patienteninformation der Deutschen Gesellschaft für Allgemeinmedizin und Familienmedizin. ► www. degam.de/fuer-patienten.html

Deutsche Gesellschaft für Zahn-, Mund- und Kieferheilkunde e. V. (DGZMK). ► www.dgzmk.de/ patienten/patienteninformationen.html

Charité-Universitätsmedizin Berlin, unabhängige Informationen zur Verträglichkeit von Arzneimitteln in Schwangerschaft und Stillzeit: ► www.embryotox.de

Deutsche Gesellschaft für Schlafforschung und Schlafmedizin (DGSM). ► www.dgsm.de/ patienteninformationen_ratgeber.php

Patienten-Leitlinien

Patientenleitlinie „Nationale VersorgungsLeitlinie Kreuzschmerz". ► www.awmf.org/leitlinien/detail/ ll/nvl-007.html

Patienten-Leitlinie Fibromyalgiesyndrom der Wissenschaftlichen Medizinischen Fachgesellschaften (AWMF). ► www.awmf.org/ leitlinien/patienteninformation.html

Patienten-Leitlinien „Mein Arzt findet nichts" – so genannte nicht-spezifische, funktionelle und somatoforme Körperbeschwerden – Eine Leitlinie für Betroffene und ihre Angehörigen ► www. awmf.org/leitlinien/detail/ll/051-001.html

Patientenleitlinie „Langzeitanwendung von Opioiden bei nicht tumorbedingten Schmerzen (LONTS)". ► www.awmf.org/leitlinien/detail/ll/145-003.html

Patienteninformation.de. ► www.patienten-information.de/patientenleitlinien

Öffentliche Einrichtungen

Patientenratgeber Schmerz (2013) ► www. sozialministerium.baden-wuerttemberg.de/ fileadmin/redaktion/m-sm/intern/downloads/ Publikationen/Patientenratgeber_Schmerz.pdf

Gesundheitsinformation.de. ► www. gesundheitsinformation.de

Krebsinformationsdienst des Deutschen Krebsforschungszentrums ► www. krebsinformationsdienst.de/leben/schmerzen/ schmerzen-index.php

Betroffenenverbände und Selbsthilfe

Deutsche Rheuma-Liga Bundesverband e. V. ► www. rheuma-liga.de

Migräne Liga e. V. ► www.migraeneliga.de

SchmerzLOS e. V. ► www.schmerzlos-ev.de/

CRPS Netzwerk. ► www.crps-netzwerk.org

Endometriose-Vereinigung Deutschland e. V. ► www. endometriose-vereinigung.de,

Deutsche Schmerzliga e. V. ► www.schmerzliga.de

Übungen und Material

Schmerzklinik Kiel. ► www.schmerzklinik.de

Deutsches Kinderschmerzzentrum. ► www.deutsches-kinderschmerzzentrum.de

SchmerzPsychoedukation. ► www. schmerzpsychoedukation.de

Schlafstörungen. ► www.schlafgestoert.de

Patienten berichten/Foren

- ► www.krankheitserfahrungen.de

Edukationsfilme

Youtube Kanal SchmerzTV. ► www.youtube.com/user/ schmerzedukation

Den Schmerz verstehen – und was zu tun ist in 10 Minuten! ► www.youtube.com/ watch?v=KpJfixYgBrw&feature=player_embedded

Australischer Comic Whiteboard Edukationsfilm übersetzt von Nils Wommelsdorf ▶ www.youtube.com/watch?v=M4gVUdSBMfQ

Schmerzen verstehen: Brainman wird aktiv. ▶ www.youtube.com/watch?v=IS2dmGg95wQ. Deutsche Übersetzung des australischen Edukationsfilms „Understanding Pain: Brainman chooses" von B.Kappis und M.v.Wachter

Migräne? Hab ich im Griff! ▶ www.youtube.com/watch?v=eWXd9shL3JE

Mütze hat den Kopfschmerz satt – Der Comicfilm gegen Migräne und Kopfschmerzen Comic. ▶ www.youtube.com/watch?v=NnYYcp4cPOQ, ▶ www.youtube.com/watch?v=TwNiT_rOsFU

Schmerzen verstehen: Brainman stoppt seine Opiate. ▶ www.youtube.com/watch?v=QUKeeAqclLs. Australischer Comic Whiteboard Edukationsfilm übersetzt von B. Kappis und M.v.Wachter

Sonstiges

Onmeda – umfangreiche Informationen zu chronischen Schmerzen. ▶ www.onmeda.de/krankheiten/schmerz